Dialektisch-Behaviorale Therapie (DBT) zur Behandlung der Borderline-Persönlichkeitsstörung

Christian Stiglmayr
Hans Gunia

Dialektisch-Behaviorale Therapie (DBT) zur Behandlung der Borderline-Persönlichkeitsstörung

Ein Manual für die ambulante Therapie

unter Mitarbeit von Martin Bohus, Julia Förster,
Klaus Lieb, Kathlen Priebe und Christian Schmahl

hogrefe

PD Dr. Christian Stiglmayr, geb. 1964. 1987–1994 Studium der Psychologie in Eichstätt und Freiburg. 1994–2001 wissenschaftlicher Mitarbeiter an der Psychiatrischen Universitätsklinik Freiburg, Stationspsychologe der ersten DBT-Station in Deutschland. 2002 Promotion. 2001–2004 wissenschaftlicher Mitarbeiter an der Freien Universität Berlin. 2001 Gründung und seitdem Leiter eines Fortbildungsinstitutes für psychotherapeutische Verfahren (Arbeitsgemeinschaft für Wissenschaftliche Psychotherapie Berlin) in Berlin. 2002 Approbation zum Psychologischen Psychotherapeuten (Verhaltenstherapie) und seitdem niedergelassen in einer eigenen Praxis in Berlin. 2010 Habilitation und seitdem Privatdozent an der Humboldt-Universität zu Berlin. Als Trainer und Supervisor in DBT sowie als Dozent und Supervisor an zahlreichen VT-Ausbildungsinstituten tätig.

Dipl.-Psych. Hans Gunia, geb. 1956. 1979–1987 Studium der Psychologie in Darmstadt. Seit 1988 Klinischer Psychologe im PKH Philippshospital in Riedstadt. 1993 Abschluss der Verhaltenstherapie-Ausbildung und Beginn der ambulanten Tätigkeit als Verhaltenstherapeut. 1999 Approbation und Niederlassung als Psychologischer Psychotherapeut. 1999 Abschluss einer Supervisorenausbildung beim IFT München. Seit 1999 Lehraufträge an der TU Darmstadt. Vorstandsmitglied in der deutschen Fachgesellschaft für Verhaltenstherapie (dvt) und im Dachverband Dialektisch Behaviorale Therapie (DDBT), dort Mitglied der Arbeitsgruppe Psychoedukation. Als Lehrtherapeut und Supervisor VT und DBT tätig.

Bibliografische Information der Deutschen Nationalbibliothek
Die Deutsche Nationalbibliothek verzeichnet diese Publikation in der Deutschen Nationalbibliografie; detaillierte bibliografische Daten sind im Internet über http://dnb.dnb.de abrufbar.

Hogrefe Verlag GmbH & Co. KG
Merkelstraße 3
37085 Göttingen
Deutschland
Tel.: +49 551 999 50 0
Fax: +49 551 999 50 111
E-Mail: verlag@hogrefe.de
Internet: www.hogrefe.de

Satz: ARThür Grafik-Design & Kunst, Weimar
Illustrationen: Klaus Gehrmann, Freiburg; www.klausgehrmann.net
Druck: Media-Print Informationstechnologie, Paderborn
Printed in Germany
Auf säurefreiem Papier gedruckt

1. Auflage 2017

(E-Book-ISBN [PDF] 978-3-8409-2424-8; E-Book-ISBN [EPUB] 978-3-8444-2424-9)
ISBN 978-3-8017-2424-5
http://doi.org/10.1026/02424-000

Inhaltsverzeichnis

CD-ROM

Die CD-ROM enthält PDF-Dateien aller Materialien, die bei der Durchführung des Therapieprogrammes verwendet werden können.

Die PDF-Dateien können mit dem Programm Acrobat® Reader (eine kostenlose Version ist unter www.adobe.com/products/acrobat erhältlich) gelesen und ausgedruckt werden.

Einleitung

„Die Dinge sind perfekt, weil sie nicht perfekt sind."

Die Dialektisch-Behaviorale Therapie (DBT) wurde in den 1980er Jahren von Marsha Linehan (University of Washington, Seattle, USA) zunächst als störungsspezifische ambulante Therapie für chronisch suizidale Patientinnen mit einer Borderline-Persönlichkeitsstörung (BPS) entwickelt (Linehan, 1996a, b). Heute gilt die DBT als Prototyp für eine modular konzipierte Psychotherapie. Sie wurde sowohl für zahlreiche psychische Störungen, die mit einer Störung der Emotionsregulation einhergehen, weiterentwickelt als auch an verschiedene Behandlungssettings angepasst.

Wesentliches Behandlungsziel der DBT ist der Aufbau bzw. die Verbesserung von funktionalen Strategien zur Emotionsregulation. Hierfür lernen die Borderline-Patienten in einem ersten Schritt Strategien zur Reduktion extremer Emotionalität sowie dysfunktionaler stimmungsabhängiger Verhaltensweisen; in einem zweiten Schritt werden Strategien vermittelt, dem eigenen Erleben mit mehr Akzeptanz und Vertrauen zu begegnen. Die umfassende und konsequente Anwendung der erlernten Strategien kann schließlich über Selbstakzeptanz, Wertschätzung, Selbstfürsorge und achtsames Mitgefühl zu einem neuen und erfüllten Leben führen. Oder anders formuliert: Aus einem „Zustand des Überlebens" wird ein „Zustand des Lebens". Das übergeordnete Behandlungsziel in der DBT ist demnach der Aufbau dialektischer Verhaltensmuster, ein Leben voller Ausgewogenheit, jenseits von dichotomem Denken und Handeln.

Die Autoren dieses Bandes praktizieren DBT seit vielen Jahren: Christian Stiglmayr erlernte die DBT Mitte der 1990er Jahre bei Marsha Linehan, war Stationspsychologe auf der ersten DBT-Station an der Universitätsklinik Freiburg und ist heute Leiter eines Fortbildungsinstitutes für DBT in Berlin (AWP Berlin). Hans Gunia kam mit der DBT erstmals bei einer frühen DBT-Fortbildung in Freiburg in Kontakt und begründete zusammen mit Kollegen Ende der 1990er Jahre das erste DBT-basierte Borderline-Netzwerk in Darmstadt.

Das vorliegende Therapiemanual beschreibt das konkrete therapeutische Vorgehen innerhalb der ambulanten DBT erstmals in aller Ausführlichkeit. Das Buch untergliedert sich in zwei Abschnitte: Teil 1 liefert eine Beschreibung des Störungsbildes, informiert über diagnostische Verfahren und geht auf die Ätiologie der Störung ein. In Teil 2 folgt eine Darstellung der theoretischen Grundlagen der DBT und eine ausführliche Beschreibung des therapeutischen Vorgehens – konkretisiert anhand eines Fallbeispiels. Die einzelnen Sitzungen werden inhaltlich wie auch methodisch detailliert beschrieben. Zahlreiche beispielhafte Therapiesequenzen erleichtern die Nachvollziehbarkeit. Eine Besonderheit dieses Therapiemanuals ist, dass die zur Anwendung kommenden DBT-Strategien jeweils gekennzeichnet sind (Adhärenz-Ratings). Mit diesem Vorgehen wird gewährleistet, dass die DBT in ihrer Anwendung für den Leser jederzeit transparent ist. Wir gehen davon aus, dass dadurch zudem der Transfer in die Praxis deutlich erleichtert wird. Sehr konkrete Handlungsanweisungen zu Beginn eines jeden Therapieabschnitts wie auch in spezifischen Therapiesituationen erhöhen die praktische Umsetzbarkeit. Auf schwierige Therapiesituationen, wie z. B. krisenhaftes Verhalten, Dissoziation, Wut auf den Therapeuten, wird ebenfalls eingegangen.

Sicherlich ist ein Buch über ein bereits bestehendes Therapieverfahren auch immer ein Stück individuelle Weiterentwicklung desselben. Diese hängt maßgeblich von persönlichen Vorlieben und gerade aktuellen Interessen der Autoren ab. Dennoch haben wir uns bemüht, die Wesensmerkmale und Besonderheiten der DBT darzustellen, so wie sie von der Urheberin Marsha Linehan entwickelt wurden. Wir haben uns aber auch erlaubt, bestimmte Aspekte, die uns in unserer täglichen therapeutischen Arbeit als besonders wichtig erscheinen, herauszustellen. Konzeptuelle und inhaltliche Fortführungen sowie Neuinterpretationen von Linehans Leistungen sind hierbei zwangsläufig. Die individuellen Ausformungen sind sicherlich zum Teil auch der deutschen Adaptation der DBT geschuldet. Damit kann ein Buch, wie Sie es jetzt in der Hand halten, immer nur eine Momentaufnahme darstellen. Ähnlich einer geliebten Speise, die aufgrund ihrer jeweils leicht unterschiedlichen Zusammensetzung niemals genau gleich schmecken wird.

Zentrale Weiterentwicklungen, die in diesem Buch zur Sprache kommen, betreffen vor allem die Neugestaltung der dynamischen Behandlungshierarchie, die Inkludierung von therapeutischen Strategien aus der Akzeptanz- und Commitment-Therapie (ACT; Eifert, 2011) sowie die Behandlung einer komorbiden schweren Posttraumatischen Belastungsstörung (DBT-PTSD; Bohus et al., 2011). Wegweisenden Einfluss hat auch das Konzept des achtsamen Selbstmitgefühls (Mindful Self-Compassion, MSC; Germer 2012) genommen; wir sind allerdings der Überzeugung, dass wesentliche Merkmale dieses Programms bereits Bestandteil der DBT sind. Sie wurden von Marsha Linehan nur nicht explizit formuliert. Ein von uns gesetzter Fokus liegt außerdem auf der Emotionsarbeit. Auch dies wird von Linehan so deutlich nicht herausgestellt, kann aus dem Grundverständnis der DBT allerdings durchaus abgeleitet werden.

Da die Emotionsarbeit im Rahmen der DBT eine zentrale Stelle einnimmt, wird diesem Thema ein eigenes Kapitel gewidmet. Bei der Erstellung dieses Kapitels haben wir uns durch das sehr empfehlenswerte Buch von Kelly Koerner (2013) inspirieren lassen und haben auf die Arbeiten von Leslie Greenberg (2002), dem Begründer der emotionsfokussierten Therapie, zurückgegriffen. Wir haben nicht den Anspruch, dass dieses Kapitel einen endgültigen Stand abbildet, vielmehr erhoffen wir, für eine Weiterentwicklung der konkreten Emotionsarbeit innerhalb der DBT hilfreiche Impulse geben zu können.

Aufgrund der schlechten – insbesondere ambulanten – Versorgungssituation werden die Chancen einer erfolgreichen Behandlung von Patienten mit einer BPS als ungenügend bewertet. Dies ist nach wie vor der Fall, obwohl die Auseinandersetzung mit der BPS und deren Behandlungsmöglichkeiten in den letzten Jahren deutlich zugenommen hat. Nur etwa jeder 1 000. Borderline-Patient kommt derzeit in Deutschland in den Genuss einer störungsspezifischen, evidenzbasierten Behandlung. Wir hoffen und wünschen uns, dass mit dem vorliegenden Behandlungsmanual die Verbreitung der DBT als effektives Therapieverfahren zur Behandlung einer BPS weiter befördert wird. Wir haben uns um eine transparente und sehr klare Beschreibung der einzelnen therapeutischen Schritte bemüht, um so auch für junge Kolleginnen und Kollegen ein praktikables Buch zu erstellen. Wir sind uns aber sicher, dass auch für erfahrene Praktiker zahlreiche Anregungen vorhanden sind.

Ohne die Anregungen und Hilfestellungen zahlreicher Kolleginnen und Kollegen und uns wichtiger Menschen hätte das vorliegende Buch niemals die von uns angestrebte Qualität erreichen können. Wir danken Herrn Dr. Gerhard Zarbock für die Auseinandersetzung über den Aufbau und die praktische Umsetzung von Verhaltens- und Kettenanalysen. Frau Arve Thürmann als MSC-Expertin und Berliner Praxiskollegin sorgte mit ihren stets feinfühligen Rückmeldungen für die Integration wesentlicher Strategien zum achtsamen Mitgefühl. Frau Susanne Burda half in ihrer Funktion als ausgesprochen kompetente Sozialarbeiterin an einer DBT-Tagesklinik bei der korrekten Darstellung von Möglichkeiten und Grenzen rund um das Thema Arbeit und Beruf. Frau Kathlen Priebe bereicherte das vorliegende Buch mit einem Beitrag zur DBT-PTSD, Prof. Dr. Christian Schmahl mit einem Beitrag zur Neurobiologie, Prof. Dr. Martin Bohus sowie Prof. Dr. Klaus Lieb mit einem Beitrag zur Pharmakotherapie bei der BPS. Unser Dank gilt Kathlen Priebe, Christian Schmahl, Martin Bohus und Klaus Lieb nicht nur für deren literarischen Beitrag, sondern auch für die langjährige, immer kollegiale Begleitung. Die DBT, wie sie von uns in diesem Buch beschrieben ist, ist damit auch deren Werk. Unser besonderer Dank gilt Frau Julia Förster. Julia Förster ist eine der wenigen deutschsprachigen Expertinnen für das Raten der DBT-Adhärenz und war verantwortlich für die Überprüfung der gerateten DBT-Strategien. Bedanken möchten wir uns schließlich beim Hogrefe Verlag für die Möglichkeit, dieses Buch zu verfassen. Susanne Weidinger als unserer Lektorin wollen wir für ihre Geduld und ihre hohe Kompetenz danken.

Unser ganz persönlicher Dank gilt Carola Stiglmayr und Anette Fecher für die fortwährende Inspiration und das Übernehmen alltäglicher Aufgaben, die eigentlich die unsrigen gewesen wären. Anton und Justus Stiglmayr möchten wir danken für ihre durchweg bereichernde Existenz, ohne die viele Qualitäten dieses Buches nicht denkbar gewesen wären.

Berlin und Darmstadt, im Juni 2016 — Christian Stiglmayr und Hans Gunia

Teil I: Grundlagen

Kapitel 1

Beschreibung der Borderline-Persönlichkeitsstörung

1.1 Klinisches Erscheinungsbild

Die Borderline-Persönlichkeitsstörung (BPS) ist eine schwere, chronische psychische Erkrankung, welche zu den Persönlichkeitsstörungen gezählt wird. Im DSM-5 (APA/Falkai et al., 2015) wie auch im vorausgegangenen DSM-IV-TR (Saß et al., 2003) ist die Störung durch neun Kriterien gekennzeichnet. Diese können drei psychopathologischen Dimensionen zugeordnet werden: (1) Störungen der Affektregulation, (2) Störungen der Identität und (3) Störungen der sozialen Interaktion.

Zentrales Kennzeichen von Störungen der Affektregulation sind sehr schnell auslösbare, übermäßig starke und lang anhaltende emotionale Zustände. Je nach Ausmaß können diese emotionalen Zustände von den Betroffenen nicht mehr differenziert wahrgenommen werden, werden als unkontrollierbar erlebt. Distinkte Emotionen weichen zunehmend einem diffusen Gefühl innerer Anspannung; dissoziatives Erleben wird häufig zusätzlich berichtet (Stiglmayr et al., 2005). Diese als höchst unangenehm erlebten Spannungs- und dissoziativen Zustände werden mithilfe schnell wirksamer, aber langfristig dysfunktionaler Verhaltensweisen wie Selbstverletzungen oder Suizidversuchen alsbald zu beenden versucht (Kleindienst & Bohus, 2009). Impulsives Verhalten in Form von erhöhtem Alkohol- oder Drogenkonsum, Essattacken oder Hochrisikoverhalten (z. B. auf Bahngleisen spazieren gehen oder auf Hochhäusern balancieren) können ebenfalls Folge einer gestörten Affektregulation sein. Bei manchen Betroffenen sind zusätzlich heftige Wutausbrüche zu beobachten; anderen hingegen ist ein Gefühl von Wut auf andere Personen völlig fremd, richten diese stattdessen gegen sich selbst.

Störungen der Identität zeichnen sich bei Borderline-Patienten durch vier unterschiedliche Kategorien aus (Wilkinson-Ryan & Westen, 2000):

- ein vollständiges Aufgehen in einer einzigen sozialen Rolle (Rollen-Absorption);
- dem Gefühl der „inneren Zerrissenheit" (schmerzhafte Inkohärenz);
- einer, in Abhängigkeit von der jeweiligen Bezugsperson, ständig wechselnden Identität (schmerzhafte Inkonsistenz);
- Schwierigkeiten, eine soziale Rolle in all ihren Anforderungen anzunehmen, ohne das Gefühl zu entwickeln, sich darin zu „verlieren" (fehlende Rollenakzeptanz).

Aufgrund der instabilen Identität findet sich häufig ein chronisches Gefühl der inneren Leere, was von vielen Betroffenen als ausgesprochen quälend empfunden wird.

Störungen der sozialen Interaktion sind vor allem durch einen permanenten und sehr schnellen Wechsel zwischen Idealisierung und Abwertung des Gegenübers gekennzeichnet. Damit einher geht eine unangemessene Nähe-Distanz-Regulation. Das Beziehungsverhalten von Borderline-Patienten ähnelt in vielen Fällen denen von Pubertierenden. Aus diesem Grund bezeichnet Martin Bohus Borderline-Patienten als „chronisch Pubertierende auf hohem Niveau".

1.2 Diagnostische Kriterien

Eine erste typologische Definition der Borderline-Persönlichkeitsstörung (BPS) erschien 1980 im DSM-III (APA, 1980). Der Begriff „Borderline" fand erstmalig 1938 bei dem Psychoanalytiker Adolf Stern Erwähnung. Er versuchte mit diesem Begriff Phänomene zu beschreiben, welche sich im Übergangsbereich von Neurose und Psychose befanden. Die entsprechenden Patienten waren offenbar „zu krank" für die klassische Psychoanalyse, interpretierten jedoch nicht, wie die psychotischen Patienten, die reale Welt ständig falsch. Im Unterschied hierzu beschrieben Hoch und Polantin (1949) als Anhänger der psychiatrischen Tradition von ihnen als „borderline cases" bezeichnete Patienten mit einer Reihe formaler und inhaltlicher Denkstörungen und entwickelten das Konzept der pseudoneurotischen Schizophrenie. Auf der Grundlage dieser Beschreibungen führte Knight (1953) schließlich den Begriff der Borderline-Störung ein. Erst durch die Arbeiten von Otto Kernberg (1975/1980) fand die Vielgestaltigkeit und Vieldeutigkeit der Konzepte um den Begriff „Borderline“ eine Eindämmung. Im Rahmen seines Vereinheitlichungsversuches zur Beschreibung des Borderline-Störungsbildes sprach Kernberg zunehmend von Persönlichkeitsstörung. Nach Kernberg handelt es sich hierbei nicht um Personen, welche sich im Grenzbereich zwischen Neurose und Psychose befinden, sondern um stabile Persönlichkeitsmerkmale. Nur unter extremen Belastungen oder regressionsfördernden Bedingungen seien psychotische Episoden möglich. In Abgrenzung zur Neurose treten Verhaltensauffälligkeiten wie Zwänge, Ängste, Phobien etc. in ihrer qualitativen und quantitativen Ausgestaltung nur fluktuierend auf. Diese Deskription hatte schließlich auch entscheidenden Anteil an der Aufnahme der BPS in das DSM-III. In den aktuellen Auflagen des DSM (DSM-5; APA/Falkai et al., 2015) sowie der ICD (ICD-10; WHO/Dilling et al., 1991) sind die diagnostischen Kriterien einer BPS klar definiert.

Diagnostische Kriterien für die Borderline-Persönlichkeitsstörung nach DSM-5 (Abdruck erfolgt mit Genehmigung aus der deutschen Ausgabe des Diagnostic and Statistical Manual of Mental Disorders, Fifth Edition © 2013, Dt. Ausgabe: © 2015, American Psychiatric Association. Alle Rechte vorbehalten)

A. Ein tiefgreifendes Muster von Instabilität in zwischenmenschlichen Beziehungen, im Selbstbild und in den Affekten sowie von deutlicher Impulsivität. Der Beginn liegt im frühen Erwachsenenalter, und das Muster zeigt sich in verschiedenen Situationen. Mindestens fünf der folgenden Kriterien müssen erfüllt sein:
   1. Verzweifeltes Bemühen, tatsächliches oder vermutetes Verlassenwerden zu vermeiden. (*Beachte:* Hier werden keine suizidalen oder selbstverletzenden Handlungen berücksichtigt, die in Kriterium 5 enthalten sind.)
   2. Ein Muster instabiler und intensiver zwischenmenschlicher Beziehungen, das durch einen Wechsel zwischen den Extremen der Idealisierung und Entwertung gekennzeichnet ist.
   3. Identitätsstörung: ausgeprägte und andauernde Instabilität des Selbstbildes oder der Selbstwahrnehmung.
   4. Impulsivität in mindestens zwei potenziell selbstschädigenden Bereichen (Geldausgaben, Sexualität, Substanzmissbrauch, rücksichtsloses Fahren, „Essanfälle“). (*Beachte:* Hier werden keine suizidalen oder selbstverletzenden Handlungen berücksichtigt, die in Kriterium 5 enthalten sind.)
   5. Wiederholte suizidale Handlungen, Selbstmordandeutungen oder -drohungen oder Selbstverletzungsverhalten.
   6. Affektive Instabilität infolge einer ausgeprägten Reaktivität der Stimmung (z. B. hochgradige episodische Dysphorie, Reizbarkeit oder Angst, wobei diese Verstimmungen gewöhnlich einige Stunden und nur selten mehr als einige Tage andauern).
   7. Chronische Gefühle von Leere.
   8. Unangemessene, heftige Wut oder Schwierigkeiten, die Wut zu kontrollieren (z. B. häufige Wutausbrüche, andauernde Wut, wiederholte körperliche Auseinandersetzungen).
   9. Vorübergehende, durch Belastungen ausgelöste paranoide Vorstellungen oder schwere dissoziative Symptome.

Die ICD-10 übernahm weitgehend die deskriptive Sichtweise des DSM zur Charakterisierung der BPS. Diese wird dort als emotional instabile Persönlichkeitsstörung, Borderline-Typus geführt. Daneben wird eine zweite Störungsvariante beschrieben, die emotional instabile Persönlichkeitsstörung, impulsiver Typus. Diese kennzeichnet Personen, deren mangelnde Impulskontrolle zu gewalttätigem und bedrohlichem Verhalten führt – Verhaltensweisen, welche sich vor allem bei Männern beobachten lassen (Fiedler & Mundt, 1995). Beide Störungstypen werden unter der Rubrik der emotional instabilen Persönlichkeitsstörung geführt. Mit dieser Zweiteilung versuchte die Arbeitsgruppe, welche die Persönlichkeitsstörungen in der ICD-10 ausarbeitete, dem „Geschlechtsbias in der Diagnostik der Borderline-Persönlichkeitsstörung entgegenzuwirken“. Die ICD-10-Kriterien der emotional instabilen Persönlichkeitsstörung finden sich im nachfolgenden Kasten.

Emotional instabile Persönlichkeitsstörung gemäß ICD-10 (F60.3)

Eine Persönlichkeitsstörung mit deutlicher Tendenz, Impulse zu handeln ohne Berücksichtigung von Konsequenzen, und mit wechselnder, instabiler Stimmung. Die Fähigkeit, vorauszuplanen, ist gering und Ausbrüche intensiven Ärgers können zu oft gewalttätigem und explosiblem Verhalten führen; dieses Verhalten wird leicht ausgelöst, wenn von anderen impulsive Handlungen kritisiert oder behindert werden. Zwei Erscheinungsformen dieser Persönlichkeitsstörung können näher beschrieben werden, bei beiden finden sich Impulsivität und mangelnde Selbstkontrolle.

Ausschluss:
- dissoziale Persönlichkeit(sstörung) (F60.2)

F60.30 impulsiver Typ
Die wesentlichen Charakterzüge sind emotionale Instabilität und mangelnde Impulskontrolle. Ausbrüche von gewalttätigem und bedrohlichem Verhalten sind häufig, vor allem bei Kritik durch andere.

Dazugehörige Begriffe:
- aggressive Persönlichkeit(sstörung)
- reizbare (explosible) Persönlichkeit(sstörung)

F60.31 Borderline-Typ
Einige Kennzeichen emotionaler Instabilität sind vorhanden, zusätzlich sind oft das eigene Selbstbild, Ziele und „innere Präferenzen" (einschließlich der sexuellen) unklar und gestört. Meist besteht ein chronisches Gefühl innerer Leer. Die Neigung zu intensiven, aber unbeständigen Beziehungen kann zu wiederholten emotionalen Krisen führen mit übermäßigen Anstrengungen nicht verlassen zu werden, und mit Suiziddrohungen oder selbstschädigenden Handlungen (diese können auch ohne deutliche Auslöser vorkommen).

Dazugehörige Begriffe:
- Borderline Persönlichkeit(sstörung)

1.3 Diagnostische Instrumente

Als Fremdburteilungsverfahren zur Diagnostik der Borderline-Persönlichkeitsstörung liegen im Wesentlichen drei evaluierte Instrumente vor: die International Personality Disorder Examination (IPDE; Loranger, 1999), das Strukturierte Klinische Interview für DSM-IV, Achse II (SKID-II; Fydrich et al, 1997; Überblick: Stieglitz, 2000) sowie die revidierte Fassung des Diagnostischen Interviews für Borderline-Patienten (DIB-R; Gunderson & Zanarini, 1983/1990). Obwohl das IPDE sowohl für die Diagnosestellung nach DSM-IV wie auch ICD-10 konzipiert wurde, liegt ausschließlich für das ICD-10 eine deutschsprachige Version vor (Mombour et al., 1996). Dem DIB-R liegt eine psychoanalytische Konzeption zugrunde; es basiert daher weder auf dem ICD-10 noch dem DSM-IV. Es eignet sich jedoch gut, um einen vertiefenden Einblick in die Bereiche sozialer Erfolg, Impulsivität, manipulative Suizidhandlungen, gesteigerte Affektivität, dezente psychotische Erlebnisse, gesteigerte Kontaktbedürftigkeit und gestörte enge zwischenmenschliche Beziehungen zu erhalten.

Als Selbstbeurteilungsverfahren liegt die umfangreich evaluierte Borderline-Symptom-Liste (BSL; Bohus et al., 2001; Bohus et al., 2007) vor, welche sich besonders gut für Verlaufsmessungen eignet (vgl. hierzu auch die Vorlage auf der CD-ROM).

1.4 Komorbiditäten und Differenzialdiagnose

In den meisten Fällen besteht neben der Diagnose einer BPS mindestens jeweils eine weitere Achse-I- und Achse-II-Störung. Bezogen auf die Lebenszeitkomorbidität findet sich am häufigsten eine affektive Störung (80 %), eine Angststörung (80 %), eine Essstörung (70 %), ein Substanzmissbrauch (60 %), eine Posttraumatische Belastungsstörung (PTBS; 60 %) sowie bei ca. 80 % eine weitere Persönlichkeitsstörung (Überblick: Sipos & Schweiger, 2003). Weiterhin weisen Borderline-Patienten häufig eine zusätzliche dissoziative Störungen und Symptome auf. Einer Überblicksarbeit von Priebe et al. (2014) zufolge findet sich bei ca. 50 % bis 80 % der Betroffenen eine komorbide dissoziative Störung, in ca. 20 % bis 30 % der Wachzeit treten dissoziative Symptome auf.

Differenzialdiagnostisch muss die BPS vor allem von einer komplexen PTBS, einer Schizophrenie, einer histrionischen und einer dependenten Persönlichkeitsstörung abgegrenzt werden (Barnow et al., 2010; Gronau et al., 2015; Überblick siehe DGPPN, 2009).

1.5 Epidemiologie

Derzeit wird von einer Punktprävalenzrate für die BPS von 0,7 bis 1,6 % in der erwachsenen Allgemeinbevölkerung in den USA und Großbritannien

(Coid et al., 2006; Lenzenweger et al., 2007) und von 1,1 % in Deutschland (Maier et al., 1992) ausgegangen. Es wird eine Lebenszeitprävalenzrate von 3 bis 6 % angenommen (Grant et al., 2008; Trull et al., 2010). Hinsichtlich der Verdachtsdiagnose einer BPS im Jugendalter wird von Prävalenzzahlen zwischen 3 und 18 % ausgegangen (Zanarini et al., 1997; Chabrol et al., 2001). Bei der BPS sind selbstverletzende Handlungen häufig (70 bis 80 % der Fälle), bei 7 bis 10 % finden sich vollendete Suizide (Skodol et al., 2002). Die hohe Angst der Therapeuten vor einem Suizid kann mit der hohen Zahl an Suizidversuchen – 66 % – erklärt werden (Bohus, 2007). Zwischen 50 % (Zahlen aus Großbritannien: Coid et al., 2006) und 80 % (Zahlen aus Norwegen: Torgersen et al., 2001) aller Borderline-Patienten befinden sich in psychiatrischer und/oder psychotherapeutischer Behandlung. Übertragen auf Deutschland besteht damit ein Versorgungsbedarf von etwa 500.000 erwachsenen Patienten. Das Geschlechterverhältnis ist ausgeglichen, auch wenn wesentlich mehr Frauen therapeutische Unterstützung aufsuchen.

1.6 Kosten der Störung

In den letzten Jahren rückten die durch die BPS verursachten direkten und indirekten Krankheitskosten zunehmend in den Fokus des wissenschaftlichen wie auch gesellschaftlichen Interesses. Zu den direkten Kosten werden alle unmittelbar durch die Behandlungen und deren Folgen entstandenen Ressourcenverbräuche gezählt. Die indirekten Kosten berechnen sich über alle Produktivitätsverluste infolge von Arbeitsunfähigkeit, Erwerbsunfähigkeit und vorzeitigem Tod, die der Erkrankung zugeordnet werden können. Van Asselt et al. (2007) ermittelten für die Niederlande jährliche Kosten von 21.120 Euro pro Patient mit einer BPS, Bateman und Fonagy (2003) für Großbritannien sogar Kosten von 38.771 Euro. Im Rahmen der Berliner Borderline-Versorgungsstudie (BBV-Studie; Stiglmayr et al., 2015) wurden 28.026 Euro jährliche Kosten pro Patient berechnet (direkte Kosten: 19.038 Euro, indirekte Kosten: 8.988 Euro); allein 13.121 Euro fallen für stationäre sowie teilstationäre Behandlungen an (Wagner et al., 2013; Wagner et al., 2014). Diese Kosten werden in Deutschland nur noch durch Krankheitskosten von Patienten mit einer Schizophrenie (Konnopka et al., 2007) sowie von Patienten mit Multipler Sklerose (Kobelt et al., 2006) übertroffen. Hochgerechnet auf Deutschland bedeutet dies ca. 5 Milliarden Euro pro Jahr an direkten Kosten und inklusive indirekten Kosten sogar ca. 7,5 Milliarden Euro pro Jahr. Dies entspricht etwa 25 Prozent der Gesamtkosten, die für stationäre Behandlungen von psychischen Störungen jährlich ausgegeben werden (Bohus, 2007). Es ist anzunehmen, dass der Großteil der direkten Kosten vor allem auf nicht störungsspezifische Behandlungsmaßnahmen zurückzuführen ist.

1.7 Verlauf und Prognose

Der typische Verlauf einer BPS zeigt sich nach Winograd et al. (2008) wie folgt: In der Regel werden Patienten mit einer BPS erstmals in der frühen Adoleszenz auffällig, zu einer Maximierung dysfunktionalen Verhaltens und Erlebens kommt es mit Mitte 20, anschließend flaut die Symptomatik langsam wieder ab. Je nachdem, wie protektive bzw. destabilisierende Faktoren Einfluss auf die Störung nehmen, kann diese jedoch auch deutlich kürzer oder länger andauern und kann sogar erst im fortgeschrittenen Erwachsenenalter zum Ausbruch kommen. Spätestens seit der Studie von Zanarini et al. (2003) musste der bis dato als sehr ungünstig beschriebene Verlauf der BPS neu bewertetet werden: Etwa 75 % aller untersuchten Borderline-Patienten erfüllten nach sechs Jahren nicht mehr die Kriterien einer BPS. Dabei zeigte sich die Remissionsrate als bemerkenswert stabil: Nur 6 % der Patienten erlebten einen Rückfall. Erwähnenswert ist, dass aufgrund der Rekrutierungsbedingungen diese Zahlen ausschließlich für Mittelschichts- und Oberschichtsangehörige gelten. In der erwähnten BBV-Studie (Stiglmayr et al., 2015) erfüllten nach einem Jahr DBT-Behandlung nur noch 23 % der eingeschlossenen Patienten die Kriterien einer BPS nach DSM-IV.

Als negative prognostische Prädiktoren gelten neben zusätzlichen psychiatrischen Diagnosen, vor allem eine Abhängigkeitserkrankung (Überblick: Zanarini et al., 2003), eine ausgeprägte Neigung zur Impulsivität, wie z. B. wiederholte Suizidversuche oder häufiges selbstverletzendes Verhalten (SVV) (Überblick: Reekum et al., 1994), und körperliche Gewalt und Vernachlässigung in der Kindheit (Johnson et al., 1999).

Kapitel 2

Ätiologie – Die biosoziale Theorie

Um die DBT in ihrer Zielsetzung, ihrem Aufbau sowie ihrer Dynamik richtig verstehen zu können, wollen wir nachfolgend auf die wesentlichen Aspekte, die Marsha Linehan für das Zustandekommen einer BPS verantwortlich sieht, eingehen. Im Zentrum der BPS findet sich nach Linehan (1996a) eine Emotionsregulationsstörung. Auf der Grundlage eines biosozialen Ätiologiemodells nimmt Linehan zum einen an, dass eine *biologische* Disposition

1. zu einer erhöhten Sensibilität auf emotionale Reize,
2. zu einem erhöhten emotionalen Erregungsniveau sowie
3. zu einer verlangsamten Rückkehr auf das emotionale Ausgangsniveau führt.

Zum anderen erlernen die Patienten aufgrund ungünstiger *sozialer* Bedingungen keine ausreichenden Fertigkeiten, mit ihren Emotionen umzugehen (vgl. Abb. 1). Nachfolgender bildlicher Vergleich macht die Borderline-Problematik deutlich: Borderline-Patienten besitzen auf der emotionalen Ebene anstatt eines VW Golfs einen Ferrari. Dieser reagiert sehr viel sensibler auf Berührungen des Gaspedals und ist natürlich auch deutlich schneller. Es ist nicht schwer vorstellbar, dass es zur Beherrschung eines solchen Fahrzeuges deutlich mehr Fertigkeiten bedarf. Da BPS-Patienten aus diesem Grund ihre Emotionen meist als unbeherrschbar erleben, entsteht ein sehr nachhaltiges Problem: Die Betroffenen versuchen, soweit es ihnen möglich ist, ihre Emotionen zu vermeiden, d. h. Borderline-Patienten sind in der Regel sehr emotionsphobisch. Dies betrifft nahezu alle distinkten Emotionen, wie z. B. Scham, Schuld, Ärger, Angst, aber auch angenehme Emotionen wie Liebe oder Freude (Santangelo et al., 2014). Da sich Emotionen jedoch nicht dauerhaft vermeiden lassen, entwickeln die Betroffenen Regulationsstrategien, wie z. B. selbstverletzendes Verhalten (SVV), Alkohol- oder Drogenkonsum, Hochrisikoverhalten oder Suizidversuche. Diese sind kurzfristig sehr effektiv, erweisen sich langfristig allerdings als sehr schädlich.

Für die angenommene biologische Disposition gibt es mittlerweile zahlreiche empirische Belege. Auf (neuro-)biologischer Ebene zeigen Borderline-Patienten Veränderungen der HPA-Achse (z. B. Lieb et al., 2004), verringerte Volumina der Amygdala und des Hippocampus (zur Übersicht: Krause-Utz et al., 2014), eine verstärkte Aktivierung der Amygdala (z. B. Herpertz et al., 2001; Schmahl et al. 2006; Schulze et al., 2015) sowie eine eingeschränkte Verbindung zwischen präfrontalem Cortex und der Amygdala (Minzenberg et al., 2007). Diese Befunde können als neurobiologische Korrelate einer generellen emotionalen Hyperreagibilität interpretiert werden. Dabei wird kontrovers diskutiert, inwieweit diese biologische Disposition genetisch bedingt ist oder neuronale Strukturen erst während der ersten Lebensjahre durch bestimmte traumatische Erfahrungen, wie z. B. sexuellen Missbrauch, verändert werden. Phänomenologisch zeigen sich diese Auffälligkeiten durch ein im Vergleich zu psychisch gesunden Kontrollprobanden durchschnittlich neunfach erhöhtes emotionales Erregungsniveau, welches deutlich häufiger ausgelöst wird, schneller ansteigt und etwa doppelt so lange anhält (Stiglmayr et al., 2005).

Außerdem wird infolge der starken emotionalen Erregung von einer verstärkten Dissoziationsneigung ausgegangen (Stiglmayr et al., 2008). Abbildung 2 zeigt den Verlauf aversiver emotionaler Erregung über zwei Tage bei einer psychisch gesunden Person sowie einer Patientin mit einer BPS. Wie deutlich zu erkennen ist, leidet die Borderline-Patientin unter einer deutlich erhöhten emotionaler Erregung, die zudem eine deutlich größere Varianz aufweist. Wir gehen davon aus, dass ein emotionales Erregungsniveau größer 7 einem emotionalen Kontrollverlust gleichzusetzen ist. Diese Annahme wird durch Ergebnisse zur Neurobiologie von Emotionen gestützt, welche zeigen konnten, dass bei sehr starker Aktivierung der Amygdala, wie z. B. bei sehr starker Angst oder Wut, diese über die aufsteigenden Projektionen den Präfrontalen Cortex und den Hippocampus hemmt – was zu Gedankenchaos, Verwirrtheit und Erinnerungsschwierigkeiten führt (z. B. Arnsten, 1998). Entsprechend muss bei sehr intensiven Emotionen bzw. ausgeprägten emotionalen Erregtheitszuständen von einer eingeschränkten Funktionsfähigkeit

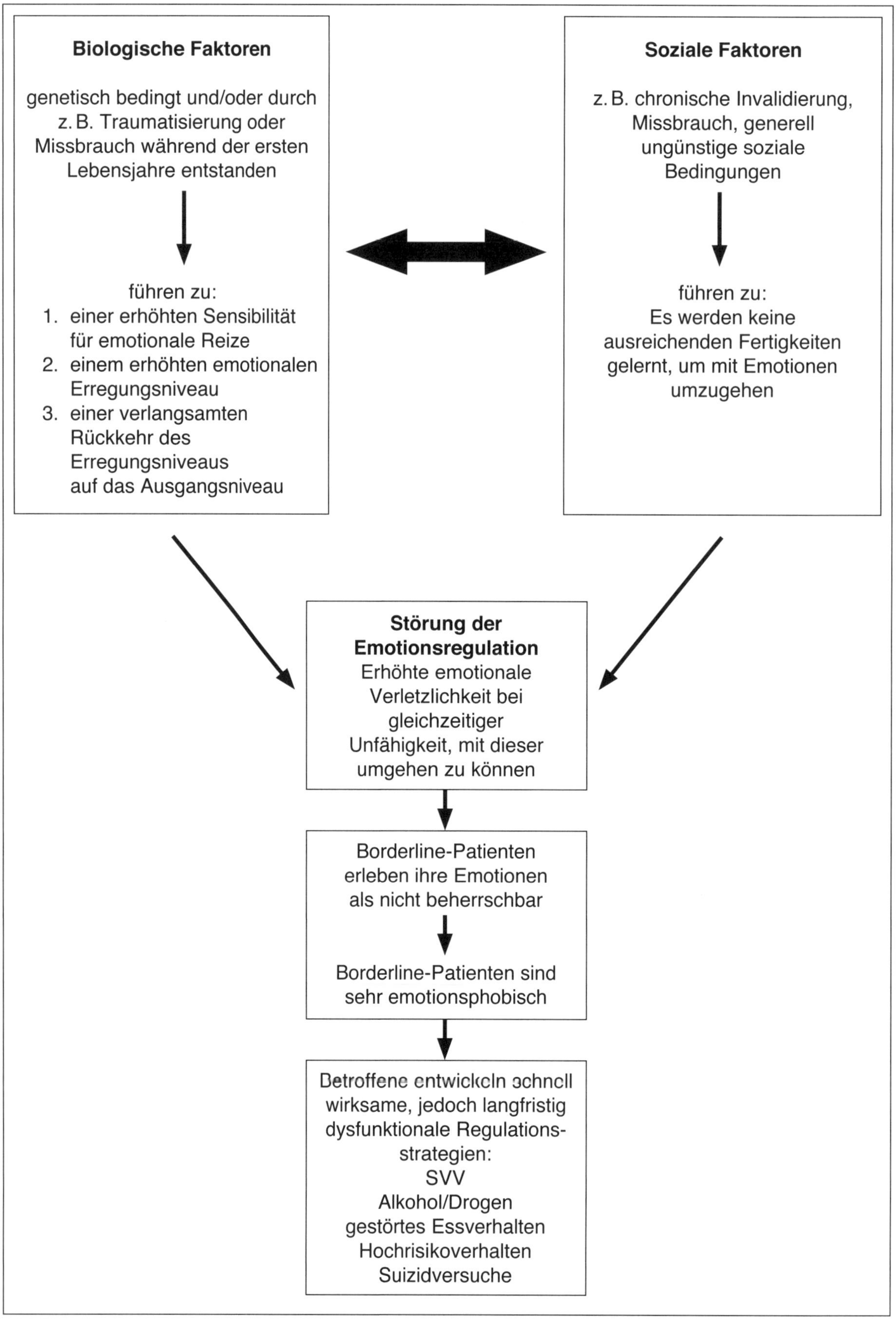

Abbildung 1: Biosoziale Theorie der Entstehung der Borderline-Persönlichkeitsstörung (BPS)

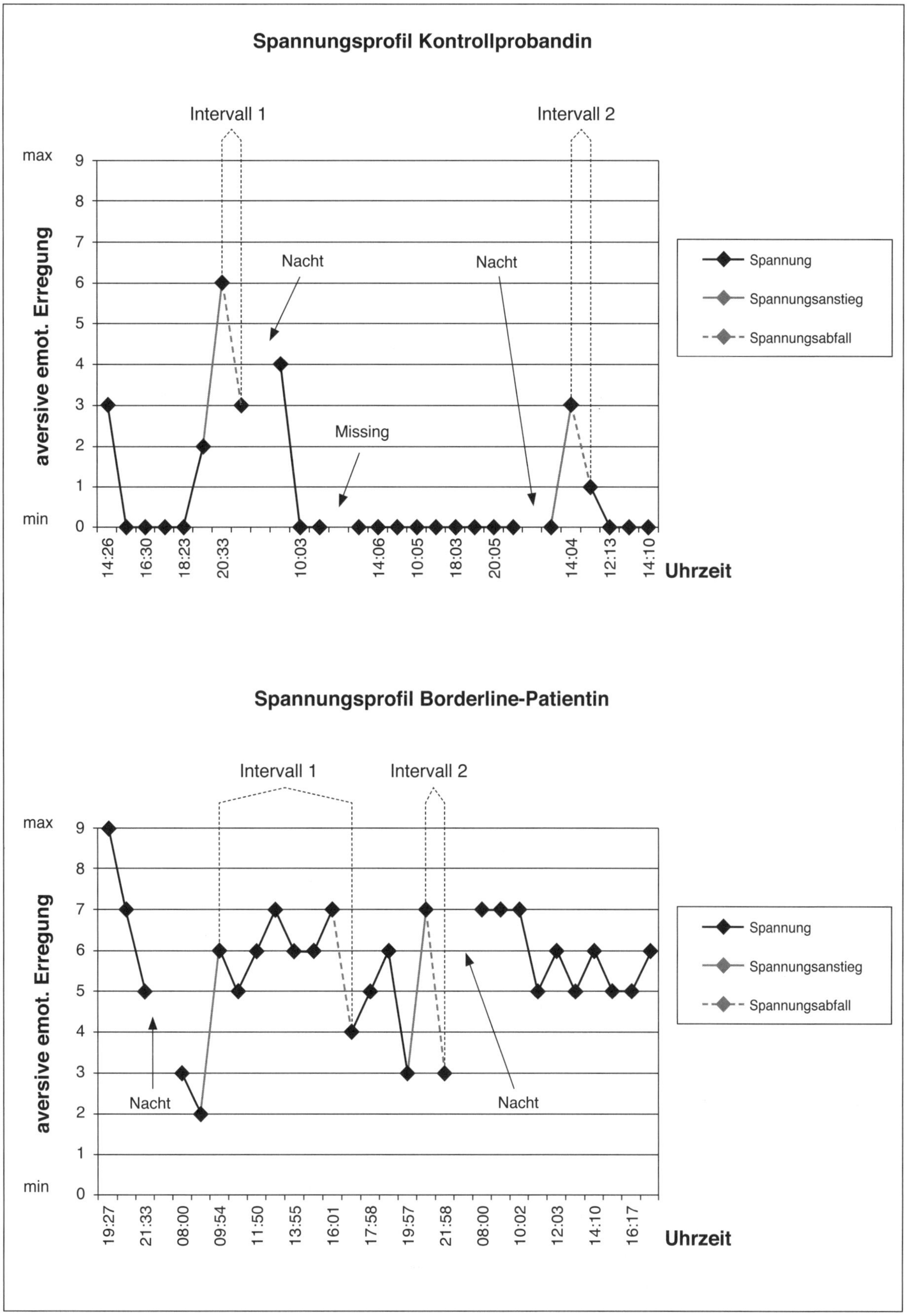

Abbildung 2: Verlauf aversiver emotionaler Erregung über zwei Tage bei einer psychisch gesunden Person sowie bei einer Patientin mit einer BPS

des Präfrontalen Cortex ausgegangen werden. Nach Gold und Seibel (2009) ist genau diese Unterbrechung kognitiver Funktionen und die damit verbundene Unfähigkeit zur Emotionswahrnehmung und -regulation der Grund für auftretende dissoziative Phänomene. Darauf aufbauend wurde vor kurzem ein Modell der emotionalen Über- und Untermodulation bei stressassoziierten Erkrankungen vorgeschlagen (Lanius et al., 2010): Während emotionaler Übererregung, z. B. aufgrund traumatischer Erinnerungen, kommt es zu einer Amygdala-Überaktivität bei gleichzeitiger Abnahme der Aktivität in präfrontalen Kontrollarealen. Genau umgekehrt stellt sich der Sachverhalt bei emotionaler Untermodulation dar, z. B. im Rahmen dissoziativer Zustände: Hier kommt es zu einer verstärkten präfrontalen Aktivierung bei gleichzeitiger Abnahme der Amygdala-Aktivität (Krause-Utz et al., 2012). Es wird angenommen, dass es hierüber zu Problemen bei emotionalen Lernvorgängen (Ebner-Priemer et al., 2009) und schlechterem Ansprechen auf psychotherapeutische Interventionen kommt (Kleindienst et al., 2011).

Auf der sozialen Ebene ist bekannt, dass Borderline-Patienten zumeist in einem invalidierenden Umfeld aufwachsen. Ein invalidierendes soziales Umfeld ist durch die Tendenz gekennzeichnet, unangemessen und unberechenbar auf persönliche Erfahrungen des Kindes zu reagieren. Dem Kind wird vermittelt, dass es das, was es angibt zu fühlen, gar nicht fühle (z. B. „Wenn sie nein sagt, meint sie eigentlich ja“) oder dass es dieses Gefühl nur deshalb habe, weil es überempfindlich, undiszipliniert oder nicht positiv eingestellt sei. Solcherart Verhaltensweisen sind besonders in Familien, in welchen es zu Gewalttätigkeiten kommt, zu beobachten. Daher ist es nicht verwunderlich, dass die Posttraumatische Belastungsstörung (PTBS) eine der häufigsten komorbiden Störungen bei Borderline-Patienten ist. In einer epidemiologischen Studie von Pagura et al. (2010) lag bei 30 % der untersuchten Personen mit einer BPS zugleich eine PTBS vor. Bei klinisch behandelten Borderline-Patienten finden sich Raten einer komorbiden PTBS von bis zu 60 % (z. B. Zanarini et al., 1998). Die fehlende Validierung emotionaler Erfahrungen führt zu einer wachsenden Diskrepanz zwischen den Erlebnissen des Kindes und dem, was durch die Umwelt rückgemeldet wird. Das Kind lernt dadurch nicht, seine Gefühle zu benennen und seine emotionale Erregung zu regulieren.

Das Zusammenspiel zwischen den beschriebenen biologischen und sozialen Bedingungen kann für den Einzelnen fatale Folgen haben. Bedürfen doch gerade Personen, die unter einer ausgeprägten emotionalen Vulnerabilität leiden, einer besonders sorgsamen Vermittlung effektiver Strategien zur Emotionsregulation. Der Umstand, dass dieser schwierige Lernprozess nicht stattfindet, ist letztlich die Ursache für den Ausbruch einer BPS mit all ihren dysfunktionalen Verhaltensweisen. Es wird davon ausgegangen, dass je ausgeprägter die biologische Affektlabilität ist, desto stärker sich die Invalidierung des sozialen Umfeldes auswirkt. Dabei ist häufig zu beobachten, dass von der Invalidierung nicht alle Gefühle gleichermaßen betroffen sind. Stattdessen sind, je nach Sozialisation, bestimmte Emotionen durchaus erwünscht, z. B. in einem stark patriarchalisch orientierten Haushalt der Ausdruck von Wut, in einem mehr weiblich orientierten Haushalt der Ausdruck von Scham. Auch ist mittlerweile bekannt, dass Patienten mit einer BPS in niedrigen Erregungszuständen durchaus in der Lage sind, einzelne Emotionen zu differenzieren – und dies sogar stellenweise besser als psychisch gesunde Kontrollprobandinnen (Wolff et al., 2007). Diese Fähigkeit verliert sich jedoch mit zunehmender Spannungsstärke. Entgegen früherer Annahmen scheinen in Übereinstimmung mit Ebner-Priemer et al. (2007) Borderline-Patienten demnach an keiner generellen Unfähigkeit zur Emotionsidentifizierung zu leiden, sondern nur in Abhängigkeit von der jeweiligen Spannungsstärke.

Aufgrund dieser Beobachtung wurde von uns die Hypothese formuliert, dass Spannung eine Art „Hintergrundrauschen“ verursacht, welches die Entschlüsselung der emotionalen Inhalte in Abhängigkeit von der Spannungsstärke erschwert bis verunmöglicht (Stiglmayr et al., 2008). Da diese Inhalte häufig entscheidende Hinweise für die Ursache des emotionalen Erregungszustandes liefern, ist den Patienten damit auch der Weg zu einer funktionalen Problemlösung versperrt. Entsprechend fühlen sich die Patienten hilflos, überwältigt und reagieren mit dysfunktionalen, aber schnell wirksamen Verhaltensweisen, wie z. B. Selbstverletzungen und dissoziativen Zuständen. Die Nachfrage, was denn gerade für eine Emotion vorherrsche, kann daher – in Abhängigkeit von der aktuellen Spannungsstärke – den jeweiligen Patienten gänzlich überfordern und eine wenig zweckmäßige Konfrontation mit seiner subjektiv empfundenen Unzulänglichkeit darstellen. Einer Studie von Kleindienst et al. (2008) zufolge wird selbstverletzendes Verhalten (SVV) entsprechend hauptsächlich zur Reduktion aversiver Spannungszustände eingesetzt; erst an zweiter Stelle wird der Wunsch nach Selbstbestrafung genannt.

Diese Ergebnisse ermöglichen ein deutlich besseres Verständnis der Grundproblematik von Patienten mit einer BPS. Da in Abhängigkeit von der Stärke der emotionalen Erregung eine zunehmende Fokussierung und damit Einengung der Wahrnehmung stattfindet, kann auf Grundlage obiger Ergebnisse davon ausgegangen werden, dass Borderline-Patienten im Vergleich zu psychisch gesunden Personen sich und ihre Umgebung wesentlich eingeschränkter (schwarz-weiß Sicht) wahrnehmen. Gleichzeitig sorgen starke Emotionen dafür, dass Distanzierungsprozesse nur erschwert möglich sind, sodass die mit den Emotionen in Verbindung gebrachten Ursachen als unbedingte Realität wahrgenommen werden („Realitätsdruck"; z. B. „Wenn ich Angst habe, ist mein Gegenüber auch tatsächlich gefährlich."). Hinzu kommt, dass ab einer gewissen Stärke an emotionaler Erregung keine Differenzierung zwischen einzelnen Emotionen und damit auch der Ursachen mehr möglich ist und daher eine mögliche Problemlösung in weite Ferne rückt. Hilflosigkeit ist die Folge und damit einhergehend ein erhöhter Drang nach einer unmittelbaren Lösung. Dissoziative Phänomene, die in Abhängigkeit von der Spannungsstärke zusätzlich auftreten, müssen neben selbstverletzendem Verhalten als eine weitere Problemlösestrategie betrachtet werden. Wichtig zu beachten ist, dass einer Untersuchung von Ebner-Priemer et al. (2009) zufolge, es unter Dissoziation nicht möglich ist, Neues zu lernen.

Aus den Ergebnissen zu den Spannungszuständen, zur Unfähigkeit der Emotionsdifferenzierung im Hochspannungsbereich sowie zu dissoziativen Symptomen bei Borderline-Patienten folgt, dass im Rahmen der therapeutischen Arbeit das Erlernen einer Kontrolle über diese Symptome unabdingbar ist. Entsprechend werden im Rahmen des Fertigkeitentrainings, welches wesentlicher Bestandteil der DBT ist, hierzu spezifische Fertigkeiten vermittelt (Bohus & Wolf, 2013; Linehan, 1996b, 2015a, b).

Teil II: Therapie

Kapitel 3

Grundlagen der Dialektisch-Behavioralen Therapie (DBT)

Die Dialektisch-Behaviorale Therapie (DBT) wurde in den 1980er Jahren von Marsha M. Linehan zur Behandlung von Patienten und Patientinnen[1] mit einer Borderline-Persönlichkeitsstörung (BPS) entwickelt (Linehan, 1996a, b). Ursprünglich war die Therapie als ambulante Behandlung von chronisch suizidalen Frauen konzipiert. Heute gilt die DBT als Prototyp für modular aufgebaute Psychotherapie und findet bei einer Vielzahl weiterer Störungsbilder Anwendung. Neben den etablierten kognitiv-behavioralen Methoden integriert die DBT eine Vielzahl weiterer Strategien und Techniken vor allem aus der Gesprächspsychotherapie, der Gestalttherapie und dem Zen-Buddhismus. Damit gehört die DBT zur sogenannten „dritten Welle" der Verhaltenstherapie, die die klassischen verhaltenstherapeutischen und kognitiven Techniken mit Strategien der Akzeptanz, Weisheit, kognitiven Distanzierung und Dialektik verbinden.

Die DBT ruht auf zwei sehr stabilen Säulen: Die eine Säule symbolisiert die zur Anwendung kommenden Techniken, die andere Säule symbolisiert die Haltung des Therapeuten. Beide Säulen sind notwendig, um die DBT wirksam werden zu lassen.

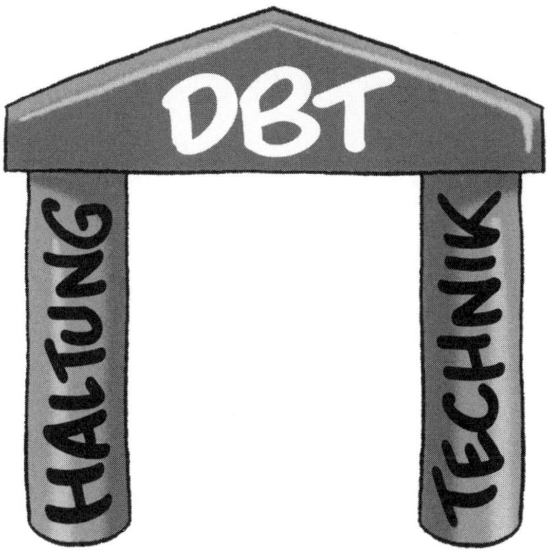

© Klaus Gehrmann

1 Der einfacheren Lesbarkeit halber wurde im Text auf die gleichzeitige Nennung der femininen und maskulinen Form (Patient/Patientin bzw. Therapeut/Therapeutin) verzichtet.

Da die therapeutische Haltung die Grundlage für eine effektive Anwendung therapeutischer Techniken darstellt, wird diese nachfolgend vorrangig dargestellt.

3.1 Die therapeutischen Grundhaltungen

Vor allem aufgrund der hohen Emotionalität und den stellenweise sehr belastenden dysfunktionalen Verhaltensweisen (schweres selbstverletzendes Verhalten, Suizidandrohungen, Suizidversuche) wird die Arbeit mit Borderline-Patienten zumeist als sehr anstrengend erlebt. Eine Abbruchrate von bis zu 67 % im Rahmen nicht standardisierter ambulanter Therapien belegt dies eindrucksvoll (Gunderson et al., 1989; Skodol et al., 1983). Beispielsweise wird den Patienten häufig vorgeworfen, sich „manipulativ" zu verhalten, sich „nicht ausreichend anzustrengen" oder sich „nicht verändern zu wollen". „Aggressive Verhaltensweisen dem Therapeuten gegenüber" werden als Indiz dafür gewertet, dass der Patient sich nicht verändern wolle. Die akute Suizidalität unmittelbar vor dem Urlaub des Therapeuten wird als „Erpressungsversuch" gewertet. Diese häufig zu beobachtenden Probleme können ein zufriedenstellendes Behandlungsergebnis ernsthaft gefährden. Aus diesem Grund wurden im Rahmen der DBT therapeutische Grundannahmen formuliert, die sowohl Therapeut als auch Patient vor Problemen dieser Art schützen (vgl. nachfolgenden Kasten). All diesen Grundannahmen liegt die folgende Dialektik zugrunde: Der Therapeut muss die Patienten so akzeptieren wie sie sind; gleichzeitig muss er die Patienten dabei unterstützen, sich in Übereinstimmung mit ihren Zielen zu verändern.

Merke: Therapeutische Grundannahmen

1. Borderline-Patienten geben sich wirklich Mühe. D. h., sie versuchen, das Beste aus ihren gegenwärtigen Situationen zu machen.
2. Borderline-Patienten wollen sich verändern.
3. Borderline-Patienten müssen sich stärker anstrengen und härter arbeiten, um sich zu verändern.

4. Borderline-Patienten haben ihre Schwierigkeiten nicht selbst verursacht, müssen sie aber selbst lösen.
5. Das Leben suizidaler Borderline-Patienten ist so, wie es gegenwärtig ist, unerträglich.
6. Borderline-Patienten müssen neues Verhalten in allen relevanten Lebensbereichen erlernen.
7. Patienten können in der Therapie nicht versagen.
8. Therapeuten, die mit Borderline-Patienten arbeiten, brauchen Unterstützung.

Zur Veranschaulichung soll die Schiff-Metapher dienen. Zunächst zur Sicht des Patienten:

Metapher: Schiff – 1. Teil (Perspektive Patient)

Stellen Sie sich vor, Ihre Eltern haben Sie sehr frühzeitig mitten im Meer ausgesetzt. Alles, was Ihnen Ihre Eltern mitgegeben haben, ist ein kleines Paddelboot aus Holz. Jahrelang paddeln Sie einsam auf dem Meer umher, beständig auf der Suche nach Nahrung, Schutz, Wärme, Kontakt und Liebe. Mal ist es stürmisch mit hohen Wellen, mal ist Flaute, mal ist es regnerisch, mal ist es trocken, mal ist es warm, mal ist es kalt. Über die Jahre zerfällt das Paddelboot, alles was Ihnen bleibt, ist eine Planke, an der Sie sich nun verzweifelt festhalten. Diese ist Ihr Garant für das Überleben. Sie wissen genau, wie diese sich im Sturm verhält, wie Sie sich festhalten müssen, wo genau welche Rille und Vertiefung ist. Stellen Sie sich nun vor, dass jemand zu Ihnen kommt und Ihnen vorwirft, Sie würden sich nicht genug anstrengen, würden sich keine Mühe geben, Ihr Leben lebenswerter zu gestalten. Wie würden Sie sich fühlen?

Stellen Sie sich nun vor, dass, obwohl Sie schon fast die Hoffnung aufgegeben haben, eines Tages ein Schiff vorbeikommt. Sie werden entdeckt und das Schiff geht in ca. 100 Meter Entfernung vor Anker. Das Schiffspersonal holt ein Megaphon und der Kapitän ruft zu Ihnen hinüber, dass Sie doch bitte die Planke loslassen und herüberschwimmen sollen. Stellen Sie sich das Schiff als schicken Luxusdampfer vor, mit vielen Lämpchen und Fähnchen, vielen sehr ansehnlich gekleideten Menschen, von schön gebauten Models wird gerade die neueste Bademode vorgeführt, zwischen den Gästen stolzieren ordentlich zurechtgemachte Stewards und reichen teure Getränke. Stellen Sie sich vor, wie befremdlich womöglich dieser Anblick für Sie ist. Wie anders Ihnen diese Welt nach einsamen Jahren im Meer erscheinen mag. Und wie misstrauisch Sie vielleicht vor dem Hintergrund Ihrer vorangegangenen Erfahrungen sind. Würden Sie sofort die Planke, die Sie bisher hat überleben lassen, loslassen und hinüberschwimmen? Sind Sie sich sicher, dass dieser stolze Dampfer wirklich auf Sie warten wird? Und sind Sie sicher, dass das Ihre Welt dort oben ist? Wo Sie doch so ganz anders sind, mit Ihrer aufgeschwemmten, womöglich stellenweise algenbesetzen Haut? Und vor allem: Sind Sie sicher, dass Sie noch schwimmen können? Sicherlich werden Sie auf alle Fälle sehr, sehr große Angst haben angesichts der Strecke, die Sie zurücklegen müssen und ggf. kommen Sie sogar zu der Ansicht, lieber dort zu verbleiben, wo Sie gerade sind – aus kühler Berechnung oder weil Sie vor lauter Angst gerade nicht anders reagieren können.

Und nun ein Perspektivenwechsel; die Sicht des Therapeuten:

Metapher: Schiff – 2. Teil (Perspektive Therapeut)

Stellen Sie sich vor, Sie lassen nun lauter Beiboote herunter. In jedem Boot sitzt eine Person, (unterschiedliche Therapeuten). Sie paddeln gemeinsam in Richtung Schiffbrüchige (Patientin), bilden in sicherer Entfernung einen Kreis und besprechen, was Sie nun genau tun wollen. Schließlich wird eine gemeinsame Entscheidung getroffen, Sie werden dazu bestimmt, diese Entscheidung umzusetzen und paddeln zu der Schiffbrüchigen hinüber. Sie achten darauf, nicht so nah an die Betroffene heran zu paddeln, dass diese in Ihr Boot klettern kann, fahren aber so nah heran, dass diese Sie gut sehen und hören kann. Sie coachen nun die schiffbrüchige Person, instruieren Sie, dass Sie ihr nun das Schwimmen beibringen wollen. Sie solle erst mal nur einen Arm von der Planke nehmen und mit diesem Schwimmübungen machen. Den Arm ausstrecken, die Hand zu einer Art Schaufel umdrehen, den Arm nach hinten durchziehen. Die Schiffbrüchige lässt sich zunächst zögerlich, dann, nachdem sie bemerkt, dass dies ganz gut funktioniert, immer hoffnungsvoller auf die Übung ein. Es beginnt mittlerweile später Nachmittag zu werden, Dunkelheit zeigt sich am Horizont. Ihr wärmender Tee geht zur Neige und Ihnen wird auch ein bisschen langweilig. Außerdem dreht sich die Person aufgrund der Einseitigkeit der Bewegungen immer nur im Kreis. Daher kommen Sie nun auf die Idee, die Schiffbrüchige zu ermutigen, die Planke vollständig loszulassen, um den zweiten Arm hinzuzunehmen. Verwöhnt von dem Anfangserfolg lässt sich die Betroffene auf Ihren Vorschlag ein. Allerdings bewegt sich der zweite Arm gänzlich asynchron, die Person kann sich nur mit Mühe über Wasser halten. Immer wieder verschwindet ihr Kopf für einen kurzen Augenblick unter Wasser; sie schreit um Hilfe, die Augen angstverzerrt aufgerissen. Auch wenn die Person sich notdürftig über Wasser halten kann, sehen Sie deutlich, dass sie sich in einem existenziellen Zustand befindet, Panik hat, nicht mehr klar denken kann. Sie sind sich nicht sicher, wie lange die Person sich vor dem Ertrinken noch schützen kann. Fragen Sie sich nun, was Sie in dieser Situation machen würden. Bleiben Sie ruhig in Ihrem Boot sitzen und schlürfen Ihren leckeren Tee? Oder würden Sie eine Hand oder ein Paddel reichen oder gar ins Wasser springen, um die Person zu retten?

Stellen Sie sich nun vor, Sie reichen der Schiffbrüchigen ein Paddel, damit Sie sich daran festhalten kann. Sie haben die Not der Betroffenen, das Geschrei einfach nicht mehr ausgehalten. Was würde diese Person nun machen? Was würden Sie an der Stelle der Person machen? Sich nur festhalten? Oder versuchen, in das Boot zu klettern?

Sollte die Person sich nun in Ihrem Boot befinden, fragen Sie sich, was Sie Ihr damit beigebracht haben. Sie hat wohl vor allem gelernt, dass Sie sie retten, wenn sie laut genug schreit. Und sie hat gelernt, dass sie es allein nicht schaffen kann. Und sie hat ganz sicher die Überzeugung gewonnen, dass sie ertrunken wäre, hätten Sie sie nicht gerettet. Und sie wird schließlich über die anderen Personen, die in der Nähe mit ihren Booten umhertreiben, denken, dass diese sie hätten allesamt ertrinken lassen – und zwar ohne mit der Wimper zu zucken.

Da entsinnen Sie sich, dass Sie der Schiffbrüchigen ursprünglich das Schwimmen, d. h. Überleben in „unserer Welt", beibringen wollten. Sie versuchen, die Person davon zu überzeugen, wieder in das Wasser zu springen. Fragen Sie sich allerdings anstelle dieser Person, ob Sie sich hierzu überreden lassen würden. Wären Sie dazu bereit? Nehmen wir an, Ihre Überzeugungskräfte sind so groß und die Verzweiflung, aber auch der Mut der Betroffenen so groß, dass sie sich auf dieses Unterfangen nochmals einlassen würde. Wo würde sich die Person nun aufhalten? In der Nähe Ihres Bootes oder in der Nähe der Boote der anderen Personen?

Und nun zum dritten Teil der Metapher:

Metapher: Schiff – 3. Teil

Was wäre nun das Vorgehen in der DBT? Ein guter DBT-Therapeut würde die Person nicht in das Boot holen. Stattdessen würde er ihre Not mitfühlend validieren, sie aber weiter dazu anhalten, dass Schwimmen zu lernen, indem sie die richtige Strategien zur Anwendung bringt. Hierzu gibt der Therapeut fortwährend prägnante Ratschläge. Umso höher die Not und die Anspannung der Person, desto einfacher umsetzbar werden die Anweisungen. Diese ständigen Instruktionen und Veränderungsvorschläge werden beständig durch mitfühlende, validierende, stärkende Äußerungen ausbalanciert. Auch in der größten Not behalten Sie diese Strategie bei, vermitteln Ihre tiefe Gewissheit, dass die Person ihr Ziel erreichen wird – vorausgesetzt, die entscheidet sich dafür, das Schwimmen auch tatsächlich zu erlernen. Auch wenn der Wunsch, das Leiden der Person zu beenden, sehr nachvollziehbar und sehr normal ist; es ist wichtig, dass Sie sich immer wieder vergegenwärtigen, dass Sie nicht in der Lage und in der Position sind, das Leiden tatsächlich aufzulösen. Oder anders formuliert: Sie können der Person helfen, Sie können sie nicht retten. Um den durch die Not entstehenden eigenen Druck besser aushalten zu können, benötigen Sie ein Team. Dieses sorgt zum einen dafür, dass Sie immer die beste DBT zur Anwendung bringen. Und zum anderen sorgt es dafür, dass sie die Therapie nicht allein durchführen müssen und damit einem vorzeitigen Burnout vorzubeugen.

Grundvoraussetzung für eine erfolgreiche Therapie ist die Annahme, dass alles von dem Patienten gezeigte Verhalten ausschließlich dem Zweck dient, seine Situation erträglicher zu gestalten.

Damit stellt jedes Verhalten des Patienten einen Lösungsversuch dar. Untersuchungen haben ergeben, dass Borderline-Patienten ihre Spannungszustände im Vergleich zu psychisch gesunden Kontrollprobanden subjektiv im Durchschnitt neunmal höher erleben (Stiglmayr, 2003; Stiglmayr et al., 2005; vgl. auch Kap. 2). Die Ergebnisse legen nahe, dass Borderline-Patienten sich häufig in emotionalen Zuständen befinden, wie sie andere nur in lebensbedrohlichen Situationen erleben. Es besteht daher die Annahme, dass das Leben des Patienten aufgrund der bestehenden Emotionsregulationsstörung und den damit einhergehenden Spannungszuständen häufig als unerträglich empfunden wird. Um dieser Unerträglichkeit begegnen zu können, muss er sich fortwährend anstrengen, andernfalls wäre er schon längst tot *(Grundannahme 1)*. Die Mitteilung eines Therapeuten an seinen Borderline-Patienten, er würde sich keine Mühe geben, kann vor diesem Hintergrund nicht anders als therapiegefährdend wirken. Und selbstverständlich ist der Patient aufgrund der Unerträglichkeit der Lebenssituation notgedrungen bereit, sich zu verändern, auch wenn manchmal ein gegenteiliger Eindruck vorherrschen mag *(Grundannahme 2)*. Gleichzeitig bedeutet dies aber auch, dass sämtliche Änderungen im Leben der Borderline-Patienten extrem ängstigend sind, bringen sie doch das mühevoll erarbeitete, wenn auch sehr fragile Gleichgewicht in Gefahr. Oder anders formuliert: Wer würde sich „freiwillig" in einer bereits ohnehin lebensbedrohlichen Situation zusätzlich in Gefahr bringen? Das ist aber genau das, was von dem Patienten angesichts des therapeutischen Prozesses verlangt wird: Obwohl er schon alles gegeben hat, um am Leben zu bleiben, muss er sich noch mehr anstrengen, um die aktuelle Situation hinter sich zu lassen *(Grundannahme 3)*. Überlebenssichernde Strategien sollen zugunsten von noch nicht überprüften und vorerst vergleichsweise ineffektiven Strategien aufgegeben werden. Ungerechtigkeitsempfinden, Wut und Hass auf die Verursacher und alle jene, die das Leiden nicht verhindert haben und ggf. auch jetzt nicht verhindern, sind hier häufig. Und die Erkenntnis, dass auf eine subjektiv durchaus als gerechtfertigt empfundene Rettung vergebens gewartet wird, führt kurzfristig keinesfalls zu einer Reduktion dieser Wut. Der Prozess der Erkenntnis, dass die einzige Person, der die Möglichkeit der Rettung inne liegt, die eigene Person ist, kann lange und sehr schmerzhaft sein *(Grundannahme 4)*. Gedanken, sich das Leben zu nehmen, sind angesichts der Unerträglichkeit einer solchen Situation nichts anderes als ein Ausdruck der erlebten emotionalen Not *(Grundannahme 5)*. Und genau hier gilt es, in der größten Not des Patienten, ihn nicht von dieser zu befreien (zumeist, weil wir die Not des Gegenübers selbst nicht mehr aushalten), indem wir ihm die schweren Lern- und Anpassungsprozesse ersparen – so sehr wir uns das auch wünschen. Stattdessen gilt es, weiterhin unterstützend und motivierend auf ihn einzuwirken, den einmal eingeschlagenen Weg weiter zu verfolgen, die Veränderungen auf alle Lebensbereiche auszudehnen, die Verantwortung für die eigene Person in vollem Umfang zu übertragen *(Grundannahme 6)*. Die DBT stellt für die Lösung dieses dialektischen Grundproblems – ich halte das Leben so nicht mehr aus und kann es auch nicht verändern vs. ich bin der Einzige, der mich retten kann – zwar eine Reihe spezifischer Strategien zur Verfügung, hat jedoch nicht den Anspruch, eine in jedem Fall befriedigende Lösung anbieten zu können. Gelingt es beispielsweise nicht, den Patienten für eine notwendige Verhaltensänderung zu motivieren (z. B. Aufgabe des schwerwiegenden SVV), ist dies nicht die Schuld des Patienten. Stattdessen besteht die Annahme, dass die DBT in diesem Fall über nicht ausreichende Strategien verfügt, um den Patienten zu neuem Verhalten zu motivieren *(Grundannahme 7)*. Neben der DBT gibt es weitere evaluierte Therapieverfahren zur Behandlung einer Borderline-Störung, die unter den gegebenen Umständen die möglicherweise passenderen Methoden anbieten (Schema-Fokussierte Therapie, SFT, Arntz & van Gendersen, 2010; Mentalisierungsbasierte Therapie, MBT, Bateman & Fonagy, 2004, 2006; Übertragungsfokussierte Therapie, TFP, Clarkin et al., 2001). Vor allem um den Therapeuten vor einem frühzeitigen Ausbrennen zu schützen und damit dafür zu sorgen, dass der Patient immer die bestmögliche DBT erhält, sollte die Therapie nicht allein durchgeführt werden. Ein Team von sich gegenseitig unterstützenden Therapeuten (Konsultationsteam) ist damit eine der Grundvoraussetzungen für die Umsetzung einer effektiven DBT *(Grundannahme 8)*.

3.2 Therapiestruktur

Primäres Behandlungsziel der DBT ist der Aufbau bzw. die Verbesserung von funktionalen Strategien zur Emotionsregulation. Dieses Ziel unterteilt Marsha Linehan in zwei Unterziele:

1. In einem ersten Schritt soll den Borderline-Patienten vermittelt werden „die extreme Emotionalität zu verändern und fehlangepasste stimmungsabhängige Verhaltensweisen zu reduzieren“ (Linehan, 1996a, S. 47).
2. Im zweiten Schritt soll den Borderline-Patienten nahe gebracht werden „den eigenen Gefühlen, Gedanken und Aktivitäten ihre Berechtigung zuzugestehen und ihnen zu vertrauen“ (Linehan, 1996a, S. 47).

Folglich wird zu Beginn der Therapie der Schwerpunkt auf die Reduzierung schwerer Probleme auf der Verhaltensebene gelegt, wie z. B. suizidales oder schweres selbstschädigendes Verhalten. Können die Betroffenen ihr emotionales Erleben ohne den Einsatz dysfunktionaler Strategien regulieren, können anschließend soziale Isolation, Arbeitslosigkeit, gegebenenfalls eine komorbide PTBS oder andere bzw. weitere Problembereiche fokussiert werden. Mittlerweile wird die Stabilisierungsphase zugunsten der Behandlung und Konfrontation mit traumatischen Erinnerungen eher kurz gehalten. Am Ende der Behandlung finden sich Strategien zum Aufbau eines erfüllten Lebens auf der Grundlage von Selbstakzeptanz, Wertschätzung, Selbstfürsorge und achtsamem Selbstmitgefühl. Übergeordnetes Behandlungsziel der DBT ist die Herstellung dialektischer Verhaltensmuster, ein Denken und Handeln, welches von Ausgewogenheit und Augenmaß bestimmt ist – und von „Im-Moment-Sein“. Die Auflösung dichotomer Betrachtungsweisen von sich und seiner Umgebung und damit ein tiefes inneres Annehmen von dem, was ist, stellt damit das attraktive Endziel der DBT dar.

Die ambulante Therapie ist für einen Zeitraum von ein bis drei Jahren angelegt. In seltenen Fällen kann sie diesen Zeitraum aber auch deutlich überschreiten. Der Ablauf der Therapie ist klar strukturiert und lässt sich in eine Vorbereitungsphase und drei sich daran unmittelbar anschließende Therapiephasen unterteilen.

3.2.1 Vorbereitungsphase

Die Vorbereitungsphase dient der Erhebung der aktuellen Beschwerden, der Anamnese und der Diagnostik. Darüber hinaus findet in der Vorbereitungsphase die Informationsvermittlung über das Krankheitsbild, die Darstellung des biosozialen Ätiologiemodells (vgl. Kap. 2), die Aufklärung über die Therapie im Allgemeinen und die DBT im Besonderen sowie die Ziel- und Motivationsanalyse statt. Die Ziele der Patienten sollten sich an den übergeordneten Werten des Patienten orientieren. Anhand von ein bis zwei detaillierten Verhaltens- und Bedingungsanalysen werden die entscheidenden Problembereiche, wie z. B. Suizidversuche, schweres SVV, starke Dissoziationen, fortwährende stationäre Aufenthalte und soziale Desintegration eruiert. Anschließend unterzeichnen der Patient und der Therapeut gemeinsam einen Therapievertrag, welcher die wichtigsten Therapieziele und die Einhaltung bestimmter Therapievereinbarungen zum Inhalt hat. Unter anderem verpflichtet sich der Patient, während der gesamten Therapiedauer keinen Suizidversuch zu unternehmen.

vgl. Vorlage „Therapievertrag für die ambulante Einzeltherapie“ auf der CD-ROM.

Die Therapievereinbarungen gelten zunächst so lange, wie der Patient zusichern kann, sich nicht umzubringen. Die minimale Zeit sollte die Zeitdauer bis zur nächsten Therapiestunde allerdings nicht unterschreiten; die maximale Dauer beträgt zunächst ein Jahr und kann dann aber verlängert werden. Die Fortsetzung der Behandlung wird vom erfolgreichen Verlauf der Behandlung abhängig gemacht.

Generell wird der Umsetzungsplan so detailliert wie irgend möglich herausgearbeitet. Jede therapeutische Intervention sollte hierbei direkt an die Zielerreichung gekoppelt sein. Bei der Zielerarbeitung ist darauf zu achten, dass die Ziele mit den Werten des Patienten in Einklang stehen. Werte sind nach Eifert (2011) der innere Kompass für das Leben des Patienten, sind der Leuchtturm, der auch in stürmischen Zeiten für eine ausreichende Orientierung sorgt. Geben die Werte des Patienten die gewünschte Richtung für sein Leben und damit für die Therapie vor, stellen die Therapieziele die notwendigen Schritte in diese Richtung dar. Neben der motivationalen Komponente von Werten sind sie damit gleichzeitig auch immer eine gute Entscheidungshilfe. Sie geben der investierten Mühe Sinn. Da dem Patienten häufig seine Werte nicht bewusst sind, kann es hilfreich sein, diese an dieser Stelle extra zu erarbeiten. Dazu kann auch der Wertefragebogen von Wengenroth (2012) genutzt werden.

vgl. Vorlage „Wertefragebogen" auf der CD-ROM.

Am Ende dieser Werteerarbeitung sollte der Patient über seine lebensrelevanten Werte Auskunft geben können (Soll-Zustand), auch darüber, inwiefern er diese Werte aktuell bereits umsetzt (Ist-Zustand). Vor allem soziale Werte (Arbeit, soziale Integration) sollten berücksichtigt werden. Die am häufigsten genannten Werte in diesem Zusammenhang sind Autonomie und Unabhängigkeit vs. Gemeinsamkeit. Einer Metaanalyse von Holt-Lunstad und Mitarbeiter (2010) zufolge, hat das Vorhandensein sozialer Beziehungen einen positiven Einfluss auf die Lebenserwartung. Spätestens alle sechs Monate sollte ein kritischer Zielabgleich erfolgen. Der Einsatz störungsspezifischer Fragebögen kann für einen solchen Abgleich hilfreich sein (vgl. Kap. 4.1, zweite Therapiesitzung). Sind die für diesen Zeitraum vorgenommenen Ziele nicht erreicht worden, muss geklärt werden, ob

- das Therapiecommitment noch Bestand hat,
- die Motivation des Patienten erhöht werden muss,
- die Ziele korrigiert werden müssen,
- der Therapeut Fehler in der Umsetzung der DBT gemacht hat,
- die DBT ggf. nicht die richtige Behandlungsmethode ist.

Für die Vorbereitungsphase werden im ambulanten Kontext in der Regel zwischen drei und maximal zehn Sitzungen benötigt. Bis auf die Unterzeichnung des Therapievertrages sowie die detaillierte Erarbeitung der Werte und ggf. auch Therapieziele sollten alle anderen Aspekte der Vorbereitungsphase in den probatorischen Sitzungen stattfinden. Für das Einholen des Commitments zum Therapievertrag sollte eher mehr als zu wenig Zeit in Anspruch genommen werden. Keinesfalls reicht es aus, nur ein „Lippenbekenntnis" seitens des Patienten (und gelegentlich auch Therapeuten) einzuholen (vgl. hierzu auch Kap. 3.5.3). Gerade das Commitment zum Therapievertrag meint eine tiefe innere Verpflichtung, die von beiden Seiten – Patient und Therapeut – eingegangen wird. Liegen in der kürzeren Vergangenheit Suizidversuche vor und haben diese insbesondere im interaktionellen Kontext (und ganz besonders im interaktionellen therapeutischen Kontext!) stattgefunden, sollte auf diesen Punkt besondere Sorgfalt gelegt werden.

Der Übergang in die erste Therapiephase findet immer erst nach der Zustimmung zum Therapievertrag statt. Die therapeutische Arbeit an konkreten Problemfeldern ist bis dahin nicht Bestandteil der Sitzungen. Sollte der Patient während der Vorbereitungsphase so suizidal sein, dass er für seine Sicherheit nicht mehr garantieren kann, sind entsprechende Maßnahmen zum Schutz des Patienten zu ergreifen (z. B. Einweisung in die Psychiatrie; vgl. Kap. 4.2.3).

Wichtiger Hinweis:

Die Unterzeichnung des Therapievertrages besitzt keinerlei rechtliche Relevanz. Entscheidend bei der Unterzeichnung des Therapievertrages ist demnach nicht die geleistete Unterschrift, sondern die tiefe innere Verpflichtung, die von beiden Seiten – Patient wie auch Therapeut – eingegangen wird. Die Unterschrift dokumentiert lediglich diese Entscheidung.

Sollten komorbide Störungen eine erfolgreiche DBT-Behandlung aktuell ausschließen, müssen diese vorrangig lege artis behandelt werden. Dies gilt insbesondere für komorbide psychotische Erkrankungen. Dasselbe gilt für Störungen, die zu schweren funktionalen Einschränkungen bis hin zu lebensbedrohlichen Zuständen führen (z. B. schwerstes Untergewicht, Drogen-/Alkoholintoxikationen). Im Anschluss an eine erfolgreiche Behandlung kann mit der DBT begonnen werden.

3.2.2 Erste Therapiephase

Die *erste Therapiephase* startet im Anschluss an die Unterzeichnung des Therapievertrages. In der ersten Therapiephase werden die in der Vorbereitungsphase definierten Problembereiche bearbeitet. Parallel hierzu werden in einem gruppenbasierten Fertigkeitentraining Alternativen zu bislang dysfunktionalen Verhaltensweisen vermittelt. Die Problembereiche sind hierarchisch nach Gefährlichkeit unterteilt (vgl. Tab. 1, S. 31/32): Wann immer ein höher geordneter Problembereich auftritt, z. B. schweres SVV, muss dieser unmittelbar in Form einer Verhaltensanalyse/Kettenanalyse sowie einer Lösungsanalyse behandelt werden (vgl. ggf. Kap. 4.1, dritte Therapiesitzung und Kap. 4.2, achte Therapiesitzung). Die fortwährende Dokumentation der zuvor definierten Problembereiche findet über sogenannte Wochenprotokolle (Diary-card) statt.

vgl. Vorlage „Wochenprotokoll" sowie Vorlage „Wochenprotokoll – Alternative" auf der CD-ROM.

Zu Beginn einer jeden Sitzung wird dieses Wochenprotokoll gemeinsam besprochen. Anhand der darin dokumentierten Verhaltensweisen findet die Strukturierung der Therapiestunde statt. In der Regel wird für die Bearbeitung einer Verhaltensanalyse/Kettenanalyse und Lösungsanalyse immer die gesamte einzeltherapeutische Sitzung benötigt. Diese Hierarchie hat maßgebliche Implikationen für den Therapieverlauf: Solange beispielsweise wöchentliches schweres SVV vorliegt, muss jede Woche eine Verhaltensanalyse/Kettenanalyse und Lösungsanalyse in der Einzeltherapie besprochen werden. Alle anderen zusätzlich vorhandenen Problemfelder können unterdessen nicht oder nur sehr kurz thematisiert werden – vorausgesetzt, es tritt kein hierarchisch höhergeordnetes Problemverhalten auf. Zusätzlich darf der Patient innerhalb von 24 Stunden nach dem dysfunktionalen Verhalten (z.B. schweres SVV) keinen Kontakt zum Therapeuten aufnehmen („time-out"; vgl. Vorlage „Therapievertrag für die ambulante Einzeltherapie"). Ziel dieses Vorgehens ist, dass der Patient ausreichend Zeit findet, die Verhaltens- und Lösungsanalyse zu schreiben. Und es soll darüber deutlich gemacht werden, dass der Therapeut nur für neues und zielführendes, nicht jedoch für altes, dysfunktionales Verhalten zur Verfügung steht. Es wird davon ausgegangen, dass der Patient mit der Anwendung seiner „alten Strategien" bereits eine Lösung für das aktuelle Problem gefunden hat. Darüber hinaus soll der Patient für „altes dysfunktionales Verhalten" nicht noch zusätzlich durch Beziehung verstärkt werden. Daraus folgt eine zunehmende Frustrierung des Patienten, aber auch des Therapeuten und des Konsultationsteams (vgl. Kap. 3.3.4). In der Folge dieses Kontingenzmanagements erhöht sich im Idealfall der Veränderungsdruck, der notwendig sein kann, um die Angst vor Veränderungen zu überwinden. Damit orientiert sich die DBT im Unterschied zu den meisten anderen Manualen zur Behandlung spezifischer Störungsbilder nicht an einer festgelegten Reihenfolge von Sitzungen und Inhalten, sondern dynamisch an den von den Patienten gezeigten Verhaltensmustern.

Im Unterschied zu den Ursprüngen der DBT (Linehan, 1996a; Bohus, 2002) hat die Zielhierarchie mittlerweile eine Neuordnung, stellenweise sogar eine Ausdifferenzierung erfahren. Die ursprüngliche Einteilung war vergleichsweise grob, manchmal auch fern lebenspraktischer Notwendigkeiten: An erster Stelle stand die Reduktion suizidalen und selbstverletzenden Verhaltens, gefolgt von der Reduktion therapiegefährdenden Verhaltens und schließlich die Verbesserung der Lebensqualität. Heute steht an erster Stelle die Verbesserung der Überlebensfertigkeiten (a), an zweiter Stelle die Verbesserung der Mitwirkung bei der Therapie (b) und an dritter Stelle schließlich die Behandlung von sehr schwerwiegenden psychischen Störungen (z.B. PTBS) und/oder Problemen, die eine normale soziale Interaktion und berufliche Tätigkeit verhindern (c). Von dieser neuen, jedoch nach wie vor groben Hierarchie abgeleitet gibt es eine ausdifferenzierte Hierarchie, die in Tabelle 1 dargestellt ist.

Diese Neuordnung hat maßgebliche Implikationen für das konkrete therapeutische Vorgehen. Beispielsweise steht SVV nicht mehr in jedem Fall ganz oben in der Behandlungshierarchie. Dies betrifft in der neuen Hierarchie nur noch lebensbedrohliches bzw. schweres SVV, womit Verhaltensweisen gemeint sind, die beispielsweise eine chirurgische Behandlung oder gar länger andauernde stationäre Aufenthalte nach sich ziehen. SVV, welches keine unmittelbaren Auswirkungen auf das aktuelle Leben zur Folge hat, wie beispielsweise „Kratzen", muss nicht vorrangig behandelt werden. Unterschieden wird nunmehr zwischen Verhaltensweisen, die zu einem Therapieabbruch führen und Verhaltensweisen, die das Fortkommen in der Therapie gefährden. Damit ist dem potenziellen Burnout des Therapeuten eine sehr hochrangige Stellung zugewiesen worden, was vor dem Hintergrund der bereits erwähnten hohen Abbruchrate von bis zu 67 % in herkömmlichen ambulanten Therapien folgerichtig ist (Gunderson et al., 1989; Skodol et al., 1983). Mit der Neuordnung der Behandlungshierarchie hat eine frühzeitige soziale Integration deutlich an Gewicht gewonnen und ist in der Behandlungshierarchie auf eine höhere Hierarchieebene gerückt. Grundgedanke hierzu ist, dass eine langfristige und dauerhafte Lebensqualität nur innerhalb eines funktionierenden sozialen Netzwerkes möglich ist. Hierzu zählt auch das regelmäßige Aufsuchen einer beruflichen Tätigkeit, nicht nur, weil Arbeitslosigkeit einer langfristigen sozialen Integration entgegensteht, sondern auch weil Arbeit eine wesentliche Quelle von Verstärkung darstellt. Aus diesem Grund ist die Einbeziehung von Familie und Freunden sowie ggf. von Möglichkeiten einer Rückführung ins Arbeitsleben frühzeitiger Bestandteil der DBT-Behandlung. Eine weitere Änderung ist, dass bereits in der ersten Therapiephase mit der Bearbeitung der PTBS begonnen werden kann – sofern die PTBS zu schwerwiegenden psychischen und sozialen Problem führt. Demzufolge können zum Zeitpunkt der Behandlung einer PTBS durchaus noch schwere Probleme auf der Verhaltenseben vorhanden sein, sollten allerdings nicht mehr das akute Leben gefährden (z. B. stark ausgeprägte Suizidalität, schweres SVV) oder bedeutsam einschränken (z. B. starke Dissoziationen, Drogenabhängigkeit).

Schwerwiegende komorbide Störungen, die von Beginn an nicht außer Acht gelassen werden können, den Beginn einer ambulanten DBT aber nicht infrage stellen, werden parallel mitbehandelt. Für die am häufigsten vorkommenden komorbiden Störungen existieren mittlerweile entsprechende DBT-spezifische Modifikationen:

- DBT bei komorbider Substanzabhängigkeit (DBT-S; Daig et al., 2011),
- DBT bei Essstörungen (Sipos et al., 2011),
- DBT bei Depression (Lynch et al., 2007),
- DBT bei ADHS (Hesslinger et al., 2004),
- DBT bei PTBS (Steil et al., 2011; Bohus, Priebe et al., 2011).

Die praxisnahe Anwendung der DBT bei komorbiden oder anderen Störungen kann im *Fallbuch DBT* nachgelesen werden (Stiglmayr & Leihener, 2015). Ein guter Überblick über aktuelle Weiterentwicklungen der DBT findet sich in einem Artikel von Burmeister und Mitarbeiter (2014).

Die erste Therapiephase dauert zwischen vier Monaten und zwei Jahren, regelhaft ein Jahr. Ziel sollte es sein, schwere dysfunktionale Verhaltensweisen in den ersten drei bis vier Monaten deutlich zu reduzieren. In der Studie von Linehan und Mitarbeitern (1991) konnte gezeigt werden, dass 55 % der Patientinnen (in die Studie wurden nur Patientinnen eingeschlossen) in den ersten vier Monaten das SVV einstellen konnten. Patientinnen, denen dies trotz der Hilfe des Therapeuten sowie der anderen Therapiebausteine innerhalb dieses Zeitraums nicht gelungen ist, besaßen deutlich geringere Chancen auf eine tiefgreifende Veränderung des SVV innerhalb des verbliebenen Therapiejahres. Außerdem stellt eine frühzeitige Reduktion dieser Verhaltensweisen auch immer einen Schutz vor einem Burnout des Behandlerteams dar.

3.2.3 Zweite Therapiephase

Zentral für die erste Therapiephase ist demnach die Behandlung von schwerwiegenden Problemen auf der Verhaltensebene. Die damit einhergehende Verbesserung und Ausweitung von Fertigkeiten zur Emotionsregulation sowie zur Erhöhung der emotionalen Belastbarkeit stellen die Vorbereitung für die *zweite Therapiephase* dar. In dieser geht es vorrangig um die Bearbeitung weiterer emotionaler Probleme sowie die Integration bislang nicht zugelassener Aspekte des Lebens. Hierzu zählt die (weitere) Verbesserung der beruflichen wie auch der partnerschaftlichen Situation. Psychische Störungen, die in der ersten Therapiephase noch nicht behandelt wurden (z. B. Essstörungen, Drogenmissbrauch, soziale Phobien) stehen nun auf der Agenda. Bei Bestehen einer komorbiden PTBS ist die Fortführung der möglicherweise bereits begonnen Traumabehandlung ein wesentliches Ziel dieser zweiten Therapiephase. Für das spezifische Vorgehen zur Behandlung einer PTBS im Rahmen einer DBT-Behandlung wird seit mehreren Jahren von der Arbeitsgruppe um Martin Bohus, Regina Steil, Anne Dyer und Kathlen Priebe am Zentralinstitut für Seelische Gesundheit in Mannheim ein entsprechendes multimodales Therapieprogramm entwickelt („DBT-PTSD"; Bohus, Dyer et al., 2011; Bohus, Priebe et al., 2011; vgl. Kap. 3.3.6). Zur Behandlung anderer komorbider Achse-I-Störungen, die nicht bereits in Phase I berücksichtigt worden sind, sei auf die jeweils einschlägige Literatur verwiesen. Im Gegensatz zur ersten Therapiephase sind in der zweiten Therapiephase die Behandlungsziele nicht mehr automatisch hierarchisch geordnet. Die Priorisierung erfolgt stattdessen über das erlebte Ausmaß der Beeinträchtigung.

Die zweite Therapiephase dauert in der Regel ein bis zwei Jahre. Haben sich bestimmte funktionale Verhaltensweisen zuungunsten bislang dysfunktionaler Verhaltensweisen etabliert, kann auf deren Dokumentation im Rahmen des Wochenprotokolls zunehmend verzichtet werden. Sofern dies noch nicht geschehen ist, kann es stattdessen nun hilfreich sein, noch vorhandene Problembereiche (z. B. Essstörungen) mit hierfür entwickelten störungsspezifischen Protokollen (z. B. Essprotokoll) zu erfassen.

Häufig ist der Übergang in die zweite Therapiephase fließend. Gerade aber bei Patienten, die immer wieder zu Rückfällen in alte schwerwiegende dysfunktionale Verhaltensweisen neigen, oder bei Patienten, bei denen eine zusätzliche störungsspezifische Therapie (z. B. traumafokussierte Therapie) zur Anwendung kommen soll, sollte der Übergang markiert werden. Kommt es wieder zu länger währenden schwerwiegenden Problemen auf der Verhaltensebene, wie sie für die erste Therapiephase kennzeichnend waren, wird die zweite Therapiephase ausgesetzt. Auch das Wochenprotokoll findet zumeist wieder Anwendung. Auch hier gilt wie bereits in der ersten Therapiephase: Ohne eine absehbare sowie evaluierbare, zielkonforme Veränderung muss die Effektivität der DBT infrage gestellt werden. Gelegentlich kann eine Therapiepause ein probates Mittel zur Überprüfung sein. Diese sollte, wann immer möglich, einem endgültigen Therapieende vorgeschaltet werden.

3.2.4 Dritte Therapiephase

Die abschließende *dritte Therapiephase* dient der Steigerung der Selbstachtung, der Wertschätzung gegenüber anderen und sich selbst, der Selbstfürsorge sowie dem achtsamen Selbstmitgefühl. Marsha Linehan erwähnt, dass sich das Vorgehen „in diesem Stadium [der Therapie] nicht erheblich von anderen Therapieansätzen“ unterscheidet (Linehan, 1996a, S. 132). Und weiter formuliert Linehan: „In diesem Stadium der Therapie hat die DBT große Ähnlichkeit mit psychodynamischen und klientenzentrierten Ansätzen.“ Wir empfehlen insbesondere Therapieprogramme von Potreck-Rose und Jacob (2015) bzw. Potreck-Rose (2014) oder Christopher Germer (2012) und Paul Gilbert (2013).

Da die dritte Therapiephase zumeist innerhalb der zweiten Therapiephase – und in einem geringeren Umfang durchaus auch schon während der ersten Therapiephase – beginnt, handelt es sich hierbei um keine abgeschlossene Therapiephase. Die Dauer der dritten Therapiephase kann daher sehr unterschiedlich sein. In der Regel gilt jedoch: Umso schwerer die Störung, desto später ist der Beginn der dritten Therapiephase und umso länger währt diese an. In besonders schweren Fällen kann diese manchmal auch erst Jahre nach dem Beginn der DBT umgesetzt werden.

Tabelle 1 gibt nochmals einen Überblick über die einzelnen Therapiephasen und die Hierarchie der jeweiligen Problembereiche.

Tabelle 1: Therapiephasen und Hierarchie der jeweiligen Problembereiche

Vorbereitungsphase	1. Erhebung der aktuellen Beschwerden, der Anamnese und der Diagnostik 2. Informationsvermittlung über das Krankheitsbild 3. Aufklärung über die Therapie im Allgemeinen und über die DBT im Besonderen 4. Darstellung des biosozialen Ätiologiemodells 5. Motivations- und Zielanalyse 6. Zustimmung zu den Behandlungszielen, Behandlungsvertrag
Erste Therapiephase: Behandlung von schweren Problemen auf der Verhaltensebene	1. Verringern von lebensbedrohlichem Verhalten/Verbesserung der Überlebensfertigkeiten a) Suizidversuche b) Fremdgefährdendes Verhalten (z. B. Totschlag) c) Potenziell lebensbedrohliche unbehandelte medizinische Zustände d) Hochrisikoverhalten e) Lebensbedrohliches SVV 2. Verringern von Verhalten, das zu einem Therapieabbruch führt bzw. Förderung von Verhalten, das die Therapie aufrechterhält a) Burnout des Therapeuten (z. B. durch Bedrohung oder schwerwiegende Verunsicherung des Therapeuten)

Tabelle 1: Fortsetzung

	b) Schwere Probleme im therapeutischen Setting (z. B. Nichterscheinen) c) Finanzierungsprobleme 3. Verringern von Krisen generierendem Verhalten/Aufbau von krisenreduzierendem Verhalten a) Schwerwiegende familiäre Probleme (z. B. Jugendamt) b) Fatale Partnerschaften c) Anhaltende Bedrohung von, oder sexuelle Kontakte mit Tätern d) Ungeplante psychiatrische Notaufnahmen e) Rezidivierendes schweres SVV 4. Verringern von Verhalten, das den Therapiefortschritt behindert/Verbesserung der Mitwirkung bei der Therapie a) Intoxikationen b) Dissoziationen c) Chronisch anhaltende Psychose d) Major Depression e) Schwere ADHS f) Non-Compliance g) Schwere Schlafprobleme h) Schwere Ess- und Trinkstörungen i) Schwere hormonelle Probleme (z. B. PMS) 5. Verbesserung der Lebensqualität/Behandlung von sehr schwerwiegenden psychischen Störungen oder Problemen, die normale soziale Interaktionen und berufliche Tätigkeiten verhindern a) Behandlung von weiteren schwerwiegenden Achse-I-Störungen b) Behandlung von Verhaltensmustern, die eine Verbesserung der sozialen Integration und Interaktion verhindern c) Rückführung auf den Arbeitsmarkt d) Behandlung einer PTBS e) Behandlung einer Abhängigkeitserkrankung f) Behandlung einer schweren Essstörung *Zeitgleich:* Aufbau und Verbesserung der Verhaltensfertigkeiten im Gruppensettung a) Innere Achtsamkeit b) Zwischenmenschliche Fertigkeiten c) Bewusster Umgang mit Gefühlen d) Stresstoleranz e) Selbstwert f) Umgang mit Sucht (optional)
Zweite Therapiephase: Akzeptieren und Verändern von schwerem Leid auf der emotionalen Ebene	– Weitere Reduktion posttraumatischer Symptome – Weitere Verbesserung der sozialen Integration und Interaktion – Weitere Unterstützung bei der Rückführung auf den Arbeitsmarkt – Weitere Behandlung der Achse-I-Störungen – Behandlung Borderline-typischer emotionaler Probleme wie Einsamkeit, Angst vor Verlassen werden, Selbsthass
Dritte Therapiephase: Probleme der Lebensführung akzeptieren und lösen	– Steigerung der Selbstachtung – Steigerung der Wertschätzung – Steigerung der Selbstfürsorge – Steigerung des achtsamen Selbstmitgefühls – Entwickeln und Umsetzen individueller Lebensziele

3.3 Therapieelemente

Die DBT besteht aus fünf Bausteinen, die im Folgenden näher erläutert werden.

Die fünf Bausteine der DBT
– Einzeltherapie – Fertigkeitentraining in der Gruppe – Telefonkontakte – Konsultationsteam – Supervision

3.3.1 Einzeltherapie

Die Einzeltherapie findet in der Regel einmal in der Woche statt. Hauptaufgabe der Einzeltherapie ist neben der individuellen Ziel- und Motivationsarbeit die Durchführung von Problem- und Lösungsanalysen. Gleichzeitig zeichnet sich die Einzeltherapie durch einen starken Emotionsfokus aus, wobei zu Beginn der Therapie vor allem die Kontrolle, später das Zulassen und Akzeptieren der Emotionen vorrangig ist. Damit ist die DBT in erster Linie eine emotionsfokussierte und weniger eine kognitive Therapie (vgl. Kap. 4.4.1). Da Emotionen für Borderline-Patienten häufig sehr angstbesetzt sind, stellt für eine funktionierende therapeutische Arbeit eine vergleichsweise enge und stabile Beziehung eine unabdingbare Grundlage dar. Häufig ist der Patient anfangs nicht bereit, dysfunktionales Verhalten zugunsten von Emotionsarbeit aufzugeben. Zu groß ist die Angst vor zusätzlicher Destabilisierung und der damit einhergehenden Veränderung. Zu fern ist die Aussicht auf ein qualitativ höherwertiges Leben. Und schon gar nicht ist der Patient zu einem solchen Wagnis bereit, weil er sich selbst das wert ist – insbesondere nicht zu Beginn der Therapie. Aber häufig ist der Patient bereit, das Wagnis einer Veränderung einzugehen, weil es der Therapeut wünscht – z. B. weil das fortwährende und ausschließliche Bearbeiten des schweren SVV ihn an seine Belastungsgrenzen bringt und er ein vorzeitiges Therapieende aus diesem Grund nicht mehr ausschließen kann.

3.3.2 Fertigkeitentraining in der Gruppe

Das parallel verlaufende Fertigkeitentraining findet wöchentlich statt, dauert jeweils eineinhalb bis zwei Zeitstunden und wird in einer Gruppe von maximal sieben bis acht Patienten durchgeführt. Das Training wird von zwei Trainern geleitet. Alleiniges Ziel des Fertigkeitentrainings ist die Vermittlung von spezifischen Fertigkeiten, welche für ein therapeutisches Fortkommen als unverzichtbar angesehen werden. Die Fertigkeiten stellen den Ersatz für bislang dysfunktionales Verhalten dar, bilden aber auch die Grundlage für die persönliche Weiterentwicklung im Sinne der in Therapiephase 3 definierten Ziele. Unter Fertigkeiten („Skills“) werden kognitive, emotionale und handlungsbezogene Reaktionen verstanden, die sowohl kurz- als auch langfristig zu einem Maximum an positiven und einem Minimum an negativen Ergebnissen führen. Die Fertigkeiten sind in fünf Module und ein optionales Zusatzmodul unterteilt (Bohus & Wolf, 2013):

- Fertigkeiten zur Steigerung der inneren Achtsamkeit,
- Zwischenmenschliche Fertigkeiten,
- Fertigkeiten zum bewussten Umgang mit Gefühlen,
- Fertigkeiten zur Stresstoleranz,
- Fertigkeiten zur Steigerung des Selbstwertes,
- Fertigkeiten zum Umgang mit Sucht (optional).

Zu jedem Modul wird Hintergrundwissen bereitgestellt und es existieren spezifische Arbeits- und Übungsblätter. Die Länge eines Moduls beträgt zwischen vier und neun Wochen. Jedes Modul wird in der Regel zweimal vermittelt. Die Gesamtdauer des Fertigkeitentrainings beträgt somit etwa eineinhalb Jahre (vgl. Kap. 3.7).

3.3.3 Telefonkontakte

Telefonkontakte werden zum Management von akuten Krisen angeboten. Der Patient hat die Möglichkeit, im Rahmen von vorher klar definierten Zeiträumen den Therapeuten anzurufen (z. B. zwischen 9 und 19 Uhr, außer am Wochenende; Rückrufgarantie innerhalb von 24 Stunden, außer am Wochenende). Dieser vermittelt dem Patienten effektive Fertigkeiten, um mit der aktuellen Situation umgehen zu können. Das Gespräch sollte nicht länger als drei bis fünf Minuten dauern; es wird explizit keine Therapie am Telefon durchgeführt. Vorrangige Aufgabe der Telefonkontakte ist damit der Transfer des in der Therapie Erlernten in den Alltag des Patienten. Zusätzlich, aber möglichst nicht alternativ zu Telefonkontakten, können auch andere Medien, wie z. B. SMS oder E-Mail-Kontakt, genutzt werden. Allerdings sollte der Therapeut sich immer seiner persönlichen Grenzen bewusst sein und diese jederzeit formulieren (vgl. Kap. 4.2.4).

3.3.4 Konsultationsteam

Das Konsultationsteam besteht aus drei bis sechs ambulanten Therapeuten und Fertigkeitentrainer, die sich wöchentlich für ca. eine Zeitstunde treffen (zur Durchführung eines Konsultationsteams vgl. Kapitel 4.2.2). Es ist durchaus möglich, dass auch andere Berufsgruppen, die regelmäßig mit dem Patienten zusammenarbeiten, Bestandteil des Teams sind (z. B. Sozialarbeiter, Psychiater). Genauso ist es möglich, dass das Team nur aus Psychotherapeuten besteht, z. B. weil es organisatorisch nicht möglich ist, dass die Fertigkeitentrainer an den Treffen teilnehmen. In diesem Fall ist es wichtig, dass die Fertigkeitentrainer und Einzeltherapeuten andere Möglichkeiten eines regelmäßigen Austausches finden (vgl. auch Kap. 3.7). Aufgabe des Konsultationsteams ist zweierlei: Zum einen hat das Team dafür Sorge zu tragen, dass der Patient die bestmögliche DBT erhält (vgl. auch Kap. 3.8). Zum anderen ist die Aufgabe des Teams, die Behandlung gemeinsam durchzuführen und damit den Einzeltherapeuten zu entlasten. Sämtliche therapeutische Schritte werden im Team beschlossen und sind anschließend von dem zuständigen Einzeltherapeuten umzusetzen. Im Unterschied zu den meisten anderen Therapien wird die Behandlung demnach nicht von einer Einzelperson, sondern im Idealfall von einem Therapeutenteam durchgeführt.

vgl. Vorlage „Konsultationsteam – Regeln", Vorlage „Konsultationsteam – Checkliste" und Vorlage „Konsultationsteam – Aufgaben des Hüters der Dialektik" auf der CD-ROM.

Damit ist das Konsultationsteam das „Herzstück" der DBT. Hier laufen alle Informationen zusammen und werden ausgewertet. Darauf aufbauend wird beschlossen, was bis zum nächsten Konsultationsteam-Treffen von den Einzeltherapeuten umgesetzt werden muss. Anschließend gehen alle Einzeltherapeuten auseinander, um die Teambeschlüsse zu realisieren. Zum nächsten Konsultationsteam kommen alle Therapeuten wieder zusammen, um von den Ergebnissen ihrer Arbeit zu berichten. Es werden wieder alle Informationen zusammengetragen und es werden neue Beschlüsse gefasst. Dieser Zyklus stellt eine stabile Grundordnung innerhalb der DBT dar; das Konsultationsteam ist Motor und Ruhepol zugleich.

Beispiel: Konsultationsteam

Die Borderline-Patientin einer am Konsultationsteam teilnehmenden Psychotherapeutin verletzt sich mindestens einmal die Woche mit einer Rasierklinge an den Unterarmen. Das SVV findet immer in der Küche statt, im Beisein ihrer beiden Kinder (2 und 4 Jahre alt). Die Selbstverletzungen sind so schwerwiegend, dass in 50 % der Fälle eine anschließende chirurgische Behandlung notwendig ist. Die Psychotherapeutin war aufgrund der vorgegebenen inhaltlichen Struktur des Konsultationsteams verpflichtet, dieses SVV der Patientin immer wieder einzubringen, um zu einer Lösung für das weitere Vorgehen zu kommen. Da das Konsultationsteam das Kindeswohl hierarchisch vor dem Wohl der Patientin sah, beschloss das Team, für den Fall, dass die Patientin das SVV nicht unmittelbar einstellt, das Jugendamt zu informieren. Die Psychotherapeutin war nun verpflichtet, diesen Teambeschluss der Patientin mitzuteilen.

Die Folge dieser Teamentscheidung war, dass die Patientin das SVV gänzlich einstellte. Sie war zwar sehr erbost über das Team, nicht jedoch über die Therapeutin – obwohl diese Mitglied des Teams war. Das Team schützt demzufolge automatisch die therapeutische Beziehung.

Ohne ein solches Konsultationsteam hätte in einer solchen Situation die Gefahr bestanden, dass die Therapeutin aus Angst vor einer Gefährdung der therapeutischen Beziehung die Kindeswohlgefährdung hierarchisch nicht höher als das Wohl der Patientin einschätzen würde; oder zumindest die Möglichkeit der Einschaltung des Jugendamtes nicht ernsthaft erwägen würde.

3.3.5 Supervision

In der zusätzlichen Supervision können individuelle Prozesse und Schwierigkeiten besprochen werden, die im Rahmen des Konsultationsteams nicht aufgefangen und bearbeitet werden können. Supervision ist auch immer dann notwendig, wenn es zu (interaktionellen) Problemen innerhalb des Konsultationsteams kommt.

3.3.6 Exkurs: Die DBT-PTSD

Die PTBS stellt, wie bereits beschrieben, eine der häufigsten komorbiden Störungen bei Patienten mit einer BPS dar. Da ca. 60 % der weiblichen Borderline-Patienten über sexuellen Missbrauch in der Kindheit berichten, ist anzunehmen, dass sich die PTBS bei vielen der Betroffenen auf diese Art von Kindheitstraumatisierungen bezieht (Zanarini et al., 2002). Im Vergleich zu Borderline-Patienten ohne PTBS finden sich bei jenen mit PTBS eine größere Anzahl an Suizidversuchen (Pagura et al., 2010), eine höhere Hospitalisierungsrate (Zlotnick et al., 2003) sowie ausgeprägtere Störungen der Emotionsregulation (Harned et al., 2010). Das Vorliegen einer PTBS wie auch eines Kindesmissbrauchs reduzieren die Remissionsraten einer BPS (Zanarini et al., 2004, 2005).

In Metaanalysen zur Behandlung der PTBS sind Patienten mit BPS aufgrund der typischen Ausschlusskriterien, wie z. B. Suizidalität und SVV, unterrepräsentiert (vgl. Bradley et al., 2005); daher ist unklar, wie gut diese Daten auf Patienten mit BPS übertragbar sind. In der einzigen Behandlungsstudie zu PTBS nach Kindesmissbrauch, welche spezifische Informationen zur Wirksamkeit bei Patienten mit einer BPS beinhaltet, zeigt sich, dass alle Patienten mit einer komorbiden BPS eine primär expositionsbasierte Therapie abbrachen (McDonagh et al., 2005). Eine Standard-DBT-Behandlung erzielt nur geringe Remissionsraten der PTBS und ist daher für die Mehrheit der Borderline-Patienten mit PTBS nicht ausreichend (Harned et al., 2008).

Behandlungsrational

Vor diesem Hintergrund wurde die DBT-PTSD spezifisch für Patienten mit PTBS und emotionaler Instabilität entwickelt. Aus Sicherheitsgründen wurden die Therapieentwicklung und die ersten Evaluationen im stationären Setting vorgenommen (Bohus et al., 2013; Steil et al., 2011). Eine Anpassung an einen ambulanten Behandlungsrahmen fand daran anschließend statt.

Die Behandlung ist in den oben aufgeführten Rahmenbedingungen einer Standard-DBT mit Verhaltensanalysen/Kettenanalysen und Lösungsanalysen, wöchentlichem Konsultationsteam sowie Supervision eingebettet. Neben den Prinzipien und Methoden der DBT integriert die DBT-PTSD traumaspezifische, kognitive (Ehlers, 1999) und expositionsbasierte Methoden (Foa et al., 2007). Als zentral wird der Abbau von PTBS aufrechterhaltender Meidung (d. h. Meidung von traumaassoziierten Gegenständen, Orten, Personen etc., z. B. bestimmte Nahrungsmittel, Bodylotion) und „Escape“ (d. h. Strategien zur Beendigung und Reduktion traumaassoziierter primärer Gefühle, wie z. B. Schuld anstelle von Ohnmacht, Dissoziation oder SVV) angesehen. Die Meidungs- und Escapestrategien verhindern eine Adaptation an den sich veränderten Kontext. Durch die Auseinandersetzung mit den heute schmerzlichsten traumatischen Ereignissen sollen aktuell nicht mehr angemessene Gefühle (z. B. Ekel, Angst) reduziert werden (Veränderung), während angemessenen Gefühlen (z. B. Wut, Trauer) Raum gegeben werden soll (Akzeptanz). Das zentrale Prinzip der DBT, eine Balance zwischen Verändern und Akzeptanz, kommt also auch in der DBT-PTSD zum Einsatz (vgl. Kap. 3.5).

Therapiestruktur

Die ambulante DBT-PTSD stellt ein multimodulares Behandlungsprogramm dar, welches sich in der Regel über 12 Monate mit wöchentlich stattfindender Einzeltherapie erstreckt. Ein wöchentlich bis vierzehntägig stattfindendes Konsultationsteam sowie Telefonkontakte sind wie in der Standard-DBT ebenfalls Bestandteil der Behandlung.

Als Voraussetzung für den Beginn der DBT-PTSD wird verlangt, dass in den letzten zwei Monaten kein Suizidversuch, lebensgefährliches oder hochfrequentes schwerwiegendes SVV, sowie lebensgefährliches Hochrisikoverhalten vorlag. Eine Standard-DBT muss nicht zwingend vorgeschaltet sein, kann aber bei Vorliegen einer ausgeprägten BPS mit schweren dysfunktionalen Verhaltensweisen notwendig sein, um diese Voraussetzungen erfüllen zu können.

Der Ablauf der ambulanten DBT-PTSD lässt sich in fünf Therapiephasen unterteilen. Innerhalb jeder Behandlungsphase existieren verschiedene Behandlungsmodule, wobei obligatorische und fakultative Module voneinander unterschieden werden können. Hinsichtlich der fakultativen Module liegen dem Therapeuten „Wenn-dann"-Regeln vor, die eine Entscheidung ermöglichen, ob das entsprechende Modul im Einzelfall zur Anwendung kommt. Die Behandlungsphasen bauen aufeinander auf und sollen im Idealfall auch in dieser Reihenfolge zur Anwendung kommen. Um der häufig wechselnden Symptomatik der Patienten (z. B. Zunahme an Suizidalität, SVV) gerecht werden zu können, orientiert sich der Inhalt der einzelnen Sitzung vergleichbar mit der Standard-DBT an der dynamischen Behandlungshierarchie. Vor der Exposition werden ausschließlich jene Probleme fokussiert, die das Leben, die Therapie oder die Wirksamkeit der Exposition gefährden. Leichte bis moderate Selbstverletzungen stellen also nicht, wie ursprünglich bei Linehan formuliert, Ausschlusskriterien für die Behandlung einer PTBS dar.

Bereiche, wie z. B. Selbstwert, Beziehungsprobleme, Körpererleben und soziale Aktivitäten, werden in der DBT-PTSD erst im Anschluss an die Exposition bearbeitet. Sofern ein höherrangiges Problem während der DBT-PTSD auftritt, z. B. schweres SVV, wird es wieder in den Fokus genommen. Dies bedeutet jedoch keinen Abbruch der Therapie, sondern zumeist nur eine kurze Unterbrechung der traumafokussierten Arbeit.

Die Inhalte der ersten Phase der DBT-PTSD (*Commitmentphase*, ca. vier Wochen) unterscheiden sich in Abhängigkeit davon, ob eine Standard-DBT vorgeschaltet war oder die Patienten direkt mit der DBT-PTSD beginnen. Im letzteren Fall werden zunächst soziale Eckdaten, therapeutische Vorerfahrungen, die PTBS- sowie weitere psychische und körpermedizinische Symptomatik erfasst. Darüber hinaus sollte ein Überblick zu Suizidversuchen, selbstschädigenden Verhaltensweisen und Therapieabbrüchen geschaffen werden und gegenwärtige relevante Verhaltensweisen im Rahmen einer Verhaltensanalyse näher betrachtet werden. Im Anschluss wird die Lebenslinie mit den emotional bedeutsamen belastenden sowie positiven Lebenserfahrungen erarbeitet (Schauer et al., 2014). Dabei wird auch besprochen, welche Erfahrungen heute mit der stärksten Belastung einhergehen (sogenannte Index-Traumata). Patienten werden über das Rational der traumafokussierenden Therapie informiert. Der gemeinsam geschlossene Therapievertrag stellt das Ende der Commitmentphase dar.

In den nächsten ca. sechs Wochen *(Planungs- und Motivierungsphase)* werden vor dem Hintergrund der zentralen Werte des Patienten die Behandlungsziele erarbeitet. Die PTBS-Symptomatik wird hierbei als ein Hindernis in der Umsetzung der Werte konzeptualisiert. Im Rahmen der Erarbeitung des Störungsmodells der PTBS verschafft sich der Therapeut einen Überblick zu den belastenden Erinnerungen, den traumaassoziierten Gefühlen und Gedanken, den Auslösern sowie zu Meidungs- und Escapeverhaltensweisen. Daran anschließend werden die wichtigsten Informationen über das Zustandekommen und die Behandlung von Traumata vermittelt (Psychoedukation). Eine Analyse von Bedingungen, die einer erfolgreichen Exposition im Weg stehen (z. B. ausgeprägte dissoziative Symptome, Ängste vor der Therapie) ist ebenfalls Bestandteil dieser Therapiewochen. Nach der Festlegung von drei konkreten Behandlungszielen sollten diese sowie mögliche Hindernisse von dem Patienten im Konsultationsteam vorgestellt werden.

Die *Bearbeitung von traumabezogenen Escapestrategien* ist Thema der nächsten zwei Monate. Diese Therapiephase dient damit der Vorbereitung der Exposition. Generell sollten Patienten lernen, ihre Gefühle besser zu differenzieren und zu regulieren. Dafür wird eine Psychoedukation zu Funktion, Auslösern, spezifischen Gedanken, Handlungsimpulsen und Körperreaktionen verschiedener Gefühle durchgeführt. Für hohe Spannungszustände sowie dissoziative Symptome erlernen die Patienten Fertigkeiten zur Stresstoleranz. In der DBT-PTSD wird im Vergleich zur Standard-DBT noch stärker auf die Bereiche Umgang mit Gefühlen sowie radikale Akzeptanz fokussiert. Darüber hinaus wird erarbeitet, wann der Einsatz von ablenkenden Fertigkeiten sinnvoll ist und wann diese ein Escapeverhalten darstellen. Je nachdem welche Erlebens- und Verhaltensmuster zuvor als hinderlich für die Exposition identifiziert wurden, kommen verschiedene Therapiemodule zum Einsatz. Im Rahmen des Moduls „Dissoziation" lernen Patienten mit hoher Dissoziationsneigung beispielsweise Frühwarnzeichen sowie antidissoziative Fertigkeiten. Bei Patienten mit ausgeprägten Schuldgefühlen werden kognitive Techniken zur Bearbeitung eingesetzt. Andere Module fokussieren auf die Gefühle von Wut, Scham und Ekel.

In der sich anschließenden *Expositionsphase* (ca. vier Monate) steht die Skills-assistierte Exposition gegenüber dem Index-Trauma bzw. den Index-Traumata im Mittelpunkt. Die Exposition beinhaltet in der Regel das Verfassen und Vorlesen eines Traumaberichtes, die imaginative Aktivierung der traumatischen Erinnerung, In-vivo-Expositionen sowie das Hören einer Aufnahme der Therapiesitzung. Zur Förderung von Kontextlernen und korrigierenden Erfahrungen wird die Exposition nach dem Ansatz der Skills-assistierten Exposition durchgeführt. Hauptprinzip ist die Herstellung einer Balance zwischen der Aktivierung traumaassoziierter Gefühle und dem Gegenwartsbezug. Entsprechend diesem Ansatz sind Therapeuten und Patienten bei allen Expositionselementen angehalten, Lebendigkeit der Erinnerungen und Belastung durch den Einsatz von Fertigkeiten während der Exposition zu regulieren (z. B. sensorische Stimulation wie Händedruck, Gerüche; kognitive Interventionen wie „Wo sind Sie gerade?", „Was wissen Sie heute?"). Während der gesamten Exposition wird regelmäßig die Belastung, das damit assoziierte Gefühl sowie ggf. das Ausmaß an Dissoziation erfasst. Ausgeprägte dissoziative Symptome sollten durch den Einsatz antidissoziativer Fertigkeiten reduziert werden. Bei Patienten mit hoher Dissoziationsneigung können antidissoziative Fertigkeiten auch präventiv eingesetzt werden (z. B. beim Berichten der traumatischen Situation auf einer schaukelnden Unterlage stehen oder ein Eisgelkissen auf dem Arm legen). Als Therapieaufgabe hören die Patienten eine Aufnahme der Therapiesitzung und sind auch dabei angehalten, Lebendigkeit der Erinnerungen und Belastung durch den Einsatz von Fertigkeiten zu regulieren.

Die Expositionsphase wird beendet, wenn die Belastung abgenommen hat und eine Veränderung von situativ nicht angemessenen hin zu angemessenen Gefühlen zu beobachten ist. Je nach Ausmaß der Traumatisierung kann diese Bearbeitungsphase wenige Wochen bis mehrere Monate andauern. Insbesondere schweres dysfunktionales Verhalten im Sinne von Escapestrategien (z. B. schweres SVV) kann die Exposition immer wieder unterbrechen und die Behandlung in die Länge ziehen. Auch wenn mit dem Trauma mit dem höchsten Behandlungsgrad begonnen wird und in der Regel eine gewisse Generalisierung stattfindet, kann es notwendig sein, dass weitere traumatische Ereignisse ebenfalls mit dem Ansatz der Skills-assistierten Exposition bearbeitet werden müssen. Die formale Expositionsphase schließt häufig mit Übungen zum Annehmen des Erlebten. Bei Patienten, die auch nach Beendigung der formalen Expositionsphase noch weiter unter Alpträumen leiden, kann eine spezifische Alptraumbehandlung durchgeführt werden.

In der *Abschlussphase* (Entfaltung des Lebens, ca. 3 Monate) werden je nach vorliegender komorbider Symptomatik und den Faktoren, die einem sinnerfüllten Leben im Wege stehen, unterschiedliche Themen fokussiert. Bei Opfern von sexuellem Missbrauch sind Themen wie Selbstwert, Reviktimisierung sowie Körpererleben und Sexualität fast immer zentral. Spezifisch für das Gefühl des Beschmutztseins, unter dem viele Opfer sexualisierter Gewalt leiden, wurde von Jung und Steil (2012) ein eigenes Vorgehen entwickelt. Dabei werden zunächst kognitive Interventionen durchgeführt, beispielsweise wird berechnet, wie häufig sich Hautzellen seit dem Übergriff erneuert haben. Anschließend wird ein individuelles Vorstellungsbild zur Hauterneuerung erarbeitet, welches dann imaginiert wird.

3.4 Das ambulante Netzwerk

Die DBT wurde von Marsha Linehan als ambulante Therapie, die im Team umgesetzt wird, entwickelt (Linehan, 1996a, b). Da Einzeltherapie und Fertigkeitentraining möglichst von verschiedenen Therapeuten angeboten werden sollen, besteht das kleinstmögliche ambulante DBT-Netzwerk aus drei Therapeuten, einem Einzeltherapeuten und zwei Fertigkeitentrainern. Um in Deutschland ambulant psychotherapeutisch tätig zu werden, ist eine Approbation Voraussetzung. Als Therapeuten kommen entsprechend die Berufsgruppen Fachärzte für Psychiatrie und Psychotherapie, Fachärzte für Psychosomatische Medizin sowie psychologische Psychotherapeuten in Frage. In der Behandlung von Kindern und Jugendlichen sind auch fortgebildete (Sozial-)Pädagogen und Sozialarbeiter zugelassen. Netzwerktherapeuten müssen nicht zwangsweise Verhaltenstherapeuten sein, sie können auch eine andere psychotherapeutische Ausbildung haben, sollten allerdings in DBT ausgebildet sein.

Ambulante DBT-Netzwerke können im Rahmen von Institutsambulanzen (z. B. am Zentralinstitut für seelische Gesundheit Mannheim), von Ausbildungsinstituten für Verhaltenstherapie (z. B. Weiterbildungsinstitut für Verhaltenstherapie der Johannes Gutenberg-Universität Mainz) oder als Netzwerke von niedergelassenen Therapeuten

(z. B. Berlin, Darmstadt oder Marburg; vgl. Gunia & Huppertz, 2007) arbeiten. Vorstellbar sind allerdings auch Mischformen dahingehend, dass die Einzeltherapie bei approbierten und entsprechend fortgebildeten Therapeuten stattfindet und das Fertigkeitentraining in einer Klinikambulanz, einer Tagesklinik oder einer psychosozialen Einrichtung durchgeführt wird. Es ist zudem möglich, dass das Fertigkeitentraining von entsprechend weitergebildeten anderen Berufsgruppen angeboten wird, z. B. von Ergotherapeuten.

Die Zusammenarbeit der Netzwerktherapeuten sollte freiwillig sein und erfolgt auf kooperativer Basis. In den Netzwerken Berlin, Darmstadt und Marburg gibt es beispielsweise keine Leitung, die Therapeuten sind nicht durch einen Verein oder eine Gesellschaft verbunden. Meist sind mehrere Praxen und/oder Praxisgemeinschaften beteiligt.

Zum Zwecke der Qualitätssicherung sollten die ambulant arbeitenden DBT-Therapeuten – oder zumindest einige davon – über eine fortgeschrittene DBT-Ausbildung verfügen. Hilfreich ist darüber hinaus, wenn sich die DBT-Therapeuten regelmäßig im Rahmen eines Konsultationsteams treffen, eine Möglichkeit zur DBT-Supervision haben und ggf. auch eine DBT-Zertifizierung anstreben. Die Zertifizierungsrichtlinien für ambulante DBT-Netzwerke sind auf der Webseite des Dachverbandes DBT e. V. (www.dachverband-dbt.de) veröffentlicht.

3.4.1 Installation von ambulanten Netzwerken

Niedergelassene Psychotherapeuten sind leider oft „Einzelkämpfer" und lassen sich nur dann „in die Karten schauen", wenn eine gewisse Distanz und Anonymität existiert. Diese Anonymität steht jedoch im Kontrast zu der Teamarbeit im Rahmen eines DBT-Netzwerkes. Gemeinsame DBT-Ausbildung und Supervision erleichtert den Aufbau eines ambulanten Netzwerkes. Gute Erfahrungen haben bestehende Netze damit gemacht, gezielt Kollegen anzusprechen, die man aus anderen Kontexten kennt (z. B. gemeinsame Klinikzeit, Zusammenarbeit in Qualitätszirkeln und/oder Intervisionsgruppen). Da zur Teamarbeit eine hohe Bereitschaft gehört, sich auch mit seinen Fehlern zu zeigen, sollte man in erster Linie Kollegen ansprechen, denen man vertraut und mit denen man gerne zusammenarbeitet. Zum Aufbau eines ambulanten Netzes gehören sicherlich auch „Vernetzungsskills" (hohe Kontaktbereitschaft, Lust auf Teamarbeit, sich fachliche Vorlieben und Stärken von Kollegen merken können, Kollegen ansprechen können usw.). Auch die Organisation regionaler DBT-Fortbildungen und/oder Infoveranstaltungen oder gar die gemeinsame Entwicklung einer Studie zur Evaluierung des Netzwerkes (so geschehen in Berlin und Darmstadt; Friedrich et al., 2003; Stiglmayr et al., 2015) hat sich oft als Startschuss zum Aufbau regionaler Netze bewährt.

3.4.2 Arbeiten in einem ambulanten Netzwerk

Netzwerktherapeuten treffen sich idealerweise einmal wöchentlich zu einer Konsultationsteam-Sitzung (für die Arbeit im Konsultationsteam liegen drei Arbeitsblätter vor; vgl. Kapitel 3.3.4 und Kapitel 4.2.2). In manchen Städten treffen sich die Kollegen aber auch seltener, beispielsweise nur alle vierzehn Tage oder gar nur einmal im Monat. Häufig wird das Konsultationstreffen auch für organisatorische Aufgaben und zur Klärung von Fragen (z. B. Wird eine weitere Skillsgruppe benötigt? Sollten neue Kollegen in das Netzwerk aufgenommen werden? Gibt es Vernetzungsbedarf mit stationären oder teilstationären Einrichtungen?) genutzt. Wir empfehlen dringend, mindestens einmal im Jahr einen Tag DBT-Supervision für das gesamte Team bei einem externen DBT-Supervisor durchzuführen. Eine Liste mit Supervisoren findet sich unter www.dachverband-dbt.de.

vgl. Vorlage „Konsultationsteam – Regeln", Vorlage „Konsultationsteam – Checkliste" und Vorlage „Konsultationsteam – Aufgaben des Hüters der Dialektik" auf der CD-ROM.

Empfehlenswert ist außerdem, die Treffen des Konsultationsteams als Qualitätszirkel bei der jeweiligen Kassenärztlichen Vereinigung (KV) oder als Intervisionsgruppe bei der Psychotherapeuten- oder Ärztekammer anzumelden, dann erhalten die Teilnehmer Fortbildungspunkte.

Innerhalb der Netzwerke ist von den beteiligten Therapeuten zu klären, wie Patienten Zugang zum Netzwerk erhalten, ob es beispielsweise zentral organisierte Aufnahmegespräche gibt und wer diese durchführt und ob es z. B. eine gemeinsame Warteliste gibt. Da das Commitment für die Therapie und Probleme, die im Fertigkeitentraining entstehen, in der Einzeltherapie besprochen werden, ist ein zeitlich enger Austausch der beteiligten Kollegen unabdingbar. Bewährt hat sich hier, abgesehen von den regelmäßigen Konsultationstreffen, ein reger E-Mail-Austausch zwischen den beteiligten Therapeuten.

Patienten stellen unterschiedliche Anforderungen an ihre Therapeuten, die Arbeitskapazitäten der Therapeuten sind uneinheitlich und auch der Umgang mit Borderline-Patienten selbst wird von verschiedenen Therapeuten sehr unterschiedlich erlebt. Manche Therapeuten fühlen sich bereits von zwei bis drei Borderline-Patienten, die parallel behandelt werden, ausgelastet, andere erst mit fünf bis sechs Patienten. Manche Therapeuten stehen großzügig für Telefonkontakte zur Verfügung, andere sind diesbezüglich eher zurückhaltend. Es ist wichtig, dass jeder auf seine eigenen Grenzen achtet, die von Therapeut zu Therapeut sehr unterschiedlich sein können und auch sein dürfen. Das Konsultationsteam hat hierbei die Aufgabe, die Grenzen eines jeden Teammitglieds zu respektieren, zu validieren und zu schützen.

Ein Problem ist, dass sich im ambulanten Setting manchmal die Einzeltherapie als „Flaschenhals" herauskristallisiert. Die Einzeltherapie dauert in der Regel länger als das Fertigkeitentraining. Wenn die Einzeltherapien zu lange dauern, was dem Bedürfnis mancher Borderline-Patienten entgegenkommt, blockieren sich die Therapeuten so für weitere Patienten. Es muss also immer wieder neu entschieden werden, wie viele parallel stattfindende Fertigkeitstrainings angeboten werden müssen.

3.4.3 Finanzierung eines ambulanten Netzwerkes

Die Schwierigkeiten der Finanzierung liegen in der Parallelfinanzierung von Einzel- und Gruppentherapie bei verschiedenen Therapeuten (davon allein zwei Fertigkeitentrainer), sowie in der Stundenanzahl (in den Richtlinienverfahren in der Regel zu gering). Dennoch gibt es einige Lösungsvarianten. Nach langen Verhandlungen auf verschiedenen Ebenen hat es z.B. das Darmstädter Netzwerk erreicht, dass die wichtigsten Krankenkassen in Hessen im Einzelfall bereit sind, nach positiver Begutachtung speziell konzipierter Anträge durch den Medizinischen Dienst der Krankenversicherung (MDK) Hessen die Therapie im notwendigen Umfang zu finanzieren. Diese Bereitschaft der Krankenkassen ist mit einer Verpflichtung zu einer Evaluation des Projektes verbunden. Die Darmstädter Netzwerkkollegen stellen entsprechend, zusammen mit dem MDK Hessen konzipierte Anträge und verpflichten sich zu einer, ebenfalls mit dem MDK abgestimmten, Anfangs- und Schlussdiagnostik.

Da die DBT mittlerweile auch bei den Verhaltenstherapie-Gutachtern gut bekannt und die Effizienz nachgewiesen ist (vgl. Kap. 5), ist oft der Antrag auf eine Therapieverlängerung jenseits der Grenzen für Richtlinientherapie sinnvoll und nicht selten erfolgreich.

Zu Finanzierungsmöglichkeiten des Fertigkeitentrainings wird in Kapitel 3.7 Stellung genommen.

3.5 Therapeutische Strategien

Die DBT bewegt sich zwischen zwei sich auf dem ersten Blick widersprechenden therapeutischen Strategien: zum einen veränderungsorientierte und zum anderen akzeptierende Strategien. Mit dieser dialektischen Sichtweise sollen Spannungen, die sich zwischen solchen Widersprüchen generieren, für den therapeutischen Prozess nutzbar gemacht werden. Zum Beispiel haben Borderline-Patienten zwar ihr Leid häufig nicht selbst verschuldet (Akzeptanz), aber sie sind die einzigen, die dieses Leid beenden können (Veränderung; vgl. hierzu auch Kap. 3.1, Grundannahme 3). Die durch die Unvereinbarkeit entstehende Spannung sorgt für den nötigen Druck, aber auch für die notwendige Energie, um eine Änderung herbeizuführen. Erfahrene DBT-Therapeuten zeichnen sich durch einen raschen, spielerisch wirkenden Wechsel zwischen diesen beiden Polen aus, sodass die gegebenen Dichotomisierungstendenzen von Borderline-Patienten aufgefangen werden und die Patienten lernen, ihre Probleme dialektisch zu betrachten. Marsha Linehan beschreibt diesen Prozess als einen gemeinsamen Tanz zwischen dem Patienten und dem Therapeuten, auf dem Boden einer energiegeladenen Tanzfläche. Unerfahrene Therapeuten neigen hingegen häufig dazu, dass sie die bei Borderline-Patienten zugegebenermaßen sehr starke Spannung nicht aushalten und vorzeitig für eine Beendigung der Spannung sorgen, z.B. indem sie frühzeitig mit Veränderungsvorschlägen aufwarten oder an sich sinnvolle Anforderungen zu frühzeitig reduzieren (z. B. nicht konsequent genug auf ein Aufgeben schweren SVV drängen).

Den beiden therapeutischen Strategien werden bestimmte Techniken zugeordnet: Zu den *akzeptanzbasierten Strategien* zählen gewisse Techniken der Problemerhebung und Kommunikation sowie der Validierung. Diese Techniken werden durch *Veränderungsstrategien*, wie z. B. Strategien der Problemlösung, des Kontingenzmanagements, der Exposition, der kognitiven Umstrukturierung sowie zahlreichen Strategien der Kommunikation und der Fertigkeitenvermittlung, ausbalanciert. Zusätzliche *dialektische Strategien* regeln den angemessenen Einsatz dieser beiden gegensätzlichen Strategienblöcke. *Strukturelle Strategien* stellen für das gesamte therapeutische Vorgehen den funktionalen Rahmen. Tabelle 2 bietet einen Überblick über alle in der DBT zur Anwendung kommenden therapeutischen Strategien (vgl. Kap. 3.8).

Tabelle 2: Therapeutische Strategien (angelehnt an der DBT Adherence Coding Scale [DBT ACS], Linehan & Korslund, 2003)

Therapeutische Strategien	Einzelstrategien	Anzahl
Strukturelle Strategien (S)	S1 – Besprechen des Wochenprotokolls S2 – Beachten der initialen Stimmung S3 – Beachten weiterer Therapiebausteine S4 – Erstellen der Agenda (Hierarchisierung) S5 – Fokussierung der Emotionen S6 – Strategien zur Beendigung der Sitzung S7 – Ansprechen des Therapieendes	7
Strategien zur Problemerhebung (P)	P1 – Th. hilft P., sein Problem exakt zu definieren P2 – Th. hilft P., Emotionen, Kognitionen und Verhalten wahrzunehmen und genau zu beschreiben P3 – Th. stellt Verbindung von Verhalten innerhalb der Sitzung mit Verhalten außerhalb der Sitzung her P4 – Th. versucht, übergeordnete Verhaltensmuster herauszuarbeiten P5 – Th. und P. entwickeln Hypothesen über Faktoren, die das Verhalten beeinflussen P6 – Th. erstellt mit P. eine Verhaltens- oder Kettenanalyse zu Problemverhalten P7 – Th. hilft P., übergeordnete Ziele zu identifizieren P8 – Th. stellt relevante Fragen	8
Strategien zur Problemlösung (L)	L1 – Th. vermittelt grundlegende Informationen L2 – Th. orientiert P. hinsichtlich Therapie und Patientenrolle L3 – Th. hilft P., neues Verhalten zu generieren L4 – Th. vermittelt neues Verhalten/Skills L5 – Th. gibt korrigierendes Feedback L6 – Th. hilft P., Skills zu generalisieren L7 – Th. fordert P. zu neuem Verhalten in der Sitzung auf L8 – Th. fragt nach verbindlichem Commitment L9 – Th. erarbeitet mit P. mögliche Schwierigkeiten bei der Problemlösung	9
Kontingenzmanagement (M)	M1 – Th. verstärkt zielführendes Verhalten M2 – Th. löscht nicht zielführendes Verhalten M3 – Th. „bestraft" nicht zielführendes Verhalten M4 – Th. folgt den Regeln des Shapings zum Aufbau neuen Verhaltens M5 – Th. beachtet und kommuniziert seine Grenzen	5

Tabelle 2: Fortsetzung

Therapeutische Strategien	Einzelstrategien	Anzahl
Expositions-strategien (E)	E1 – Th. wendet nicht standardisierte Expositionsstrategien an E2 – Th. wendet standardisierte Expositionsstrategien an	2
Kognitive Strategien (C)	C1 – Th. verdeutlicht Konsequenzen des P.-Verhaltens C2 – Th. hilft P., Kognitionen und Denkstile wahrzunehmen und zu beschreiben C3 – Th. hinterfragt nicht hilfreiche Kognitionen C4 – Veränderung von Kognitionen C5 – Th. wendet standardisierte Methoden der kognitiven Umstrukturierung an	5
Validierungs-strategien (V)	V1 – Th. ist interessiert an P. V2 – Th. reflektiert das Verhalten von P. V3 – Th. benennt Gedanken, Gefühle, Bedürfnisse, die P. noch nicht formuliert hat („Mindreading“) V4 – Th. erklärt gegenwärtiges Verhalten mit subjektiven Erfahrungen oder Störung des P. V5 – Th. erklärt gegenwärtiges Verhalten mit gegenwärtigen Umständen V6 – Th. ist radikal echt V7 – Th. teilt P. mit, dass er an ihn glaubt	7
Reziproke Kommunikationsstrategien (R)	R1 – Th. reagiert auf P. R2 – Th. ist wach bzgl. Verhalten, Emotionen und Stimmungen von P. R3 – Th. ist warm, zugewandt und engagiert R4 – Th. nimmt eine nicht wertende Haltung ein R5 – Th. offenbart sich selbst („self-disclosure“) R6 – Th. achtet auf geringes Machtgefälle R7 – Th. berührt P. körperlich und akzeptiert dies umgekehrt	7
Provokante („irreverent“) Kommunikationsstrategien (I)	I1 – Th. diskutiert dysfunktionales Verhalten als normale Tatsache („matter of fact“) I2 – Direkte Konfrontation von dysfunktionalem Verhalten I3 – Th. ist unorthodox („irreverent“)	3
Dialektische Strategien (D)	D1 – Th. balanciert therapeutischen Stil und Strategien aus („Teeter-Totter“) D2 – Th. balanciert den Einsatz von Veränderungs- mit Akzeptanzbasierten Strategien aus D3 – Th. erzeugt Spannung D4 – Th. sucht nach Synthesen D5 – Th. spricht in Bildern und Metaphern D6 – Th. versucht, P. leicht aus der Balance zu bringen („Playing Jazz“)	6

Häufig werden insbesondere von unerfahrenen Therapeuten vorzugsweise die Veränderungsstrategien zur Anwendung gebracht, wobei die akzeptanzbasierten Strategien und hier vorzugsweise die Validierungsstrategien als nötiges, aber keinesfalls hinreichendes Beiwerk, z. B. zum Aufbau einer tragfähigen Beziehung, angesehen werden. Beispielsweise wird der Patient vorschnell mit Veränderungsvorschlägen konfrontiert, ehe dieser den Eindruck hat, dass der Therapeut überhaupt nachvollzogen hat, was eigentlich genau sein Problem ist und wie es ihm damit geht. Dies führt häufig dazu, dass der Patient seine Situation immer wieder formuliert und hierbei jeweils unterschiedliche Aspekte betont, in der Hoffnung, dass der Therapeut ihn dann doch endlich versteht. Der Therapeut ist jedoch der Meinung, dass er eigentlich schon alles verstanden hat und wird zunehmend genervt von der ständigen Wiederholung des Patienten. Nicht selten enden solche Gespräche in unfruchtbaren Auseinandersetzungen zwischen Patient und Therapeut.

Merke: Validierungsstrategien sind Grundlage für Veränderung

Es ist wichtig festzuhalten, dass Validierungsstrategien die Grundlage einer jeden Veränderung bilden! Im Gegensatz dazu, stellen also Veränderungsstrategien nur das Beiwerk dar.

Denn häufig finden bereits tiefgreifende Veränderungen allein dadurch statt, dass der Patient den Eindruck hat, dass endlich einmal jemand versucht, ihn zu begreifen, ja ihm sogar vermittelt, dass er sein Verhalten nachvollziehbar findet. Auch dem Patienten fallen dadurch häufig Zusammenhänge auf, die ihm vorher nicht offensichtlich waren. Streng genommen finden Veränderungsstrategien eigentlich nur Anwendung, wenn der Patient für sich allein nicht in der Lage ist, eine hilfreiche Struktur aufzubauen bzw. einzuhalten oder wenn er aufgrund eines emotionalen Ausnahmezustandes nicht mehr in der Lage ist, einen klaren Gedanken zu fassen – ein Zustand, der bei Borderline-Patienten allerdings recht häufig vorkommt. Validierung stellt also die Vorbereitung des Bodens dar, auf welchem die Saat aufgehen wird.

vgl. Vorlage „Übersicht über die DBT-Strategien“ auf der CD-ROM.

3.5.1 Strukturelle Strategien (S1 bis S7)

Die strukturellen Strategien bestehen aus sieben Einzelstrategien und bestimmen den Ablauf jeder Einzelsitzung wie auch der gesamten Therapie. Hier ist festgelegt, dass jede Therapiesitzung in eine Eingangsphase, eine Bearbeitungsphase sowie eine Abschlussphase unterteilt ist. Im Anschluss an die gemeinsame Unterzeichnung des Therapievertrages beginnt jede Therapiesitzung mit der Besprechung des Wochenprotokolls (S1; vgl. Vorlage „Wochenprotokoll“ auf der CD-ROM), vorausgesetzt der Patient befindet sich aktuell in keiner lebensbedrohlichen Krise (S2). Daran anschließend erfragt der Therapeut die Inhalte sowie mögliche Schwierigkeiten in weiteren Therapie-Bausteinen, wie z. B. im Fertigkeitentraining oder bei psychiatrischen Kontakten (S3). Auf der Grundlage der Informationen aus dem Wochenprotokoll und den anderen Therapie-Bausteinen wird eine Agenda für die Therapiestunde erstellt und das Commitment vom Patienten für dieses Vorgehen eingeholt (S4). Ist im Wochenprotokoll beispielsweise schweres SVV notiert, wird dieses auf die Agenda gesetzt und wird dann in der Bearbeitungsphase besprochen. Die gesamte Eingangsphase sollte hierbei nicht länger als fünf bis maximal zehn Minuten dauern. Im Anschluss an die Bearbeitungsphase wird spätestens fünf Minuten vor Ablauf der zur Verfügung stehenden Zeit das Ende der Therapiesitzung eingeläutet (S6). Es werden die Hausaufgaben vergeben, im Anschluss an emotional aufwühlende Themen werden Übungen zur Emotionsregulation durchgeführt („wind-down“).

Im Rahmen der strukturellen Strategien ist auch der Emotionsfokus der DBT festgeschrieben (S5); wann immer eine therapierelevante Emotion sichtbar oder spürbar wird, sollte diese vom Therapeuten angesprochen werden. Die letzte der strukturellen Strategien beschreibt die wesentlichen Aspekte, auf die im Fall des Therapieendes zu achten sind (S7). So sollte das anstehende Therapieende immer rechtzeitig angesprochen werden, spätestens nach zwei Drittel der Therapiezeit. Diese lange Vorlaufzeit ist vor allem der Enge der therapeutischen Beziehung geschuldet und gibt damit dem Patienten die Möglichkeit einer rechtzeitigen Ablösung und Überführung von erlernten Strategien ins Selbstmanagement. Auch sollte besprochen werden, wie es im Anschluss an die Therapie weitergeht, ob es beispielsweise noch Kontakte zwischen dem Patienten und dem Therapeuten geben wird.

3.5.2 Strategien zur Problemerhebung (P1 bis P8)

Insgesamt acht unterschiedliche Strategien zur Problemerhebung sind aufgeführt. Übergeordnet zeichnen sich diese Strategien vor allem dadurch aus, dass der Therapeut gezielte Fragen stellt. In der ersten Strategie zur Problemerhebung wird beschrieben, wie der Therapeut dem Patienten hilft, sein Problem exakt zu definieren, Mutmaßungen und Annahmen durch Spezifität und Exaktheit zu ersetzen (z. B. „Was genau ist das Problem bei der Erstellung der Hausaufgaben?") (P1). Hierbei sollte möglichst die gesamte Spannbreite menschlichen Verhaltens einschließlich Emotionen und Kognitionen erhoben werden (z. B. „Was genau fühlten Sie in Ihrem Körper, als Ihr Freund telefonisch den Termin abgesagt hat?", „Was genau dachten Sie?") (P2). Falls erforderlich, stellt der Therapeut Verbindungen zwischen dem Verhalten in der Stunde („in-session") und dem Verhalten außerhalb der Stunden her („out-session") (P3) (z. B. „Reagieren auch andere Personen auf dieses Verhalten von Ihnen mit Ärger?"). Über die Fülle der Informationen versucht der Therapeut zusammen mit dem Patienten übergeordnete Verhaltensmuster (P4) und Hypothesen zu auslösenden und aufrechterhaltenden Bedingungen herauszuarbeiten (P5) (z. B. „Kann es sein, dass Sie sich immer im Beisein von Männern schnell unverstanden und bedroht fühlen?"). Verhaltens- und Kettenanalysen ermöglichen bei schwerwiegendem Problemverhalten ein tiefergehendes Verständnis (P6) und bilden die Grundlage für eine anschließende effektive Lösungsanalyse (vgl. Strategien zur Problemlösung in Kap. 3.5.3). Für den Fall, dass ein eruiertes Problemverhalten eine Entscheidung, wie im Weiteren vorzugehen ist, erfordert, hilft der Therapeut dem Patienten, seine Ziele zu identifizieren (P7) (z. B. im Rahmen einer belastenden Beziehung). Hierzu konfrontiert der Therapeut den Patienten mit prinzipiell vier unterschiedlichen Lösungsmöglichkeiten:

- Zum einen besteht die Möglichkeit, das Problem zu lösen (z. B. ein gemeinsames Gespräch mit dem Partner),
- zum anderen kann der Patient seine Einstellung zu dem Problem verändern (z. B. die Feststellung, dass die ständigen Rückversicherungen des Partners ein Ausdruck von Fürsorge sind);
- der Patient kann aber auch das Problem akzeptieren (z. B. dass der Partner eben zur Perfektion neigt) oder
- er kann keine dieser Möglichkeiten wahrnehmen und stattdessen weiterleiden (z. B. das Problem gegenüber dem Partner nicht ansprechen).

Schließlich ist der Therapeut im Rahmen der Strategien zur Problemerhebung ständig dazu angehalten, relevante Fragen zu stellen (P8), um beispielsweise biografische Bezüge herzustellen oder das Risiko suizidalen oder selbstverletzenden Verhaltens festzustellen.

3.5.3 Strategien zur Problemlösung (L1 bis L9)

Mit insgesamt neun Strategien zur Problemlösung stellen diese Strategien die zweitgrößte Gruppe innerhalb der therapeutischen Strategien dar. Die grundlegendste aller Problemlösestrategien ist das Vermitteln von Informationen, z. B. zur biosozialen Theorie oder zu Forschungsergebnissen (L1). Weitergehende Informationen zur DBT-Behandlung (z. B. Behandlungshierarchie, Telefonregeln, Wochenprotokoll) oder zur Rolle des Patienten (z. B. dass der Patient Hausaufgaben machen muss) stellen eine zusätzliche Strategie dar (L2). Schließlich versucht der Therapeut realistische Lösungen mit dem Patienten zu erarbeiten, wobei in Abhängigkeit von der Therapiedauer die Eigenständigkeit des Patienten bei der Problemlösung zunehmend gefördert wird (L3). Zum Ausgleich von bislang dysfunktionalem Verhalten wird alternatives funktionales Verhalten in Form von Fertigkeiten vermittelt (L4). Der Therapeut gibt bei der Anwendung dieser Fertigkeiten fortwährend korrigierendes Feedback (L5) und hält den Patienten dazu an, die Fertigkeiten auch auf seine natürliche Umgebung zu übertragen und dort anzuwenden (L6).

Aus diesem Grund werden im Zusammenhang mit der Vermittlung von Fertigkeiten immer Hausaufgaben vergeben, da nur auf Grundlage von viel Übung und hartem Training die neuen Fertigkeiten eine Chance haben, bislang dysfunktionales Verhalten langfristig zu ersetzen. Der Therapeut motiviert den Patienten fortwährend, bereits in den Therapiesitzungen neues Verhalten, z. B. in Form von Rollenspielen oder Achtsamkeitsübungen, auszuprobieren (L7; „dragging out new behavior"). Um sicherzugehen, dass sowohl die Erarbeitung der Problemlösung wie auch deren Umsetzung im Interesse des Patienten sind, muss der Therapeut zuvor immer ein entsprechendes Commitment des Patienten einholen (L8). Dies ist umso wichtiger, desto mehr zu erwarten ist, dass die Umsetzung des neuen Verhaltens Schwierigkeiten bereiten wird. Mögliche Probleme hierbei sollten rechtzeitig angesprochen und einer weiteren Lösung zugeführt werden (L9, „trouble shooting").

Um ein verbindliches Commitment einzuholen (L8) stehen insgesamt sechs unterschiedliche Vorgehensweisen zur Verfügung, die effektiv miteinander verknüpft werden können:

1. (L8.1) Das Abwägen von Pro- und Kontra-Aspekten einer Verhaltensänderung kann hilfreich

sein, um zu einer Entscheidung zu kommen. Hierbei ist v. a. auch die zeitliche Perspektive zu beachten. So spricht kurzfristig beispielsweise fast alles dafür, sich selbst zu verletzen (z. B. Reduktion der Spannung, wieder handlungsfähig sein, wieder klarer denken können, sich wieder spüren, Zuwendung) und nur wenig spricht kurzfristig dagegen; wobei kurzfristig die ersten Sekunden nach dem dysfunktionalen Verhalten meint. Langfristig spricht hingegen fast alles gegen das SVV (z. B. einen besseren Zugang zu den Emotionen haben, weniger abhängig von anderen sein, keine weiteren Narben haben, keine langarmigen T-Shirts im Sommer tragen müssen). Es lohnt sich, die langfristig aufrechterhaltenden Argumente, sofern es welche gibt, genau zu betrachten. Gerade diese Argumente sind häufig der Grund dafür, wenn sich dysfunktionales Verhalten langfristig nicht ändert (z. B. Angst, die Kontrolle über seine Gefühle zu verlieren; Aufgeben einer sicheren Regulationsstrategie; sich mit den Eltern auseinandersetzen müssen; sich mit den traumatischen Erfahrungen auseinandersetzen müssen). Häufig sind diese Argumente im Umfeld des Patienten zu suchen (z. B. Zuwendung von der Familie; Angst, den kleinen Bruder allein zu lassen).

2. (L8.2) Der Einsatz des „Advocatus Diaboli“ eignet sich dazu, bei einer bereits schwachen Zustimmung des Patienten, diese weiter zu festigen. Hierzu benutzt der Therapeut die Gegenargumente des Patienten (z. B.: „Das Erlernen von neuem Verhalten bedeutet anfänglich deutlich mehr Mühe als der Einsatz bereits etablierter Verhaltensweisen“, „Die neuen Fertigkeiten helfen vor allem am Anfang nicht so gut und schnell wie die alten Strategien.“), um den Patienten neue Argumente für eine Verhaltensänderung entwickeln zu lassen (z. B.: „Wenn ich das jetzt aber nicht ausprobiere, dann ändert sich ja nie etwas“, „Wenn ich die neuen Fertigkeiten häufig genug übe, dann werden sie irgendwann genauso effektiv sein.“).
3. (L8.3) Bleibt der Patient zögerlich, ist es hilfreich, den Patienten mit einer leichteren als der ursprünglich geplanten Anforderung zu ermutigen („Fuß-in-der-Tür-Technik“; z. B.: „Können Sie sich vorstellen, erst einmal für eine Woche ein Non-Suizid-Commitment abzugeben?“). Teilweise ist es sinnvoller, eine Anforderung zu formulieren, die über dem eigentlich notwendigen Rahmen liegt („Tür-im-Gesicht-Technik“; z. B.: „Können Sie sich vorstellen, ein Non-Suizid-Commitment für zwei Jahre abzugeben?“). Diese hohe Anforderung wird der Patient dann zwar nicht erfüllen, sein Alternativvorschlag dürfte dann aber immer noch in einem deutlich akzeptablen Rahmen liegen.
4. (L8.4) Hatte der Patient im Vorfeld bereits schon einmal eine Zustimmung zu einer Verhaltensänderung gegeben, kann es hilfreich sein, zu erfragen, was ihn damals dazu bewegt hat, dieser Änderung zuzustimmen.
5. (L8.5) Entscheidend beim Einholen eines Commitments ist immer, dem Patienten zu verdeutlichen, dass er die Wahlfreiheit hat, sich gegen oder für eine Verhaltensänderung zu entscheiden (z. B. „Selbstverständlich haben Sie aber auch die Möglichkeit, sich gegen eine Reduktion des SVV zu entscheiden …“). Hierbei sollte der Therapeuten immer gleichzeitig deutlich machen, was die Konsequenzen einer Entscheidung sind (z. B.: „… allerdings werden wir dann leider nicht miteinander arbeiten können“).
6. (L8.6) Viele Patienten haben den Eindruck, dass sie keine Kontrolle über ihr Verhalten haben; Aufgabe des Therapeuten ist es, deutlich zu machen, dass er davon überzeugt ist, dass jeder Patient die Möglichkeit hat, sich gegen seinen Handlungsimpuls („reaction without reacting“) zu entscheiden – aber eben nur dann, wenn der Patient sich im Vorfeld gegen die Ausführung des Impulses entscheidet. Sollte der Patient allerdings in ein solchem Ausmaß suizidal sein, dass er keine Kontrolle mehr darüber hat, bleibt nur die Einweisung in die Psychiatrie. Schließlich sollte der Therapeut, wann immer möglich, den Patienten ermutigen, sich für einen neuen Weg zu entscheiden (z. B. „Wenn Sie sich für eine Verhaltensänderung entscheiden, bin ich absolut überzeugt, dass Sie das schaffen können“; „So wie ich Sie erlebe, bin ich überzeugt davon, dass, wenn Sie sich für ein Non-Suizid-Commitment entscheiden, ich mir dann auch wirklich keine Sorgen zu machen brauche“).

3.5.4 Strategien zum Kontingenzmanagement (M1 bis M5)

Der Therapeut sollte jedes zielführende Verhalten des Patienten konsequent verstärken (M1): Die Verstärkung sollte zu Beginn eines neuen Verhaltens immer sofort erfolgen, wird das Verhalten bereits einige Zeit ausgeführt, dann nur noch gelegentlich (intermittierend). Weniger zielführendes Verhalten des Patienten sollte hingegen so weit wie möglich ignoriert bzw. gelöscht werden, d. h. der Therapeut zeigt auf dieses Verhalten keinerlei Reaktion (M2). Beispielsweise unterlässt der Therapeut jegliche Reaktion auf das Jammern des Patienten, zeigt sich hingegen sofort interessiert und zugewandt, sobald der Patient eigene Lösungsvorschläge präsentiert. Da Borderline-Patienten insbesondere auf der Beziehungsebene erreichbar sind, zeigen sich persönlich formulierte Verstärker als besonders wirkungsvoll (z. B.: „So aktiv an der Problemlösung beteiligt gefallen Sie mir deutlich besser. Und ich bin absolut angetan von Ihren Ideen!").

Kann das Verhalten des Patienten hingegen nicht ignoriert werden (z. B. bei schwerem SVV oder starker Suizidalität), kann es notwendig sein, mit aversiven Konsequenzen zu reagieren (M3). Aversive Konsequenzen haben zumeist den Vorteil, dass sie deutlich schneller wirken als positive Verstärker oder gar Löschung. Dies ist insbesondere dann wichtig, wenn das Verhalten des Patienten durch positive Konsequenzen seitens des Therapeuten nicht mehr beeinflussbar ist bzw. durch externe positive Konsequenzen, auf die der Therapeut keinen Zugriff hat, aufrechterhalten wird (z. B. Zuwendung seitens der Eltern oder des Partners). Die aversiven Konsequenzen können hierbei ein sehr unterschiedliches Ausmaß haben. Sie reichen von der direkten Konfrontation des Patienten mit seinem dysfunktionalen Verhalten (z. B.: „Dieses SVV müssen wir uns nun sehr genau anschauen!"), über das explizite „nicht nett sein" (z. B. erfragt und vertieft der Therapeut genau diejenigen Aspekte des dysfunktionalen Verhaltens, die dem Patienten besonders unangenehm sind zu erzählen), bis hin zu negativen Konsequenzen, wie z. B. das Verordnen einer Therapiepause oder das In-Aussicht-Stellen eines Therapieabbruchs. Letzteres findet allerdings nur im absoluten Ausnahmefall Anwendung und auch nur dann, wenn sich die Möglichkeit abzeichnet, dass bei einem weiteren Einsatz von DBT eine Zielerreichung nicht möglich oder gar eine Verschlechterung nicht auszuschließen ist (vgl. Kap. 3.1, Grundannahme 7).

Für viele Therapeuten ist der Einsatz von aversiven Konsequenzen schwierig. Manche sind der Meinung, dass sich dadurch die therapeutische Beziehung verschlechtern könnte, andere plagen moralische Skrupel, andere wiederum bezweifeln deren Nutzen. Allerdings sind aversive Konsequenzen neben den anderen Möglichkeiten des Kontingenzmanagements häufig die einzige Möglichkeit, den Patienten dazu zu bringen, seine Angst zu überwinden und neue Erfahrungen zu machen. Oder (in Rückgriff auf die „Schiff"-Metapher) anders ausgedrückt: Nur wenn der Patient seine Planke loslässt versetzt er sich in die Lage, neues Verhalten zu erlernen. Aber wer gibt in einer subjektiv lebensbedrohlichen Situation schon freiwillig seine Planke her? Doch nur derjenige, der noch mehr zu verlieren hat. Der „Unmut" des Therapeuten, die in Aussicht gestellte Therapiepause oder die Möglichkeit des therapeutischen Beziehungsendes ist für viele Borderline-Patienten das Einzige, was kurzfristig noch mehr zählt, als das Festhalten an der Planke. Dabei ist es eigentlich ganz einfach: Vor dem Hintergrund einer authentischen Beziehung ist es naheliegend, dass der Therapeut nach der sechsten Verhaltensanalyse bzw. Kettenanalyse zu SVV lustlos, genervt oder eben nicht mehr „nett" ist. Und nur genau das soll der Therapeut deutlich machen – nicht mehr und nicht weniger (vgl. hierzu auch Validierungsstrategien sowie provokante Kommunikationsstrategien, Kap. 3.5.7 und Kap. 3.5.8).

Wenn dann der Patient bereit ist, neues Verhalten zu erlernen, ist es wichtig, dass der Patient nicht mit dem schwierigsten neuen Verhalten beginnt (z. B. Achtsamkeitsübungen in Phasen des Hochstresses). Um Misserfolge zu vermeiden, sollte der Aufbau neuen Verhaltens daher den Regeln des Shapings folgen (M4). Der Patient sollte in spannungsgeladenen Situationen mit sehr einfach umzusetzendem Verhalten beginnen (z. B. in eine Chilischote beißen) und schwierigeres neues Verhalten zuerst in Zeiten niedriger Anspannung trainieren (z. B. leichtes Lächeln). Schließlich sollte der Therapeut seine Grenzen ständig beachten und eine Grenzübertretung sofort und direkt ansprechen (M5) (z. B.: „Ich merke gerade sehr deutlich, dass, wenn wir nächste Woche noch eine weitere Verhaltensanalyse besprechen müssen, ich Gefahr laufe, die Lust an der Therapie mit Ihnen zu verlieren. Wollen Sie das?", „Da ich ein sehr geruchsempfindlicher Mensch bin, wäre ich Ihnen dankbar, wenn Sie kurz in das Bad gehen könnten, um sich zu waschen.").

3.5.5 Expositionsstrategien (E1 und E2)

Es können zwei Varianten an Expositionsstrategien zur Anwendung kommen. Die erste ist die nicht standardisierte Exposition, die ad hoc in der therapeutischen Sitzung eingesetzt wird (E1). Da viele Borderline-Patienten die Erfahrung gemacht haben, dass sie ihre Emotionen nicht kontrollieren können, versuchen sie fortwährend, Emotionen zu vermeiden. Die Aufgabe des Therapeuten ist es, dem Patienten hier zu neuen Erfahrungen im Umgang mit seinen Emotionen zu verhelfen, indem er die Vermeidungsstrategien des Patienten unterbindet und dann im geschützten Rahmen den Patienten die Emotion erfahren lässt, bis er ein Gefühl der Kontrolle erlebt. Die zweite Variante ist die standardisierte Exposition, wie sie z. B. bei der Angst- oder Traumaexposition zur Anwendung kommt (E2). In beiden Fällen ist es wichtig, im Vorfeld der Exposition das Commitment des Patienten einzuholen.

3.5.6 Kognitive Strategien (C1 bis C5)

Das Verdeutlichen möglicher Konsequenzen eines Verhaltens, das Aufzeigen von Wenn-Dann-Beziehungen, ist die erste kognitive Strategie (z. B. „Wenn Sie mich weiterhin beschimpfen, kann es sein, dass meine Lust, mit Ihnen zusammenzuarbeiten, deutlich nachlässt") (C1). Im Rahmen der zweiten kognitiven Strategie hilft der Therapeut v. a. maladaptive Kognitionen und Denkstile aufzuzeigen (z. B.: „Ich bin ein Versager", „Es gibt zu jeder Situation eine richtige Emotion, die man empfinden darf.") (C2). Mit der dritten kognitiven Strategie werden diese dysfunktionalen Kognitionen und Denkstile hinterfragt (z. B.: „Was spricht dafür, dass Sie eine Versager sind, was spricht dagegen?") (C3), um dann in der vierten Strategie verändert zu werden (C4). Hierbei kommen die bekannten Strategien der kognitiven Umstrukturierung zum Einsatz, wie z. B. der sokratische Dialog, die Realitätsüberprüfung, die 3- oder 5-Spalten-Technik oder der Advocatus Diaboli. Der Einsatz von standardisierten Methoden der kognitiven Umstrukturierung, wie sie zum Beispiel bei Aaron Beck (z. B. Beck & Emery, 1985) oder Albert Ellis (Rational-Emotive Verhaltenstherapie, REBT; Ellis, 1993; Ellis & Hoellen, 1997) zum Einsatz kommen, stellen die letzte der kognitiven Strategien dar (C5).

3.5.7 Validierungsstrategien (V1 bis V7)

Durch die Validierungsstrategien soll der jeweilige subjektive Sinn im Erleben und Verhalten des Patienten herausgearbeitet werden, um ihm zu vermitteln, dass seine Reaktionen auch zum gegenwärtigen Zeitpunkt nachvollziehbar sind. Validieren setzt die Fähigkeit und die Bereitschaft des Therapeuten voraus, sich empathisch in den Patienten einzufühlen. Hilfreich kann die an sich selbst gestellte Frage sein: „Wie mag sich mein Gegenüber gerade fühlen?" bzw. „Wie mag sich mein Gegenüber in dieser Situation gefühlt haben?". Validierung ist einfach, wenn sich Patient und Therapeut einig sind, eine Entsprechung finden, möglichweise sogar auf ähnliche Erfahrungen zurückgreifen können. Ähnlich einem Kinobesuch, nach dem sich zwei Freundinnen begeistert und einmütig über das unterhalten, was ihnen am Film gefallen hat. Validierung stellt für den Therapeuten hingegen eine Herausforderung dar, wenn es ihm schwerfällt, das Verhalten des Patienten nachzuvollziehen – oder wenn er das Verhalten des Patienten gar ablehnt. Stellen Sie sich vor, Sie kommen mit einer Freundin aus demselben Kinofilm und stellen fest, dass Sie den Film gänzlich unterschiedlich empfunden haben. Das, wofür Sie sich begeistern, lehnt die Freundin ab; das, was Sie an dem Film schlecht fanden, findet Ihre Freundin toll. Wie schnell beginnt man dann damit, in einer solchen Situation die eigene Position zu verteidigen. Validierung meint genau das Gegenteil: das Hinwenden zum Gegenüber verbunden mit der Frage: „Das ist ja interessant! Erzähl mal, was du wahrgenommen hast!". Genau diese Frage eröffnet die Möglichkeit von Mitgefühl, der entscheidenden Grundlage für tiefgreifende, emotionale Validierungen.

Beim Einsatz von Validierungsstrategien sind zwei Aspekte besonders zu beachten: Es sollte immer sehr präzise validiert werden. Das heißt, der Therapeut sollte genau benennen, was er als valide empfindet. Beispielsweise ist der globalen Äußerung „Das verstehe ich" eine Formulierung wie „Wenn Ihnen das solche Angst macht, ist es klar, dass Sie da ungern hingehen" immer vorzuziehen. Gleichzeitig sollte die Validierung nicht nur auf die formulierten Worte reduziert sein. Es ist wichtig, die verbalen Anteile durch eine stimmige Gestik und Mimik zu begleiten. Anders formuliert: Dem gesprochenen Wort wird vom Gegenüber nur Glaube geschenkt, wenn der nonverbale Anteil damit überein stimmt. Gleichzeitig besteht durch Gestik und Mimik die Möglichkeit, bestimmte verbale Anteile hervorzuheben oder in ihrer Bedeutung zu reduzieren. Gelegentlich kann es durchaus angebracht sein, einfach zu schweigen – und stattdessen Momente des Mitgefühls „zur Sprache" zu bringen. Häufig gilt: Taten sagen so viel mehr als Worte! Taten können beispielsweise eine Gestik, eine Körperhaltung, ein Blick, ein Geräusch, gegebenenfalls auch eine kurze Berührung sein. Fast alles eben, zu dem uns ein solcher Moment bewegen kann.

Insgesamt werden sieben Validierungsstufen unterschieden. Die unterschiedlichen Stufen bedeuten nicht, dass die eine besser ist als die andere, sondern jede Validierungsstufe verfolgt eine unterschiedliche Zielsetzung. Validierungsstufen 1 bis 5 sind per se wertfrei:

- *Validierungsstufe 1 (V1)* bedeutet, dass sich der Therapeut dem Patienten interessiert und aufmerksam zuwendet. Er signalisiert: „Sie interessieren mich", „Das, was Sie mir mitteilen wollen, interessiert mich". Zu dieser Validierungsstufe zählen auch Nachfragen, sollte der Therapeut etwas akustisch oder inhaltlich nicht (ausreichend) verstanden haben (z. B.: „Können Sie das noch einmal wiederholen? Ich habe gerade nicht richtig verstanden, was Sie damit meinen"). Zu dieser Stufe gehört auch, dem Patienten ausreichend Zeit einzuräumen, um eine Frage oder Antwort zu formulieren.
- *Validierungsstufe 2 (V2)* meint die genaue Reflexion des Gesagten. Hierzu fasst der Therapeut mit eigenen oder mit den Worten des Patienten noch einmal zusammen, was der Patient gesagt hat (Paraphrasieren; z. B.: „Ich habe verstanden, dass Sie der Meinung sind, dass Ihr Freund Sie ablehnt. Stimmt das so?").
- In *Validierungsstufe 3 (V3)* benennt der Therapeut das, was der Patient noch nicht benannt hat („Mindreading"). Hierzu ist es notwendig zu wissen, aus welchen Bestandteilen ein emotionales Netzwerk besteht. Eine Emotion lässt sich in unterschiedliche Ebenen unterteilen: Kognition, Körperempfindung, Wahrnehmung, Gestik/Mimik (Ausdruck), Gefühl sowie Handlungsimpuls. Die Kunst bei Anwendung einer V3 besteht nun darin, zu der von den Patienten eingebrachten Ebene eine zweite oder dritte Ebene hinzuzufügen. Bekommt der Patient bei einer Erzählung über seine Freundin beispielsweise kleine Augen und reibt beständig den Unterkiefer gegen den Oberkiefer, ergänzt der Therapeut: „Kann es sein, dass Sie da sehr wütend auf Ihre Freundin waren?" Oder erzählt der Patient, wie wütend er auf seine Freundin war, ergänzt der Therapeut: „Kann es sein, dass Sie Ihre Freundin am liebsten vor die Tür gesetzt hätten?" Solange es mehrere Interpretationsmöglichkeiten gibt (beispielsweise hätte der Handlungsimpuls des Patienten ja auch sein können, gegenüber seiner Freundin gewalttätig zu werden) ist es empfehlenswert, immer die Formulierung „Kann es sein …" an den Satzanfang zu setzen. Gibt es allerdings nur eine Interpretationsmöglichkeit, beispielsweise wenn der Patient sagt: „Das finde ich ein unmögliches Verhalten von Ihnen und ich bedauere jeden Cent, den die Krankenkasse an Sie zahlt", dann sollte auf diese Formulierung unbedingt verzichtet werden (stattdessen z. B.: „Wow, sind Sie sauer auf mich!"). Zur Validierungsstufe 3 zählt auch die Vorwegnahme von Ereignissen, die aufgrund einer therapeutischen Intervention eintreten werden (z. B.: „Sollten Sie sich allerdings darauf einlassen, das Non-Suizid-Commitment zu unterschreiben, möchte ich Sie darauf hinweisen, dass die kommende Zeit sogar noch mühsamer für Sie werden wird – zumindest so lange, bis die neuen Fertigkeiten ähnlich gut funktionieren wie Ihr altes dysfunktionales Verhalten.").
- Mit *Validierungsstufe 4 (V4)* wird deutlich gemacht, dass das gegenwärtige Verhalten des Patienten vor dem Hintergrund seiner Lebensgeschichte, seiner Biologie bzw. Störung oder seinen Grundannahmen nachvollziehbar ist (z. B.: „Vor dem Hintergrund, dass Sie als Kind beim Zigarettenholen nachts überfallen worden sind, finde ich es nachvollziehbar, dass Sie heute Angst haben, nachts allein rauszugehen", „Vor dem Hintergrund Ihrer starken Emotionen finde ich es nachvollziehbar, dass Sie in dieser Situation nicht ruhig sitzen bleiben können", „Wenn Sie der Überzeugung sind, ein Versager zu sein, finde ich es nachvollziehbar, dass Sie Angst vor der Prüfung haben.").
- *Validierungsstufe 5 (V5)* gibt wieder, dass das Verhalten des Patienten vor dem Hintergrund des gegenwärtigen Stimulus nachvollziehbar ist (z. B.: „Vor dem Hintergrund Ihres Gedankens, dass alles keinen Sinn mehr hat, finde ich es nachvollziehbar, dass bei Ihnen jetzt Suizidgedanken aufkommen", „Wenn Sie Schmerzen beim Stehen haben, finde ich es nachvollziehbar, dass Sie sich setzen wollen", „Wenn Sie dachten, dass es normal ist, sich in einer solchen Situation so zu verhalten, ist es klar, dass Sie weggelaufen sind."). Das heißt, im Rahmen der V5 begibt sich der Therapeut auf die Suche nach dem Funken Wahrheit in dem Verhalten des Patienten. Hierzu zählt auch, das Verhalten des Patienten zu normalisieren (z. B.: „Das ist

eine normale Reaktion", „In dieser Situation hätten sich andere genauso verhalten.")[2].

- *Validierungsstufe 6 (V6)* bedeutet die radikale Echtheit des Therapeuten. Diese Validierungsstufe fokussiert weniger das konkrete Verhalten des Patienten als vielmehr den Patienten als Individuum. Der Therapeut verhält sich normal und spontan, behandelt den Patienten als gleichwertige Person. In der DBT wird demnach erwartet, dass der Therapeut sich nicht hinter therapeutischen Floskeln versteckt. Stattdessen wird erwartet, dass der Therapeut sich als Person mit seinen Stärken und Schwächen präsentiert, eine echte und reale Beziehung eingeht. Er redet und verhält sich so, als wenn er sich mit einem Freund oder einer Freundin träfe. Dies bedeutet allerdings nicht, auch dieselben Inhalte, die mit einem Freund oder einer Freundin besprochen werden, mit dem Patienten zu teilen. Die Grundidee ist: Behandle ich mein Gegenüber wie einen Kranken, wird es sich krank verhalten; behandle ich mein Gegenüber wie ein Kind, wird es sich verhalten, wie ein Kind; behandle ich es stattdessen wie einen erwachsenen, klar denkenden Menschen, wird es sich langfristig auch als solcher verhalten. Das Verstecken hinter therapeutischen Floskeln bedeutet stattdessen: „Ich traue dir nicht zu, dass du dich normal verhalten kannst; ich gehe davon aus, dass du mich verletzen wirst, wenn ich Persönliches von mir erzähle." Eigentlich ist es doch mehr als verständlich, dass ein Patient, der nicht als vollwertige Person behandelt wird, sich verletzt und zurückgewiesen fühlt. Das bedeutet aber auch, dass ich es dem Patienten unmissverständlich rückmelden werde, wenn er sich nicht normal verhält („Dieses Verhalten ist von dem, was ich als normales Verhalten empfinden würde, sehr weit entfernt.").
- *Validierungsstufe 7 (V7)* schließlich bedeutet, dass der Therapeut dem Patienten vermittelt, dass er an ihn glaubt, dass er gerne mit ihm zusammenarbeitet, dass er weiß, dass er das Potenzial hat, altes dysfunktionales Verhalten aufzugeben, um neues, funktionales Verhaltens stattdessen zur Anwendung zu bringen – vorausgesetzt, er entscheidet sich dafür (z. B.: „Ich bin absolut davon überzeugt, dass Sie lernen können, anderes Verhalten als SVV zu erlernen", „Ich arbeite sehr gerne mit Ihnen zusammen", „Ich halte Sie für einen großartigen Menschen."). Gerade im deutschsprachigen Raum, in dem Abstinenz und Zurückhaltung so wichtig erscheinen, wirken solche Formulierungen fremd, ggf. übergriffig. Wichtig ist, dass diese Äußerungen nur formuliert werden, wenn der Therapeut diese auch wirklich so meint. Gleichzeitig sollte der Therapeut in der Lage sein, die „Dosis" auf den Patienten abzustimmen. Insbesondere bei Patienten, die der Überzeugung nachhängen, wertlos zu sein, wirken solche Formulierungen vor allem zu Beginn der Therapie fremd und wenig glaubwürdig. Dies bedeutet jedoch keinesfalls, von dieser Art der Validierung Abstand zu nehmen. Stattdessen ist gerade die fortwährende Anwendung dieser Art der Validierung ein Zeichen dafür, dass der Therapeut tatsächlich dieser Überzeugung ist, sonst hätte er sie schon längst verworfen. Verhaltenstherapeutisch betrachtet, wird durch dieses Verhalten des Therapeuten früher Erlerntes (z. B.: „Ich bin nichts wert.") langfristig durch Neues überschrieben (z. B.: „Ich bin wertvoll.").[3]

3.5.8 Kommunikationsstrategien (R1 bis R7; I1 bis I3)

Die Kommunikationsstrategien bestehen aus den meisten Einzelstrategien und haben meist zum Ziel, das Verhalten des Patienten zu ändern. Zum einen, indem funktionales Verhalten durch verstärkende Reaktionen verstärkt, zum anderen, indem dysfunktionales Verhalten „bestraft" wird. Insgesamt stehen zehn Kommunikationsstrategien zur Verfügung, sieben reziproke (übereinstimmende; R1 bis R7) und drei provokante (I1 bis I3) Strategien. Zunächst zu den reziproken Kommunikationsstrategien:

Die erste reziproke Kommunikationsstrategie besteht darin, dass der Therapeut auf den Patienten reagiert, offen für dessen Bedürfnisse und Sichtweisen ist, sein Vorgehen an den Patienten anpasst (R1). Hustet der Patient beispielsweise,

2 Im Unterschied zur DBT Adherence Coding Scale (DBT ACS) von Linehan und Korslund (2003) wird in den deutschsprachigen DBT-Fortbildungen das Bemessen des Verhaltens des Patienten an der Norm der V6 zugeordnet. Wir haben uns entschieden, uns im Rahmen dieses Buches an dem Vorgehen von Linehan zu orientieren.

3 Im Unterschied zur DBT Adherence Coding Scale (DBT ACS) von Linehan und Korslund (2003) werden in den deutschsprachigen DBT-Fortbildungen die Inhalte der V7 der V6 zugeordnet. Wie bereits bei dem normorientierten Aspekt der V5 haben wir uns auch hier entschieden, uns an dem Vorgehen von Linehan zu orientieren.

bietet der Therapeut Wasser an. Er zeigt sich in der Umsetzung der Regeln, wann immer nötig, flexibel und hilfreich (beispielsweise weitet der Therapeut seine Grenzen im Rahmen einer bestehenden Krise aus und lässt sich nach einem unvorhergesehenen Beziehungsabbruch seitens des Partners z. B. anstatt bis 19.00 Uhr bis 22.00 Uhr anrufen).

Die zweite Strategie bedeutet, dass der Therapeut „wach" bezüglich des Verhaltens, der Emotionen und der Stimmungen des Patienten ist (R2). Hierbei nimmt er auch kleinste Veränderungen wahr und spricht diese an. Runzelt der Patient bei einer Äußerung des Therapeuten die Stirn, fragt der Therapeut sofort, was gerade bei dem Patienten passiert. Diese Wachsamkeit ist sehr wichtig, da viele Patienten es sich zur Aufgabe gemacht haben, möglichst wenig von ihrem Inneren nach außen zu kehren.

Hierbei ist der Therapeut warm, zugewandt und engagiert (R3). Die mitfühlende Zugewandtheit stellt in der DBT eine Grundhaltung, einen basalen therapeutischen Stil dar. Der Therapeut hält Augenkontakt, beugt sich nach vorne, formuliert, wie gerne er mit dem Patienten zusammenarbeitet, spricht in „Wir"-Sätzen. Es ist auch möglich, dem Patienten kleine Präsente zu machen, eine SMS zu schicken oder sich auch einmal außerhalb der Therapie zu treffen. Dieses Verhalten hat aber ausschließlich therapeutische Funktionen, nämlich die Verstärkung von funktionalem Verhalten. Beispielsweise bietet der Therapeut an, dass er dem Patienten etwas aus dem Urlaub mitbringt (z. B. eine Muschel), wenn dieser während seiner Abwesenheit kein SVV zeigen. Anderes Beispiel: Wenn der Patient eine schwere Prüfung hat und es schafft, am Vorabend keinen Alkohol zu trinken, dann schickt der Therapeut eine Stunde vor der Prüfung eine kurze SMS an ihn, um ihm mitzuteilen, dass er ihm alles Gute wünscht und an ihn während der Prüfung denkt. Therapeut und Patient können auch vereinbaren, dass sie gemeinsam einen Kaffee trinken gehen, vorausgesetzt, der Patient schafft es, sich drei Monate nicht selbst zu verletzen. Der belohnende Faktor sollte umso größer sein, desto größer die erwartete Verhaltensänderung ist. Entsprechend sollte diese Strategie nur bei funktionalem Verhalten zum Einsatz kommen.

Fortwährend nimmt der Therapeut hierbei eine nicht wertende Haltung ein (R4).

Wenn es sinnvoll erscheint, offenbart der Therapeut sich selbst („self-disclosure"), erzählt von eigenen erfolgreichen Problemlösungen, bringt sich persönlich ein, wenn das Verhalten des Patienten seine Grenzen berührt (z. B. „Wenn Sie das machen, werde ich mich wie ... fühlen") (R5).

Gleichzeitig ist das Verhältnis zwischen Therapeut und Patient von einem sehr geringen Machtgefälle geprägt; sie begegnen sich als zwei gleichberechtigte Menschen, der Patient engagiert den Therapeuten bei der Lösung von Problemen (R6).

Schließlich ist es in der DBT auch möglich, dass sich der Therapeut und der Patient gegenseitig berühren (R7). Es ist niemals ein sexueller Kontakt, er ist immer kurz und Ausdruck von Nähe und Vertrauen. Beispielsweise fragt eine Patientin im Anschluss an eine In-vivo-Traumaexposition ihren Therapeuten, ob sie ihn mal kurz umarmen kann, einfach weil sie so erleichtert ist, diese schwierige Situation mit seiner Hilfe gemeistert zu haben. In einer solchen Situation kann es völlig angebracht und stimmig sein, dass der Therapeut diesem Wunsch nachkommt. Auch das etwas längere Festhalten der Hand bei der Abschiedssituation kann angesichts einer schwierigen bevorstehenden Aufgabe, die der Patient in der kommenden Woche zu erfüllen hat, angezeigt sein.

Als Gegengewicht zu den reziproken gibt es drei provokante Kommunikationsstrategien (I1 bis I3):

Die erste der provokanten Strategien (I1) nennt sich „matter-of-fact". Es handelt sich dabei um das klare und direkte Benennen von dysfunktionalem Verhalten und dessen Folgen. Beispielsweise antwortet der Therapeut auf die Frage des Patienten, ob die Therapie nicht zustande kommen würde, wenn er dem Non-Suizid-Commitment nicht zustimmen sollte, einfach nur: „Genauso ist es!" Er gibt keine weiteren Erklärungen ab, lässt diese Aussage in seiner Klarheit im Raum wirken. Zu dieser Strategie gehört auch, dass der Therapeut genau an diesen Punkten näher nachfragt, an denen es dem Patienten unangenehm ist. Er erfragt beispielsweise SVV in allen Einzelheiten, ignoriert dabei die Peinlichkeit, die für den Patienten entsteht (z. B. „Wo genau haben Sie sich geschnitten? Wie tief haben Sie geschnitten? Wie lange ist der Schnitt? Was haben Sie genau gesehen? Wie hat das Blut gerochen? Was hat das für Geräusche gemacht, als Sie die Rasierklinge durch das Fleisch gezogen haben?"). Er behandelt mit dieser Methode den Patienten explizit nicht wie „ein Porzellan-

püppchen“, sondern konfrontiert ihn sehr direkt mit seinem dysfunktionalen Verhalten. Dies kann insbesondere für jene Patienten eine wichtige Strategie sein, die dazu neigen, dysfunktionales Verhalten zu bagatellisieren oder möglichst schnell zu verdrängen.
Die zweite provokante Kommunikationsstrategie (I2) ist die direkte Konfrontation mit dysfunktionalem Verhalten. Der Therapeut bezeichnet beispielsweise den Lösungsvorschlag eines Patienten, sich doch wieder selbst verletzen zu können, als „Bullshit“ oder er äußert sich folgendermaßen: „Wollen Sie mich eigentlich an der Nase herumführen?“. Auch unterbricht er Vermeidungsverhalten des Patienten sofort und konfrontiert ihn mit der Aussage, dass er schon wieder am Davonlaufen ist.
Die dritte der Kommunikationsstrategien (I3) besteht darin, dass der Therapeut sich unorthodox, entgegen der Erwartung des Patienten verhält. Er gibt sich „knochentrocken“ (z.B. „Dumm gelaufen für Sie!“) oder setzt gezielt schwarzen Humor ein (z.B. sagt der Therapeut, nachdem der Patient am Vorabend eine Flasche Mundwasser getrunken hat: „Jetzt müssen Sie ja den saubersten Mund der ganzen Stadt haben.“).

Diese provokanten Kommunikationsstrategien haben in einer ersten Reaktion eher eine Destabilisierung und kurzfristige Distanzierung als eine Beziehungsstärkung zur Folge. Langfristig können Sie aber auch genau das Gegenteil bewirken, denn sie setzen ein gutes und stabiles Vertrauensverhältnis voraus und bezeugen, dass der Therapeut dem Patienten zutraut, auch mit solchen Äußerungen umgehen zu können.

3.5.9 Dialektische Strategien (D1 bis D6)

Die dialektischen Strategien dienen dem Erzeugen von Spannung, um den Patienten zu befähigen, eine Balance zwischen zwei unvereinbaren Polen zu finden. Der Therapeut zeigt hierbei die beiden Pole (These und Antithese) auf, benennt aber gleichzeitig keine Lösung. Die dabei entstehende Spannung forciert er nur soweit, als dass der Patient handlungs- und reflexionsfähig bleibt. Oder anders formuliert: Der Therapeut destabilisiert die aktuelle Situation des Patienten und hilft ihm dabei, die frei werdende Energie zum Finden der eigenen, individuellen Synthese zu nutzen. Es ist Aufgabe des Therapeuten, durch den Einsatz dialektischer Strategien fortwährend Bewegung innerhalb der Therapie zu erzeugen. Dies ist besonders wichtig, wenn der Patient vor Angst unbeweglich ist und die Therapie sich in einer Sackgasse befindet.

Die erste dialektische Strategie betrifft den therapeutischen Stil, *wie* er Widersprüche auf unterschiedlichen Ebenen ausbalanciert (D1). Auf der Beziehungsebene geht der Therapeut dem Patienten entgegen, sollte dieser sich ihm zuwenden, geht aber auf Abstand, sollte der Patient sich abwenden (vgl. Metapher „Teeter-Totter“ auf S. 52). Er setzt akzeptanzbasierten Strategien immer auch eine veränderungsorientierte Strategie gegenüber (z.B.: „Wenn Sie denken, dass alles keinen Sinn mehr hat, finde ich es sehr nachvollziehbar, dass bei Ihnen jetzt Suizidgedanken aufkommen. Daher meine Frage an Sie: Ist es hilfreich, einen solchen Gedanken zu denken? Geht es Ihnen damit besser?“). Er ist im Krisenfall fürsorglich, weitet seine Grenzen wenn nötig aus, fordert aber gleichzeitig, dass der Patient sein Problem so weit wie möglich selbstständig löst.

Beispiel:

Ein Patient ruft an, weil seine Freundin ihn verlassen hat. Er ist sehr suizidal. Der Therapeut ist der Meinung, dass der Patient sich in ein Krankenhaus begeben sollte, was der Patient jedoch ablehnt. Daraufhin bietet der Therapeut dem Patienten an, dass er ihn ausnahmsweise anstatt bis 19 Uhr auch mal bis 22 Uhr anrufen kann und er ihm zusätzlich am Sonntag zur Verfügung steht. Gleichzeitig macht der Therapeut dem Patienten deutlich, dass er ihm dies nur bis nächste Woche Montag anbieten kann, da spätestens dann seine Grenzen überschritten sind. Sollte der Patient bis dahin keine Lösung gefunden haben, müsste er sich in eine stationäre Behandlung begeben.

Der Therapeut ist, wenn es möglich und sinnvoll ist, flexibel und wahrt, wann immer nötig, Stabilität und Struktur (z.B.: „Wenn Sie mir zusagen können, sich zwei Wochen lang nicht selbst zu verletzen, dann biete ich Ihnen an, dass wir heute auf die Verhaltensanalyse verzichten. Sollte es aber zu einer erneuten Selbstverletzung kommen, müssen wir uns sowohl die alte wie auch die neue Verhaltensanalyse anschauen, was erfahrungsgemäß mindestens zwei Therapiestunden in Anspruch nehmen wird.“). Auf der kommunikativen Ebene balanciert der Therapeut in Abhängigkeit vom Verhalten des Patienten freundliches und zugewandtes Verhalten mit zurückhaltendem, gelegentlich sogar garstigem und provokantem Verhalten aus.

Bezieht sich die erste dialektische Strategie auf den therapeutischen Stil des Therapeuten, betrifft die zweite dialektische Strategie die Balance zwischen dem konkreten Einsatz von veränderungsorientierten und akzeptanzbasierten Strategien (D2).

Wann immer der Patient an rigidem Verhalten festhängt, erzeugt der Therapeut Spannung, um den Patienten in Bewegung zu bringen (D3). Hierbei kommen fünf konkrete Techniken zum Einsatz:

1. (D3.1) Die erste Technik „Advocatus Diaboli" wurde bereits im Kapitel 3.5.3 näher beschrieben (vgl. dort zweite Commitmentstrategie; z. B.: „Ich an Ihrer Stelle würde mir das noch einmal sehr genau überlegen, ob Sie wirklich das SVV aufgeben sollten. Schließlich ist es ziemlich wahrscheinlich, dass es dann für Sie erst einmal noch anstrengender wird.").
2. (D3.2) Bei der Technik „Ausdehnen" nimmt der Therapeut eine Äußerung oder eine Verhaltensweise des Patienten ernster, als sie tatsächlich gemeint ist (z. B.: „Wenn es Ihnen so schlecht geht, dann empfehle ich Ihnen, dass Sie sich sofort stationär aufnehmen lassen sollten", „Wenn Sie so unzufrieden mit der Therapie sind, müssen wir uns darüber unterhalten, ob wir die Therapie nicht vorzeitig beenden sollten."). Diese Technik funktioniert besonders gut, wenn der Patient nicht damit rechnet, vom Therapeuten so ernst genommen zu werden.
3. (D3.3) Bei der dritten Technik „Intuitives Wissen und Verstehen" („Wise mind") wird davon ausgegangen, dass der Patient generell über eine innere Instanz verfügt, die intuitiv den tatsächlichen Kern einer Situation erfasst. „Wise mind" verbindet Verstand und Emotion zu einer dritten unabhängigen Instanz. Diese Instanz kann konkret angefragt werden (z. B.: „Was rät Ihnen Ihre innere Stimme, Ihre Intuition, wenn Sie sich die Frage, ob Sie sich heute mit Ihrem Vater treffen sollen, stellen?"). Im Fertigkeitentraining (Bohus & Wolf, 2013) wird auf diese Technik explizit eingegangen.
4. (D3.4) Mit der Technik „Aus Zitronen Limonade machen" („Making lemonade out of lemons") arbeitet der Therapeut bei einem an sich ungünstigen Sachverhalt die gewinnbringenden Aspekte heraus (z. B.: „So schwierig das für Sie natürlich ist, dass ich nun drei Wochen im Urlaub bin, ergibt sich darüber die Möglichkeit zu überprüfen, inwieweit Sie die erlernten Strategien bereits ohne mein Zutun anwenden können.").
5. (D3.5) In der letzten Strategie „Paradoxes Vorgehen" zeigt der Therapeut die zwei unvereinbaren Pole eines Sachverhaltes auf, ohne eine Lösung aufzuzeigen (z. B.: „Es ist Ihre Wahl, ob Sie mit dem SVV aufhören; sollten Sie allerdings weiterhin daran festhalten, kann die DBT leider nicht fortgesetzt werden", „So sehr ich Sie schätze und so gerne ich mit Ihnen arbeite, sollten Sie das noch ausstehende Ausfallhonorar nicht bezahlen, müssen wir die Therapie leider beenden", „Wohlwissend, dass Sie bereits alles geben, was Ihnen aktuell möglich ist; wenn Sie aus der Situation, in der Sie sich befinden, wirklich raus wollen, müssen Sie noch mehr geben.").

Alle unter D3 erwähnten Strategien verfolgen das Ziel, dass der Patient über die dadurch erzeugte Spannung von sich aus zu einer dialektischen Balance zurückfindet.

Unter Einsatz der vierten dialektischen Strategie sucht der Therapeut nach Synthesen zwischen zwei nicht vereinbaren Seiten. Er betont, dass beide Seiten wahr sind, ihre Berechtigung haben und der Patient sich in einem Dilemma befindet. Er lässt natürliche Veränderungen zu, versucht nicht, künstlich Stabilität zu erzeugen (D4). Gleichzeitig bietet er keine Lösung an, sondern begleitet nun den Patienten in der Spannung, die durch die Aktualisierung der Gegensätze entstanden ist (z. B.: „Ich nehme wahr, dass Sie zum einen sehr gerne eine Therapie wollen, zum anderen nehme ich aber auch wahr, dass Sie vor möglichen Veränderungen sehr viel Angst haben und am liebsten den Therapieraum verlassen würden.").

Der Therapeut setzt Metaphern und Bilder bewusst ein, um dem Patienten zu ermöglichen, mit ausreichend Abstand auf seine Situation zu blicken (D5). Gleichzeitig versucht er den Patienten immer leicht in einer Inbalance zu halten, in Bewegung zu bleiben (D6). Hierzu „spielt" er mit dem Einsatz der unterschiedlichen Strategien, balanciert das Leiden des Patienten mit Leichtigkeit aus, variiert die entstehende Spannung und die Geschwindigkeit des therapeutischen Vorgehens. Marsha Linehan vergleicht die DBT aus diesem Grund mit einem Tanz unter gleichberechtigten Partnern („Playing Jazz").

Metapher: „Teeter-Totter“

Stellen Sie sich vor, Sie befinden sich mit dem Patienten auf einer Wippe, wie Sie sie aus Ihren Kindertagen kennen. Mit dem Unterschied, dass Sie sich gemeinsam mit dem Patienten auf dieser Wippe hin- und herbewegen können. Stellen Sie sich vor, Sie unterbreiten dem Patienten, dass Sie mit ihm nur arbeiten können, wenn er Ihnen zusichert, sich nicht umzubringen. Stellen Sie sich weiter vor, dass Sie den Patienten mögen, dass Sie gerne mit ihm zusammen arbeiten würden, dass Sie in den vergangenen Therapiestunden schon viel Zeit investiert haben, Sie zudem den Therapieantrag geschrieben haben. Der Patient reagiert ablehnend, ist erbost über diese Erpressung, teilt Ihnen mit, dass er das nicht kann, dass er nicht weiß, wann es ihm schlecht geht. Er habe keine Kontrolle über dieses Verhalten. Was würden Sie jetzt tun?

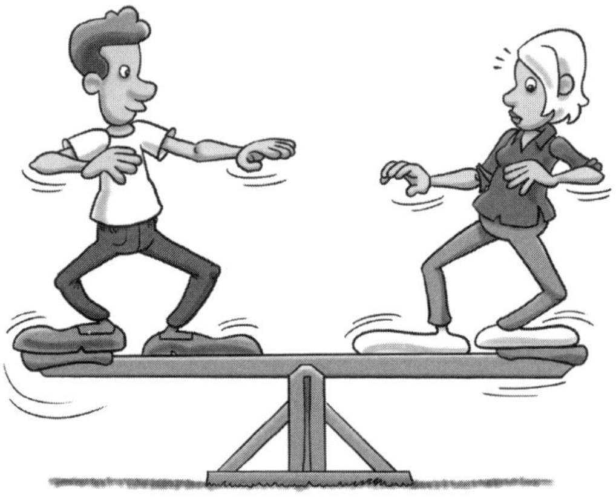

© Klaus Gehrmann

Die meisten Therapeuten versuchen nun den Patienten zu überreden, ihm die Vorzüge dieses Vorgehens schmackhaft zu machen, ihm Brücken zu bauen. D. h., der Therapeut läuft dem Patienten hinterher. Er rückt ihm immer näher und der Patient ist immer mehr damit beschäftigt, seinen Freiraum, seine Autonomie aufrechtzuerhalten. Die Folge davon ist, dass die Wippe ins Ungleichgewicht gerät, mit der Gefahr, dass der Patient herunterfällt und die Therapie abbricht. Ein Therapeut, der gute DBT anwendet, würde stattdessen immer dafür sorgen, dass die Wippe sich im Gleichgewicht befindet, ohne allerdings auf das Wippen zu verzichten. Denn erst das Wippen bringt die Möglichkeit der Veränderung mit sich. Bewegt sich der Patient weg, wendet sich daher auch der Therapeuten ab, bewegt sich der Patient auf den Therapeuten zu, bewegt sich auch der Therapeut auf den Patienten zu. Das Aufeinanderzubewegen sollte aber niemals bedeuten, dass einer der beiden die Mittellinie überschreitet. Entsprechend achtet der Therapeut auf seine Grenzen, macht deutlich, wenn der Patient droht, diese zu überschreiten. Gleichzeitig achtet er darauf, auch die Grenzen des Patienten nicht zu überschreiten.

3.6 Die therapeutische Beziehungsgestaltung

Im Gegensatz zu vielen anderen verhaltenstherapeutischen Verfahren stellt die therapeutische Beziehung in der DBT eine nicht nur a priori definierte Grundlage eines jeden therapeutischen Handelns dar, sondern sie wird in der DBT in ihrer Funktion und ihrer Dynamik deutlich herausgestellt. Die Beziehungsgestaltung in der DBT ist im Unterschied zu vielen anderen Verfahren ungewöhnlich intensiv und verbindlich. Sie ist herzlich, authentisch und freundlich. Sie ist, wie es ein Workshop-Teilnehmer einmal sehr treffend bezeichnet hat, „meditativ-intim“. Gleichzeitig ist sie jedoch nichts Selbstverständliches, sie ist an bestimmte Bedingungen geknüpft – womit sie in ihrer Wertigkeit als noch höher erlebt wird. Sie ist die Basis einer jeden Intervention, das Sprungbett zur Veränderung. Umso angstbesetzter die Veränderung, desto wichtiger ist die Beziehung. Die Beziehung ist ein Teppich, auf dem der Therapeut und der Patient sitzen, an dem der Therapeut und der Patient permanent arbeiten.

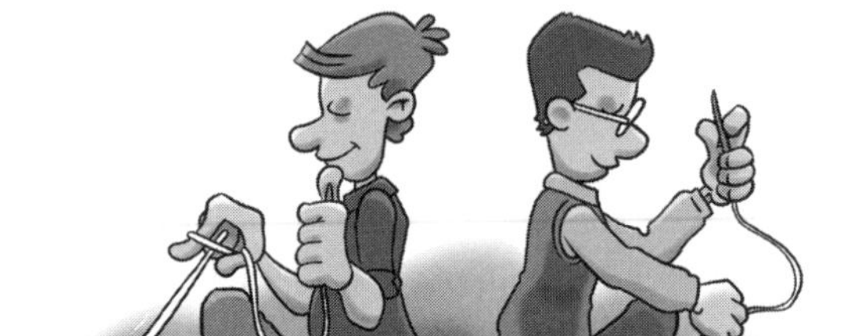

© Klaus Gehrmann

Marsha Linehan (1996a) betont, dass es „gerade die Stärke der Beziehung [in der DBT ist], die den Patienten (und manchmal auch den Therapeuten) in der Therapie hält. In bestimmten Zeiten kann die Stärke der Beziehung das einzige sein, was den Patienten am Leben erhält“ (S. 388). Weiter führt sie dazu aus: „Viele der DBT-Strategien sind nur dann effektiv, wenn sie sich auf eine positive Beziehung zwischen Patient und Therapeut stützen können" (S. 388). Die therapeutische Beziehung in der DBT stellt damit den Boden dar, auf dem sich Therapeut und Patient bewegen; sie ist gleichzeitig aber auch therapeutisches Instrument.

Zahlreiche der im Kapitel 3.5 aufgeführten therapeutischen Strategien verfolgen explizit beziehungsrelevante Aspekte. So stellen Validierungsstrategien die Basis des Beziehungsaufbaus dar. Dialektische Strategien sind für die Dynamik der Beziehung zuständig und die Kommunikationsstrategien sind das Vehikel der Veränderung auf Grundlage der Beziehung.

Eine gut funktionierende Beziehung in der DBT ist dadurch definiert, dass der Therapeut und der Patient miteinander tanzen („Playing Jazz"). Sie ist Leichtigkeit und Spannung zugleich; sie ist Akzeptanz und Veränderung in einem. Dabei ist der DBT-Therapeut der Coach des Patienten. Er wird von dem Patienten „gebucht". Damit das Arbeitsbündnis zustande kommen kann, muss der Therapeut aber im Vorfeld in aller Klarheit formulieren, unter welchen Bedingungen er überhaupt in der Lage ist, dem Patienten bei der Zielerreichung zu helfen. Umso klarer sich der Therapeut hierbei verhält, desto leichter fällt es dem Patienten, eine Entscheidung zu treffen. Nur wenn sich beide „Vertragsparteien" einig werden, kommt ein Arbeitsbündnis zustande. Das heißt, der Therapeut ist weder Vater noch Mutter des Patienten, die therapeutische Beziehung gibt es nicht bedingungslos. Nur für den Fall, dass die DBT und damit der Therapeut auch tatsächlich die Möglichkeit haben, wirksam zu helfen, kann die Therapie beginnen. Auch schon bei den frühen Verhandlungen um den Therapievertrag ist der Therapeut hierbei niemals abstinent. Ihm ist es nicht egal, ob der Patient dem Arbeitsbündnis zustimmt oder nicht. Und gerade weil ihm der Patient so wichtig ist, besteht er auf die Rahmenbedingungen. Weil er sich Sorgen machen würde, er Angst hätte, deswegen besteht er auf das Non-Suizid-Commitment, weniger, weil es dem Patienten damit besser gehen könnte.

Genau das Gegenteil wird nämlich am Anfang der Fall sein. Gibt der Patient seinen „Notausgang" auf, wird es ihm erst einmal schlechter gehen – zumindest so lange alternative, funktionalere Strategien noch nicht so gut helfen, wie alte, bewährte, aber dysfunktionale Strategien. Folglich nutzt der Therapeut diese Verhandlungen fortwährend, um das Beziehungsband noch enger zu knüpfen („Ich würde wirklich sehr gerne mit Ihnen zusammen arbeiten ..."), macht gleichzeitig aber auch deutlich, dass eine Zusammenarbeit nicht in jedem Fall zustande kommt („... aber leider ist das nur möglich, wenn Sie mir zusichern, dass Sie sich während der Therapiezeit nicht umbringen"). Die Beziehung in der DBT ist damit Boden (Struktur) und Nahrung (Beziehung mit dem Therapeuten) gleichermaßen. Es ist daher völlig normal, wenn der Patient beispielsweise das Non-Suizid-Commitment (vor allem zu Beginn der Therapie) zu einem überwiegenden Teil wegen des Therapeuten zusagt. Nur selten wird es Borderline-Patienten geben, die gleich zu Beginn der Therapie bereit sind, eine solche Zusage aus eigenem Werterleben zu leisten. Erst im Laufe der Therapie wird der Patient sich ggf. einen Wert zuschreiben, der eine solche Selbstfürsorge ermöglicht.

Verhaltenstherapeutisch betrachtet belohnt der Therapeut funktionales Verhalten über die Beziehung („Ich freue mich sehr, dass wir nun zusammenarbeiten können"), „bestraft" dysfunktionales Verhalten, indem er sich zurückzieht, indem der Kontakt kürzer und unangenehmer wird. Der Therapeut und das Konsultationsteam haben die Aufgabe, fortwährend darauf zu achten, beispielsweise dysfunktionales Verhalten des Patienten nicht über Zuwendung zu verstärken.

Gleichzeitig ist der Therapeut ein authentisches, menschliches Gegenüber. Er hat Grenzen und kann überfordert werden. Das ist gut so, denn auch der Therapeut ist ein menschliches Wesen. Insofern fungiert der Therapeut durch die Wahrnehmung und Verbalisierung seiner Grenzen auch als Modell des So-Mensch-Seins. Dies macht er dem Patienten immer dann deutlich, sollte eine solche Situation eintreten. Ohne Umschweife, direkt und offen („Ich habe bei unserem letzten Telefonat gemerkt, dass Sie zur Zeit zu häufig anrufen. Ich hatte mich richtig erschrocken und habe überlegt, ob ich überhaupt den Telefonhörer abnehmen möchte. Wollen Sie, dass ich mich so fühle? Was benötigen Sie, dass Sie Ihre Anzahl an Anrufen reduzieren können? Denn eigentlich telefoniere ich ja gerne mit Ihnen und ich fände es prima, wenn es dabei bleiben könnte!"). Demnach ist der Therapeut dafür zuständig, dass der Patient ihn ordentlich behandelt. Gleichzeitig bleibt der Therapeut immer wohlwollend, immer validierend, immer voller Mitgefühl, greift den Patienten nicht an. Er ist bereit, mit dem Patienten zusammen zu leiden, hält den Schmerz mit ihm zusammen aus, ohne diesen gleich beenden zu wollen. Er bedient das grundlegende Bedürfnis nach Zuwendung, Anerkennung und Angenommen-Werden.

Sollte der Therapeut aufgrund des Verhaltens des Patienten nachhaltig wütend sein, hat der Therapeut es versäumt, dem Patienten frühzeitig seine Grenzen mitzuteilen. Sollte dies einmal vorkommen, muss sich der Therapeut dafür entschuldigen. Und genau diese Entschuldigung ist es, die wiederum Beziehung stiftet. Es wird keinen Therapeuten geben, auch keinen DBT-Therapeuten, der keine Fehler macht. Die Kunst ist es, mit diesen Fehlern sorgsam umzugehen. Marsha Linehan (1996a) vergleicht einen Fehler mit einem Riss in einem Stück Stoff. Auch einem DBT-Therapeuten wird so etwas passieren, aber er ist derjenige, „der gut nähen kann und den Riss wieder gut repariert" (S. 390). Sollte der Therapeut allerdings nicht mehr in der Lage sein, zu einer wohlwollenden Haltung zurückzukehren, sind das Konsultationsteam und im Notfall eine Supervision wichtige Instanzen, die in Anspruch genommen werden müssen. Wenn all das gut funktioniert, dann fühlt sich die DBT wie ein gemeinsamer, spannungsgeladener Tanz an. Gerade die Hartnäckigkeit des Therapeuten ist es, die deutlich macht, wie wichtig der Patient dem Therapeuten ist. Dies bedeutet allerdings nicht, dass der Therapeut hartnäckig ist, weil ein nicht zustande gekommenes Therapiebündnis sein Ego verletzt; sondern, weil er gerne mit dem Patienten zusammenarbeiten möchte.

3.7 Fertigkeitentraining in der Gruppe

Auf das Fertigkeitentraining wird im Folgenden nur in aller Kürze eingegangen. Für detaillierte Informationen sei auf das Buch *Interaktives Skills-Training für Borderline-Patienten* (2. Auflage) von Martin Bohus und Martina Wolf (2013) verwiesen. Dort findet sich auch eine CD-ROM für Betroffene, die das Erlernen der Fertigkeiten sehr positiv befördern kann. Zusätzlich kann die aktualisierte Fassung des *DBT Skills Training Manuals* von Linehan hinzugezogen werden (Manual: Linehan, 2015a; Handouts and Worksheets: Linehan, 2015b).

„Das Fertigkeitentraining ist der Ton, aus dem der Einzeltherapeut und die Patientin eine Figur modellieren können" (Linehan, 1996b, S. 18). Damit ist gemeint, dass die in der Gruppe erlernten Fertigkeiten im Rahmen der Einzeltherapie in die erarbeiteten Lösungsanalysen und Handlungspläne eingebaut und zu einem sinnvollen Ganzen verbunden werden.

Die ambulante Fertigkeitengruppe („Skillsgruppe") wird von zwei Trainern geleitet. Keiner der beiden Trainer sollte, wenn es irgendwie machbar ist, gleichzeitig der Einzeltherapeut einer der Teilnehmer sein. Da das Fertigkeitentraining vor allem eine pädagogische Aufgabe verfolgt, nämlich die Vermittlung von Fertigkeiten, müssen die Fertigkeitentrainer keine ausgebildeten Psychotherapeuten sein. Die Arbeitsaufteilung der beiden Trainer ist klar geregelt: Einer der beiden Trainer unterrichtet, behält den roten Faden im Auge, ist eher veränderungsorientiert, der andere validiert, wenn notwendig, achtet auf die Gruppendynamik. Damit die beiden Trainer diese Aufgabenteilung einüben und trainieren können, sollten sie ihre Aufgabe in regelmäßigen Abständen wechseln. Das Fertigkeitentraining hat Workshop-Charakter, ähnlich einem Kurs an der Volkshochschule, Gruppendynamiken werden nur im äußersten Notfall thematisiert. Der Schwerpunkt liegt auf dem Lehren von Fertigkeiten. Interaktionelle Probleme werden durch das Anwenden von Fertigkeiten gelöst. Es soll eine experimentell-partnerschaftliche Atmosphäre entstehen.

Das Fertigkeitentraining beginnt nach der Unterzeichnung des hierfür spezifischen Behandlungsvertrages (vgl. „Behandlungsvertrag für das Fertigkeitentraining"). Voraussetzung hierfür ist zuvor die Unterzeichnung des Therapievertrages im Rahmen der Einzeltherapie. Der Behandlungsvertrag für die Fertigkeitengruppe beinhaltet neben den Behandlungszielen des Fertigkeitentrainings u. a. die Voraussetzungen für eine Teilnahme am Fertigkeitentraining, die Ausstiegsbestimmungen, die Bezahlmodalitäten, allgemeine Verhaltensregeln sowie Telefonnummern für etwaige Absagen und eine Entbindung der Schweigepflicht der behandelnden Therapeuten untereinander. Für Krisentelefonate stehen die Fertigkeitentrainer nicht zur Verfügung; dies ist Aufgabe des DBT-Einzeltherapeuten.

vgl. Vorlage „Behandlungsvertrag für das Fertigkeitentraining" auf der CD-ROM.

Die Teilnehmer verpflichten sich in der Regel zu zwei Durchläufen des Fertigkeitentrainings. Das Fertigkeitentraining endet einschließlich der Einzeltherapie, wenn der Patient entweder viermal hintereinander unabgemeldet fehlt oder an weniger als der Hälfte der Sitzungen pro Durchlauf teilnimmt. Der Patient kann frühestens nach einem halben Jahr über einen Neueinstieg in das Programm mit dem Behandlungsteam verhandeln.

Das Fertigkeitentraining findet im ambulanten Setting wöchentlich über ca. zwei Zeitstunden statt und besteht inhaltlich aus den fünf Modulen Innere Achtsamkeit, Umgang mit Gefühlen, Stresstoleranz, Zwischenmenschliche Fertigkeiten, Selbstwert und optional Umgang mit Sucht.

Bei einem Neubeginn einer Gruppe sollten die ersten beiden Sitzungen für Psychoedukation über Borderline-Persönlichkeitsstörungen, DBT, über das biosoziale Modell und für die Besprechung der Gruppenregeln reserviert werden. Es ist aber auch möglich, mit den einzelnen Patienten im Vorfeld des Fertigkeitentrainings einen Vorstellungstermin zu vereinbaren, in dessen Rahmen auch die Gruppenregeln besprochen werden.

Günstig ist, das Fertigkeitentraining so zu strukturieren, dass die Module Umgang mit Gefühlen, Stresstoleranz, interpersonelle Fertigkeiten, Selbstwert und Umgang mit Sucht jeweils durch zwei Sitzungen Achtsamkeit getrennt werden. So wird zum einen die Wichtigkeit von Achtsamkeit betont – Achtsamkeit stellt die Basis für alle anderen Module dar –, zum anderen entsteht die Möglichkeit, Achtsamkeit immer wieder zu üben. Eine Betroffene formulierte einmal den sehr treffenden Satz: „DBT ohne Achtsamkeit ist wie ein Pilot ohne Flugzeug.“ Da es sich beim Fertigkeitentraining um halboffene Gruppen handelt, findet ein stetiger Wechsel der Teilnehmer-Besetzung statt. Die Achtsamkeitsblöcke sind dafür vorgesehen, dass neue Patienten einsteigen und Patienten, die das Fertigkeitentraining durchlaufen haben, ausscheiden können.

Das Fertigkeitentraining beginnt mit einer kurzen Achtsamkeitsübung, die zunächst von den Trainern angeleitet wird, später in die Verantwortung der Teilnehmer übergeben wird. In der ersten Hälfte der Gruppensitzung werden die Skills-Wochenprotokolle (vgl. Vorlage „Fertigkeiten-Wochenprotokoll“) und die darin dokumentierten Hausaufgaben besprochen.

vgl. Vorlage „Fertigkeiten-Wochenprotokoll“ auf der CD-ROM.

Nach einer kurzen Pause werden von den Trainern neue Fertigkeiten vermittelt. Das Fertigkeitentraining endet mit einem „wind down“, einer Schlussübung, die geeignet ist, eine etwaig bei den Teilnehmern vorhandene Spannung zu reduzieren. Gute Erfahrungen haben wir mit dem Hören von geeigneter Musik gemacht, die von den Teilnehmern mitgebracht werden kann. Es kann aber auch ein Blitzlicht durchgeführt werden, in dessen Verlauf alle Teilnehmer ein Ereignis berichten, das ihnen während des Fertigkeitentrainings positiv aufgefallen ist.

Der nachfolgende Kasten liefert eine kurze Beschreibung der einzelnen Module des Fertigkeitentrainings.

Module des Fertigkeitentrainings

- Im Modul *Innere Achtsamkeit* lernen die Patienten die Fertigkeiten Wahrnehmen, Beschreiben, Teilnehmen sowie ein nicht bewertendes, konzentriertes und wirkungsvolles Denken und Handeln. Hier sind unschwer die Einflüsse des Zen zu entdecken. Ziel ist es, Bewusstheit im Alltag zu erreichen und mehr Steuerungsmöglichkeiten über sich selbst zu erlangen. Teilnahme und Distanz, Gefühl und Verstand sollen miteinander in Einklang gebracht werden.
- Im Modul *Zwischenmenschliche Fertigkeiten* werden die Basisfertigkeiten Orientierung auf ein Ziel, Orientierung auf die Selbstachtung und Orientierung auf die Beziehung vermittelt. Faktoren, die die soziale Kompetenz beeinträchtigen und solche, die sie befördern, werden identifiziert. Förderliche Selbstaussagen werden erarbeitet. Ziel ist es, zu vermitteln, dass Patienten auf eigene Wünsche, Ziele und Meinungen bestehen können und dabei sowohl von anderen Menschen respektiert werden als auch die eigene Selbstachtung aufrechterhalten können.
- Im Modul *Umgang mit Gefühlen* wird vermittelt, dass Gefühle (auch solche, die als unangenehm erlebt werden) eine Funktion und eine Bedeutung haben. Fertigkeiten wie Beobachten, Beschreiben und Verstehen von Gefühlen (VEIN AHA), emotionale Verwundbarkeit verringern (ABC-gesund), Schritte in Richtung angenehmer Gefühle, emotionales Leiden loslassen und dem Gefühl entgegengesetzt handeln werden besprochen und geübt. Ziel ist, Gefühle in ihren Bedeutungen und Auswirkungen verstehen und akzeptieren zu lernen. Das Vertrauen in die eigene Gefühlswelt soll erhöht werden. Die Patienten sollen primäre von sekundären Gefühlen unterscheiden lernen.

- Im Modul *Stresstoleranz* lernen die Patienten, Krisen auszuhalten (StressTOLERANZ!) und aversive Spannungszustände zu reduzieren. Vermittelte Techniken sind beispielsweise sich durch starke sensorische Reize ablenken (Eiswürfel, Ammoniak, sich kaltes Wasser über den Kopf laufen lassen usw.), Pro und Contra (welche Argumente sprechen für SVV, welche dagegen), Akzeptieren der Realität, Atemübungen, „Leichtes Lächeln" und Achtsamkeitsübungen. Ein weiteres Ziel ist es, zu lernen, unangenehme Ereignisse und Gefühle zu ertragen, wenn sich die Situation nicht verändern lässt (radikale Akzeptanz).
  Die Patienten werden angeleitet, sich einen individuellen Notfallkoffer einzurichten, in dem wichtige Utensilien für Stresstoleranz-Fertigkeiten aufbewahrt werden. Kärtchen, auf denen die hilfreichsten Fertigkeiten eingetragen sind, sollten die Patienten stets bei sich tragen.
- Im Modul *Selbstwert* lernen die Patienten, einen „Waffenstillstand" mit sich selbst zu schließen, Frust auszubalancieren, sich selbst auch einmal auf die Schulter zu klopfen und zu „Inseln". „Inseln" ist ein Akronym, das Skills beschreibt, die den Patienten in die Lage versetzen sollen, auf sich selbst und auf sein Wohlbefinden zu achten, mit seiner gegenwärtigen Situation zu experimentieren und dann eine neue Situation herzustellen, die für den Teilnehmer mit mehr Wohlgefühl oder mehr Lebensqualität verbunden ist. Das Modul *Selbstwert* endet mit der Besprechung und dem Verändern von den Selbstwert betreffenden Grundannahmen.
- Das optionale Modul „Umgang mit Sucht" kann in einem Suchtbehandlungskontext entweder als eigenständiges Modul mit in das Fertigkeitentraining übernommen werden oder es können einzelne Fertigkeiten in das Modul „Stresstoleranz" integriert werden. Hier lernen Patienten wie sie mit Suchtdruck umgehen, Risikosituationen vermeiden, sich in Richtung Abstinenz entwickeln und ambulante Strukturen der Suchtbehandlung nutzen können. Vermittelte Fertigkeiten sind z. B.: Urge Surfing (das Verlangen nach einer Substanz als Welle wahrnehmen und auf dieser Welle surfen), Entwaffne Deinen Feind (Risikofaktoren und Frühwarnzeichen für drohenden Konsum frühzeitig erkennen und sich schützen), Craving-Protokoll (Auslöser, Gedanken, Gefühle usw. in Risikosituationen protokollieren), Brücken zum Konsum abbrechen, Erfolgreich scheitern (wie auf einen Rückfall reagieren), und Astrein (welche Suchtbehandlungsstrukturen können Patienten nutzen).

Die Inhalte des Fertigkeitentrainings sind im Buch von Bohus und Wolf (2013) sehr gut und umfassend dargestellt. Informations- und Arbeitsblätter ergänzen das Manual. Die Arbeitsaufteilung zwischen Einzeltherapeuten und Fertigkeitentrainern ist so geregelt, dass die Einzeltherapeuten für den Motivations- und Commitmentaufbau, die Besprechung der aufgetretenen Schwierigkeiten, des gezeigten therapiestörenden Verhaltens und für die Generalisierung und den Transfer der gelernten Fertigkeiten in den Alltag zuständig sind. Die Einzeltherapeuten betrachten damit die Probleme der Patienten „durch die Brille der Skills" (Stiglmayr et al., 2002).

Die Teilnehmer sitzen entweder im Stuhlkreis oder an einem Tisch. Der Raum sollte so gewählt sein, dass die Patienten wie auch die Trainer Blickkontakt miteinander halten können. Die Trainer sollten sich gegenüber sitzen. Sitzen die Teilnehmer an Tischen, unterstreicht dies den Workshop-Charakter. Der Raum sollte mit einer Flipchart und einer Kamera ausgestattet sein.

Umgang mit möglichen Problemen

Es steht keine Einzeltherapie zur Verfügung. Gelegentlich besteht zwar die Möglichkeit, an einer Fertigkeitengruppe, nicht aber an einer (DBT-)Einzeltherapie teilzunehmen. In einem solchen Fall sollte die Teilnahme an der Fertigkeitengruppe trotzdem ermöglicht werden. Voraussetzung ist jedoch, dass die Interessenten eigenverantwortlich in der Lage sind, alle Auflagen des Fertigkeitentrainings zu erfüllen (z. B. Erstellen von Hausaufgaben, Krisenmanagement). Es kann vereinbart werden, dass die Fertigkeitentrainer für diese Patienten zusätzlich auch für Krisentelefonate zur Verfügung stehen. Zudem sollte im Behandlungsvertrag zum Fertigkeitentraining ein Non-Suizid-Commitment mit aufgenommen werden.

Es steht keine DBT-Einzeltherapie zur Verfügung. Besuchen die Interessenten bereits eine nicht DBT-spezifische Einzeltherapie, sollte ihnen auch in diesem Fall der zusätzliche Besuch des Fertigkeitentrainings ermöglicht werden. Wünschenswert ist, dass Fertigkeitentrainer und Einzeltherapeut sich regelmäßig austauschen. Der Einzeltherapeut sollte, falls Probleme im Fertigkeitentraining auftreten, den Patienten bei der Lösung derselben unterstützen. Unterstützt der Therapeut allerdings die Teilnahme am Fertigkeitentraining nicht oder arbeitet sogar konkret dagegen an, kann dies für den Patienten zu einer erheblichen Zerreißprobe werden. Aufgabe des Fertigkeitentrainers kann es dann sein, den Patienten mit konkreten Fertigkeiten zu versorgen, um mit dieser Situation zurechtzukommen. Auch können, wenn dies von Seiten des Patienten gewünscht wird, Fertigkeiten vermittelt werden, die dabei helfen, den Therapeuten von der Notwendigkeit und Nützlichkeit des Fertigkeitentrainings zu überzeugen. Sollte in der Einzeltherapie kein Non-Suizid-Commitment geschlossen worden sein, sollte dies im Rahmen des Behandlungsvertrags zum Fertigkeitentraining nachgeholt werden.

Es steht keine Fertigkeitengruppe zur Verfügung. Vor allem in ländlichen Regionen steht häufig keine Fertigkeitengruppe zur Verfügung. Dann sollten die Fertigkeiten in der Einzeltherapie vermittelt werden. Dabei hat es sich bewährt, für die Vermittlung der Fertigkeiten einen separaten Termin zu vereinbaren, z. B. alle zwei bis drei Wochen eine zusätzliche Stunde in der Woche. Dieses Vorgehen erleichtert die Trennung von Prozessen, die in der Einzeltherapie fokussiert werden müssen und der eher pädagogisch orientierten Fertigkeitenvermittlung. Als hilfreich hat es sich erwiesen, wenn die Vermittlung der Fertigkeiten an einem anderen Ort als die Einzeltherapie stattfindet.

Die Fertigkeitentrainer können nicht am Konsultationsteam teilnehmen. Können die Fertigkeitentrainer nicht am regelmäßig stattfindenden Konsultationsteam teilnehmen, müssen andere Möglichkeiten eines Austausches gefunden werden. Beispielsweise könnten die Fertigkeitentrainer jeweils im Anschluss an ein stattgefundenes Training einen Kurzbericht über die vermittelten Inhalte sowie besondere Vorkommnisse an die Einzeltherapeuten per E-Mail verschicken.

Finanzierungsmöglichkeiten

Häufig stellt die Finanzierung der Fertigkeitengruppe ein Problem dar. Generell besteht die Möglichkeit, dass die Finanzierung des Fertigkeitentrainings zusammen mit der Einzeltherapie von der Krankenkasse übernommen wird. Allerdings werden Einzeltherapie und Fertigkeitentraing in diesem Fall dann gemeinsam veranschlagt. Diese Form der Umsetzung ist häufig nicht praktikabel, da in diesem Fall zu wenige Stunden für die Einzeltherapie verbleiben. Nachfolgend werden die häufigsten Möglichkeiten der Finanzierung kurz aufgelistet. Ausführlichere Auskünfte können Patienten in der Regel von den Fertigkeitentrainern oder den jeweils zuständigen Institutionen erhalten:

- Der Patient trägt die Kosten für das Fertigkeitentraining selbst.
- Die Kosten werden im Rahmen des persönlichen Budgets übernommen (SGB IX).
- Die Kosten werden in einer Sonderregelung zusätzlich zur Einzeltherapie von der Krankenkasse übernommen.
- Das Fertigkeitentraining wird im Rahmen einer ergotherapeutischen Leistung angeboten und entsprechend abgerechnet.
- Das Fertigkeitentraining wird im Rahmen einer psychiatrischen Institutsambulanz (PIA) angeboten.
- Das Fertigkeitentraining wird im Rahmen einer Institution für die dort zu versorgenden Patienten angeboten und steht zusätzlich anderen Patienten offen.

3.8 Die therapeutische Adhärenz in der DBT

Die WHO hat 2003 auf die Relevanz der Adhärenz in der Langzeitbehandlung von Erkrankungen und psychischen Störungen hingewiesen (WHO, 2003). Adhärenz bezeichnet der WHO zufolge das Ausmaß der Übereinstimmung des Verhaltens einer Person (z. B. Medikamenteneinnahme) mit den vereinbarten Empfehlungen eines Behandelnden des Gesundheitsversorgungssystems. Adhärenz kann sich hierbei auf den Behandler (Therapeuten) wie auch auf den Empfänger (Patienten) beziehen.

Zur Überprüfung der therapeutischen Adhärenz im Rahmen der DBT wurde die DBT Adherence Coding Scale (DBT ACS) auf der Grundlage der im Kapitel 3.5 vorgestellten therapeutischen Strategien entwickelt (Linehan & Korslund, 2003). Die Skala erfasst Ausmaß und Kompetenz der DBT-Anwendung, nicht jedoch den generellen Kompetenzstand des Therapeuten. Sie besteht aus 66 Items, unterteilt in 12 Subskalen. Im DBT

ACS-Manual findet sich für jedes Item eine genaue Beschreibung, einschließlich klarer Codierungsrichtlinien. Für jedes Item muss ein Wert zwischen 0 und 5 angegeben werden, wobei ein Wert ab 4 die adhärente Anwendung einer Strategie markiert. Der Wert 0 bedeutet, dass eine bestimmte Strategie nicht angewendet wurde und auch nicht angewendet werden sollte. Ein Wert zwischen 1 und 3 bedeutet, dass eine Strategie, welche hätte angewendet werden sollen, nicht oder nur unzureichend zur Anwendung kam. Ein Wert von 5 bedeutet, dass die Strategie nicht besser hätte umgesetzt werden können.

Die Adhärenzbestimmung findet durch ausgebildete Rater im Anschluss an die Sichtung einer mit Video aufgezeichneten Therapiesitzung statt. Nachdem der Rater jedem Item einen Wert zwischen 0 und 5 beigemessen hat, wird ein Gesamtwert durch die Berechnung des arithmetischen Mittels über alle in den Subskalen ermittelten Mittelwerte bestimmt. Dieses Vorgehen gilt sowohl für die Einzeltherapie wie auch für die Fertigkeitengruppen. Der endgültige Adhärenzwert berechnet sich aus dem Mittelwert der Adhärenz der Einzeltherapie sowie dem Mittelwert der Adhärenz der Fertigkeitengruppe.

Kapitel 4

Beschreibung der Therapiedurchführung

Nachfolgend wird der Verlauf einer ambulanten DBT exemplarisch anhand eines prototypischen Falles dargestellt.

Fallbeispiel: Lara S., 22 Jahre

Spontan berichtete Problematik. Die 22-jährige Lara S. stellte sich mit folgendem Beschwerdebild vor: Sie leide unter extremen Stimmungsschwankungen und aversiven Spannungszuständen. Sie verletze sich regelmäßig mit Rasierklingen, vorzugsweise am linken Unterarm. Die Verletzungen müssten jedes Mal chirurgisch versorgt werden. Zuletzt habe sie sich vergangene Woche selbst verletzt. Meist komme sie immer ganz gut über den Tag, abends würde es ihr deutlich schlechter gehen. Sie habe dann sehr hohe Spannungszustände, habe dann Gedanken wie: „Ich habe es nicht verdient, dass es mir besser geht", „Ich halte das alles nicht mehr aus." Bei hohen Anspannungszuständen erlebe sie häufig dissoziative Symptome, allen voran Depersonalisationsphänomene. Sie habe schon immer Schwierigkeiten mit Beziehungen gehabt, neige zu einem ausgeprägten Schwarz-Weiß-Sehen. Im Zentrum ihrer Beschwerden sieht die Patientin ihre massiven Ängste vor dem Alleinsein. Sie könne sich dann nicht mehr spüren, fühle sich verlassen und sinnentfremdet. Die Patientin berichtet außerdem von einer massiven Identitätsstörung; sie wisse manchmal nicht, wer sie eigentlich sei. Vor fünf Jahren habe sie für ein halbes Jahr eine anorektische Phase durchlebt. Noch heute würden sich in Zeiten, in denen sie sich nicht verletzte, ihre Spannungszustände auf das Essen „verlagern". Sie esse dann deutlich weniger. Mehrmals in der Woche „kippe sie um", da sie zu wenig getrunken habe (max. ein Glas/Tag). Außerdem habe sie Flashbacks und Alpträume, vermeide es, im Dunkeln rauszugehen. Sie habe häufig Suizidgedanken, vor vier Monaten habe sie einen Suizidversuch mit Tabletten unternommen, wovon sie allerdings niemanden etwas erzählt habe. Es sei „leider" nichts weiter passiert. Alkohol- und Drogenkonsum werden verneint.

Kontakt. Frau S. wirkt im Kontakt sehr zurückhaltend und verunsichert, jedoch freundlich und aufmerksam.

Soziale Situation. Seit einem halben Jahr wohne sie in einer betreuten Wohnung. Zweimal in der Woche komme der Betreuer, um sie in alltäglichen Dingen zu unterstützen. Sie befinde sich seit einem Jahr in einer Partnerschaft, die durch viele Beziehungsabbrüche gekennzeichnet ist. Aktuell sei sie krankgeschrieben. Sie habe eine abgeschlossene Ausbildung zur Erzieherin, habe in diesem Beruf jedoch nie gearbeitet. Sie habe wenige Freundinnen, mit denen sie sich nur sehr selten treffe.

Medikation zu Behandlungsbeginn. Nach Bedarf 2,5 mg Lorazepam; seit 3,5 Monaten sei sie mit 20 mg Citalopram mediziert.

Behandlungsziel. Als übergeordnetes Behandlungsziel gibt Frau S. an, dass sie gerne in der Lage wäre, ihr Leben eigenständiger zu gestalten, sich besser unter Kontrolle zu haben. Hierzu zählt für Frau S. insbesondere das Nachgehen einer regelmäßigen Arbeit sowie das Führen einer normalen Partnerschaft.

Primärfamilie. Die Mutter von Frau S. sei „sehr extrem", könne einerseits „sehr viel Liebe geben", könne aber auch sehr zurückweisend sein. Sie müsse ständig die Patientin kontrollieren, respektiere ihre Grenzen nicht. Sie könne verbal sehr verletzend sein, sage dann z. B.: „Womit habe ich dich nur verdient?" Den Vater beschreibt die Patientin als jähzornig, unberechenbar, als jemanden, der die Wut gerne an anderen auslasse. Er habe die Mutter häufig geschlagen, habe der Patientin zu verstehen gegeben, dass sie für ihn „das Letzte" sei. Die Patientin könne sich an einen sexuellen Übergriff des Vaters im ca. fünften Lebensjahr erinnern. Möglicherweise sei dies aber nicht der einzige Missbrauch seitens des Vaters gewesen. Die Mutter von Frau S. habe sich vom leiblichen Vater getrennt, als die Patientin acht Jahre alt gewesen sei. Seitdem habe die Mutter wechselnde Partnerschaften gehabt; von manchen Männern sei sie auch geschlagen worden, wobei ihre Mutter nur selten eingegriffen habe.

Einzig ihre Großmutter mütterlicherseits habe sich liebevoll um sie gekümmert.

Schulische und berufliche Entwicklung. In der Schule habe sich Frau S. stets sehr angestrengt, habe gute Leistungen erbracht. Sozial sei sie Außenseiterin gewesen, sei häufig wegen ihres zurückgezogenen Verhaltens ausgegrenzt worden. Im Anschluss an den Realschulabschluss mit 16 Jahren habe sie bis zum 19. Lebensjahr eine Ausbildung zur Erzieherin absolviert. Die Arbeit mit den Kindern habe sie sehr angestrengt. Im Anschluss an die Ausbildung habe sie sich nicht vorstellen können, weiter in diesem Beruf tätig zu sein. Sie habe jedoch auch keine Ideen über mögliche Alternativen.

Störungsanamnese. Frau S. gibt an, schon immer Probleme mit Nähe gehabt zu haben. Gleichzeitig habe sie jedoch auch nicht allein sein können. Mit Beginn der Pubertät sei sie häufiger von zu Hause abgehauen. Sie habe angefangen, „sich zu hassen", als sie sich mit 13 Jahren in einem Spiegel gesehen habe. Sie habe sich als widerlich, eklig und abstoßend empfunden. Sie habe angefangen, sich selbst zu verletzen, indem sie sich gekratzt habe. Später habe sie angefangen, sich mit Rasierklingen zu schneiden. Ihre Gefühle erlebe sie seit dieser Zeit als sehr unkontrollierbar, sie habe ständig unter Spannung gestanden. Zeitgleich habe sie begonnen, eine Magersucht zu entwickeln. Nur hier habe sie den Eindruck gehabt, über sich Kontrolle zu haben. Insgesamt habe Frau S. drei Suizidversuche unternommen; erstmalig mit 17 Jahren, dann mit 19 Jahren und zuletzt vor vier Monaten. In allen drei Fällen waren interaktionelle Krisen vorausgegangen.

Vorbehandlungen. Die Problematik bestehe schon seit langer Zeit, sei aber in den letzten Jahren schlimmer geworden. Mit 17 Jahren habe sie wegen der Magersucht eine Verhaltenstherapie über ein Jahr aufgesucht, was ihr sehr geholfen habe. Seitdem esse sie wieder weitgehend normal. Während ihrer Ausbildungszeit habe sie sich auf einmal nicht mehr bewegen können, habe sich wie ein Zombie gefühlt, zwei Tage durchgeweint. Anschließend sei sie wegen einer Depression erstmalig stationär behandelt worden. Zwei Jahre später, am Ende der Berufsausbildung, sei sie aufgrund ihrer Perspektivlosigkeit so verzweifelt gewesen, dass sie versucht habe, sich die Pulsadern aufzuschneiden. Daran habe sich ein zweiter stationärer Aufenthalt angeschlossen. Seit ihrem 20. Lebensjahr habe sie sich noch dreimal stationär aufnehmen lassen müssen, zumeist wegen Suizidalität und Depressionen. Zuletzt sei sie vor zwei Monaten im Rahmen einer Beziehungskrise stationär gewesen. Vor drei Jahren habe sie im Anschluss an einen Suizidversuch erstmals die Diagnose einer Borderline-Persönlichkeitsstörung (BPS) erhalten. Seitdem konsumiere sie in Krisen Lorazepam, durchschnittlich einmal die Woche.

Diagnosen: Borderline-Persönlichkeitsstörung (BPS), Posttraumatische Belastungsstörung (PTBS).

In der nachfolgenden Beschreibung der Therapiedurchführung finden sich immer wieder beispielhafte therapeutische Sequenzen. Wann immer eine konkrete DBT-Strategie zur Anwendung kommt, haben wir diese entsprechend gekennzeichnet. Kapitel 3.5 kann entnommen werden, was der Inhalt und der Zweck der aufgeführten Strategie ist. Zur besseren Orientierung finden Sie auf der CD-ROM einen Überblick über sämtliche DBT-Strategien (vgl. Vorlage „Übersicht über die DBT-Strategien). Mit diesem Vorgehen möchten wir gewährleisten, die Anwendung der DBT für den Leser transparenter zu machen und damit den Transfer in die Praxis zu erleichtern.

vgl. Vorlage „Übersicht über die DBT-Strategien" auf der CD-ROM.

Da es sich in dem prototypischen Fall, der der Therapiebeschreibung exemplarisch zugrunde liegt, um eine Frau handelt, wird nachfolgend, wenn es sich um einen Einzelpatienten handelt, das feminine Genus benutzt. Davon ausgenommen sind allgemeine Empfehlungen, die im nachfolgenden Kapitel aufgeführt sind.

Zu Beginn eines jeden Unterkapitels haben wir Dos und Don'ts aufgelistet. Diese stellen einfache Handlungsanleitungen dar, die sich auf das jeweils nachfolgende Unterkapitel beziehen und sollen die praktische Umsetzbarkeit erleichtern. Zusätzlich haben wir in Formen von Merkesätzen spezifische Handlungsanweisungen zu bestimmten Themen formuliert, welche die Essenzen für das therapeutische Handeln herausstellen. Schließlich finden sich immer wieder kurze, unserer Erfahrung nach aber maßgebliche Informationen.

Die Abfolge und die Anzahl der Sitzungen stellen Empfehlungen auf der Grundlage eines typischen Therapieverlaufs dar. Es ist durchaus möglich, dass in Abhängigkeit vom Setting, der Patientin/dem Patienten wie auch deren/dessen Probleme der Ablauf angepasst werden muss. Allerdings hat es sich bewährt, unabhängig davon, ob die Therapie über die Krankenkasse abgerechnet oder privat finanziert wird, den inhaltlichen Ablauf weitgehend beizubehalten. Sind unterschiedliche Vorgehensweisen möglich, werden diese aufgezeigt (z. B. Bedingungs- und Verhaltensanalyse vs. Kettenanalyse).

Auf die konkrete Vermittlung und Umsetzung spezifischer Fertigkeiten wird nur am Rande eingegangen; zu umfangreich sind der Fundus verfügbarer Fertigkeiten sowie die Besonderheit ihrer Anwendung. Wir verweisen aus diesem Grund explizit auf das Buch von Bohus und Wolf (2013).

Dos und Don'ts – Generelle Empfehlungen für den Umgang mit Borderline-Patienten

Dos:

- Seien Sie stets Sie selbst.
- Seien Sie neugierig, aber nicht um Ihrer selbst willen.
- Begegnen Sie dem Patienten wertschätzend und mitfühlend.
- Versuchen Sie, den Patienten zu verstehen, besonders auch dann, wenn Ihnen das Verhalten des Patienten fremd erscheint oder gegen Sie gerichtet ist. Hören Sie genau zu.
- Sprechen Sie Ihre eigene Befindlichkeit an, bevor der Patient diese auf sich selbst bezieht.
- Je unstrukturierter der Patient, desto strukturierter sollten Sie sein.
- Bleiben Sie auch bei hohen Spannungszuständen des Patienten ruhig.
- Sprechen Sie die therapierelevanten Emotionen des Patienten immer, sofort und direkt an.
- Validieren Sie die Emotionen des Patienten, wann immer sinnvoll.
- Gehen Sie mit Ihren Fehlern offen um; entschuldigen Sie sich, wann immer angebracht.
- Achten Sie auch auf kleinste Veränderungen (z. B. in Gestik und Mimik). Wann immer sinnvoll, sprechen Sie diese Veränderungen direkt an.
- Begrüßen Sie Ihren Patienten direkt und freundlich. Schauen Sie ihn an und drücken Sie Ihre Freude aus, dass er da ist.

Don'ts:

- Versuchen Sie nicht, sich hinter Ihrer therapeutischen Rolle zu verstecken.
- Verlieren Sie niemals das Therapieziel aus den Augen. Lassen Sie sich nicht (ausschließlich) von den aktuellen Krisen leiten.
- Geraten Sie angesichts der starken Spannungen im Raum nicht in Panik.
- Haben Sie keine Angst vor den Emotionen des Patienten.
- Nehmen Sie Kritik und Feindseligkeit nicht persönlich.

Marsha Linehan (1996a, S. 389): „If you cannot stand the heat, don't go in the kitchen."

4.1 Die ersten 1 bis 5 Sitzungen (probatorische Sitzungen)

Dos und Don'ts

Dos:

- Seien Sie besonders aufmerksam, gehen Sie auf den Patienten aktiv zu.
- Begegnen Sie dem Patienten mit Mitgefühl und Wertschätzung.
- Unterbrechen Sie längere Schweigesequenzen seitens des Patienten (es kann sein, dass der Patient dissoziiert).
- Geben Sie dem Patienten „Raum", um anzukommen, bei gleichzeitig ausreichender Strukturierung, um die notwendigen Informationen einzuholen.
- Geben Sie dem Patienten die Möglichkeit, auch Sie kennenzulernen. Bieten Sie dem Patienten an, dass auch er Fragen stellen darf. Machen Sie deutlich, dass Sie in der Lage sind, zu entscheiden, welche Fragen Sie beantworten möchten und welche nicht.
- Die probatorischen Sitzungen dienen der Problem- und Zieleruierung, weniger der therapeutischen Intervention. Sie haben noch kein Commitment für eine Therapie!

Don'ts:

- Machen Sie keine oder falls notwendig, nur wenige therapeutische Interventionen (z. B. bei akuter, drängender Suizidalität).

Die ersten drei bis fünf Sitzungen finden im ambulanten Kontext in der Regel im Rahmen von probatorischen Sitzungen statt. Sie dienen dem

Aufbau der therapeutischen Beziehung, dem Erheben sowie Vermitteln therapierelevanter Informationen. Spätestens in der dritten Sitzung sollte prinzipielle Einigkeit bestehen, ob eine fruchtbare Arbeitsbeziehung möglich ist. Diese ist gegeben, wenn der Therapeut der Überzeugung ist, dass er mit seinen zur Verfügung stehenden therapeutischen Fertigkeiten der Patientin helfen kann, ihr Ziel zu erreichen und beide eine ausreichende Sympathie füreinander empfinden. Können sich beide oder einer von beiden eine weitere Zusammenarbeit nicht vorstellen, sollte dies offen, wenngleich einfühlsam kommuniziert werden. Spätestens im Anschluss an die fünfte Sitzung stellt der Therapeut einen Antrag auf Bewilligung der Therapie bei der zuständigen Krankenkasse. Sollte die Therapie privat finanziert werden, empfiehlt sich strukturell ein ähnliches Vorgehen.

Information:

Ziel der ersten ca. fünf Therapiesitzungen ist abzuklären, ob eine gemeinsame Therapie überhaupt sinnvoll und möglich ist.

Erste Therapiesitzung

Entscheidend für einen guten Beziehungsaufbau ist die *erste Therapiesitzung*. Die meisten Patienten kommen mit dem tiefen Bedürfnis nach Fürsorge und Bestätigung sowie mit dem tiefen Wunsch einer korrigierenden, liebenden Beziehungserfahrung. Stattdessen haben viele Patienten, auch im therapeutischen Kontext, negative Vorerfahrungen gemacht. Sie haben eine nachvollziehbare und begründete Angst vor Ablehnung und vor Unverständnis. Eine validierende und mitfühlende Grundhaltung des Therapeuten ist damit die Basis einer jeglichen Zusammenarbeit. Um der Patientin ein „sanftes Ankommen“ zu ermöglichen, kann es hilfreich sein, mit ein paar wenigen alltäglichen Fragen zu beginnen, z. B. ob die Patientin den Weg zur Praxis gut gefunden hat, ob sie etwas trinken möchte. Auch die Äußerung des Therapeuten, dass er sich freut, dass die Patientin da ist, kann angebracht sein:

„Schön, dass Sie da sind!“

Hohe Anspannungszustände machen die ohnehin anstrengende Situation für die Patienten häufig noch schwieriger. Da bei Unsicherheit und hohen Anspannungszuständen eine fehlende Struktur des Therapeuten sich sehr negativ auswirkt, ist es bei aller Freundlichkeit gleichzeitig notwendig, mit großer Klarheit aufzutreten; der Therapeut ist wie ein Leuchtturm im Sturm. Ist die Anspannung der Patientin spürbar, sollte diese direkt angesprochen werden.

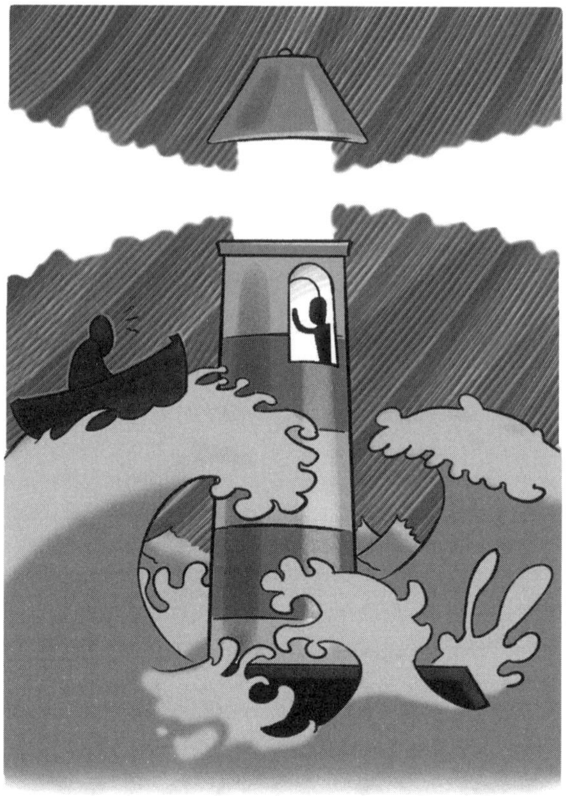

© Klaus Gehrmann

Beispieldialog: Erstgespräch

Th.: Sind Sie gerade angespannt? [P8,V3]
P.: Ja.
Th.: Wie stark denn? [P8]
P.: Es geht.
Th.: Der erste Kontakt ist immer anstrengend, oder? Man weiß ja immer nicht, an wen man gerät. [V5, V6]
P.: Ja, das stimmt.
Th.: Fühlen Sie sich in der Lage, dass wir trotzdem anfangen können? [P8]
P.: Hmhm.
Th.: Wenn es nicht mehr geht, sagen Sie dann einfach Bescheid! Ok? [L7, L8.5]
P.: Ok.
Th.: Erzählen Sie doch mal, was führt Sie denn zu mir? [V1]

Mit dem Ansprechen der Spannung gibt der Therapeut zu verstehen, dass er an der Patientin interessiert ist, dass er orientiert ist und dass er vor sehr emotionalen Zuständen keine Angst hat.

Merke:

Der therapeutische Stil in der DBT ist durch Wärme, Zugewandtheit und Engagiertheit gekennzeichnet. Bringen Sie diese Grundhaltung direkt und aktiv zum Ausdruck, solange der Patient funktionales Verhalten zeigt.

Unter diagnostischen Gesichtspunkten kann es interessant sein, erst einmal abzuwarten, ob und was die Patientin von sich aus berichtet. Neigt die Patientin beispielsweise dazu, ausschweifend und eher unstrukturiert zu erzählen, sollte sie entsprechend begrenzt und geführt werden. Für manche Patienten ist es allerdings schwierig, von sich aus zu berichten. Dann sollte der Therapeut konkrete Fragen nach den aktuellen Problemen und Therapiezielen stellen. Empfehlenswert ist, dass der Therapeut sich für dieses Vorgehen vorher das Einverständnis von der Patientin einholt:

- „Wollen Sie lieber, dass ich die Fragen stelle?"
- „Zögern Sie nicht, mir Bescheid zu sagen, wenn Sie bestimmte Fragen nicht oder noch nicht beantworten wollen."

Typische Problembereiche können dem geschilderten Fall Lara S. (vgl. Kapitelanfang) entnommen werden. Es kann sinnvoll sein, sich bereits in der ersten Stunde nach den Werten der Patientin zu erkundigen; zumeist stellt diese Frage jedoch eine Überforderung dar (vgl. hierzu die dritte Therapiesitzung). Dann sollte diesem Thema zu einem späteren Zeitpunkt nachgegangen werden. Schließlich sollten noch die aktuelle Wohn- und Arbeitssituation sowie die sozialen Rahmenbedingungen erfasst werden. Zum Abschluss der ersten Stunde ist es angebracht, die Patientin zu fragen, wie ihre Verfassung am Ende der Stunde im Vergleich zu Beginn der Sitzung ist und ob sie noch Fragen an den Therapeuten hat. Hierbei sollte sich der Therapeut bemühen, auch persönliche Fragen zu beantworten, sofern sie innerhalb seiner Grenzen liegen. Fragen zum Therapieablauf sollten ebenfalls kurz, aber informativ beantwortet werden.

Beispieldialog: Informationen zum Therapieverlauf

P.: Und wie sieht denn dann die Therapie konkret aus?

Th.: Sie meinen die DBT?

P.: Ja. Man sagte mir ja, dass die mir am besten helfen soll.

Th.: Haben Sie denn davon schon mal was gehört? [P8]

P.: Vieles. Aber so richtig ein Bild kann ich mir noch nicht machen.

Th.: Soll ich Ihnen dazu ein wenig erzählen? [L8.5]

P.: Ja.

Th.: Die DBT ist von Marsha Linehan in den frühen 1980ern entwickelt worden. Linehan war selbst Borderlinerin. Die DBT zeichnet sich dadurch aus, dass wir versuchen, vieles von dem Verhalten, dass Sie bereits als Problemverhalten bezeichnet haben, zu unterbinden und gleichzeitig alternatives Verhalten aufzubauen. [L2] Welches Verhalten würden Sie denn gerne durch ein anderes ersetzen? [P7]

P.: Na, das Schneiden eben. Und die Suizidversuche. Ich möchte endlich mal nicht mehr ständig darum bemüht sein, mich nicht umzubringen.

Th.: Das sind großartige Ziele! [M1] Damit Sie diese erreichen können, ist es aber notwendig, dass Sie diese Verhaltensweisen möglichst schnell einstellen. [L9] Denn nur dann haben neue Verhaltensweisen die Möglichkeit, von Ihnen auch wirklich in aller Konsequenz umgesetzt zu werden [L1]. Das heißt, am Anfang ist die Therapie manchmal alles andere als ein Spaziergang [V3], sobald Sie aber das neue Verhalten ausreichend trainiert haben, fällt es immer leichter und das alte Verhalten rückt immer mehr in den Hintergrund. [L1, L8.6]

P.: Aber ich kann doch nicht einfach so das Schneiden aufhören?!

Th.: Nee, einfach so schon gar nicht. [V5, V6, I1] Sonst hätten Sie es ja sicherlich schon längst getan, oder? [V3, V7]

P.: Allerdings!

Th.: Ich nehme ja mal an, dass solches Verhalten wie Schneiden oder Ähnliches Ihnen bislang immer sehr schnell und sehr effektiv geholfen hat, aus einem bestehenden sehr unangenehmen Zustand heraus zu kommen, oder? [V5]

P.: Genau! Und deswegen kann ich das ja nicht einfach so aufhören!

Th.: Und das ist nun der springende Punkt! Eben weil es so effektiv ist, müssen Sie das Verhalten in der Gänze einstellen, sonst hat das neue Verhalten keine Chance! [L1, L8.6] Solange Sie sich die alten Möglichkeiten offen halten, werden Sie im Notfall auf diese zurückgreifen. [V5, L3] Ich würde das an Ihrer Stelle genauso machen. [V5, V6]

P.: Und wo bekomme ich die neuen Verhaltensweisen so schnell her?

Th.: Dafür werden Sie parallel zu unserer Einzeltherapie ein Fertigkeitentraining aufsuchen. [L2]

Es kann an dieser Stelle sinnvoll sein, dass der Therapeut darauf hinweist, dass es sich bei der DBT um ein verhaltenstherapeutisches Verfahren handelt. Unterschiede zu anderen Verfahren sollten kurz erwähnt werden. Auch sollte der Therapeut über mögliche Erfolgswahrscheinlichkeiten Auskunft geben.

Beispieldialog: Informationen zum Therapieverlauf (Forts.)

Th.: Die DBT ist das bislang am besten untersuchte Verfahren zur Behandlung einer Borderline-Persönlichkeitsstörung. Alle Untersuchungen konnten zeigen, dass es bei der Mehrzahl der Patienten zu einer deutlichen Besserung kommt, vor allem, was das selbstverletzende Verhalten, die Suizidalität und die Anzahl und Länge der stationären Aufenthalte angeht. [L1] Hört sich gut an, oder?

P.: Ja. Aber ob das so bei mir auch sein wird …

Th.: Das hängt auch viel von Ihnen ab. [L3, L8.5]

P.: Inwiefern?

Th.: Na ja – von dem Ausmaß, wie stark Sie sich dafür entscheiden, altes Verhalten wie z. B. Selbstverletzungen, hinter sich zu lassen und dafür neues Verhalten zu erlernen. [L9, L8.5]

P.: Oje.

Th.: Ich will Ihnen nichts vormachen. Meiner Erfahrung nach kann die Therapie vor allem am Anfang manchmal sehr anstrengend sein [R5]; vor allem, solange die neuen Fertigkeiten noch nicht so gut funktionieren, [L2] was aber völlig normal ist. [V5] Denn wie sollen die Fertigkeiten schon gut funktionieren können, wenn Sie diese noch gar ausreichend trainiert haben, diese noch gar nicht in Fleisch und Blut übergegangen sind? [V5] Das selbstverletzende Verhalten haben Sie ja auch trainiert, oder? [V4]

P.: Ja. Funktioniert jetzt aber super.

Th.: Es kann auch durchaus sein, dass die DBT nicht die richtige Methode für Sie ist. [D3] Nicht alle profitieren von der DBT. [L2] Deswegen ist es mir auch so wichtig, Sie darüber zu informieren, dass es noch andere evaluierte Verfahren zur Behandlung einer Borderline-Störung gibt, [R5, L1] damit Sie sich bewusst entscheiden können.

Am Ende der ersten Sitzung kann es hilfreich sein, auf Informationsmöglichkeiten über die DBT im Internet oder auf einschlägige Bücher hinzuweisen. Beispiele:

- www.borderline-netzwerk.info,
- www.borderlinetrialog.de,
- Knuf und Tilly (2009). Borderline: Das Selbsthilfebuch,
- Bohus und Reicherzer (2012). Ratgeber Borderline-Störung: Information für Betroffene und Angehörige.

Zweite Therapiesitzung

Die *zweite Therapiesitzung* dient der vertiefenden Exploration, vor allem der Diagnostik. Außerdem bietet es sich in der zweiten Therapiestunde häufig an, die biosoziale Theorie zu erklären (vgl. Kap. 2). Je nach Ausmaß der Problematik wird für die Diagnostik allerdings die gesamte zweite Therapiesitzung benötigt; in diesem Fall sollte auf die biosoziale Theorie zu einem späteren Zeitpunkt eingegangen werden.

Merke:

Ab der zweiten Therapiesitzung sollten Sie zu Beginn der Sitzung eine kurze Agenda über die anstehenden Themen erstellen.

Zuallererst sollte der Therapeut jedoch fragen, wie es der Patientin im Anschluss an die letzte Sitzung ergangen ist, ob sie sich an anderer Stelle über die DBT weitergehend informiert hat und ob noch Fragen aufgetaucht sind. Dann sollte sich der Therapeut danach erkundigen, ob die Patientin für die heutige Stunde besondere Anliegen hat und ob es noch Informationen gibt, die sie zusätzlich zu den bereits erhobenen hinzufügen möchte. Schließlich sollte der Therapeut zusammen mit der Patientin die Agenda für die kommende Stunde erstellen. Stimmt die Patientin einer Diagnostik zu, sollten die Kriterien der Borderline-Persönlichkeitsstörung (BPS) anhand des SKID II (Fydrich et al., 1997) erfragt werden und mögliche zusätzliche Achse-I-Störungen erhoben werden. Bei unklarer Diagnosestellung kann das SKID I (Wittchen et al., 1997) hilfreich sein. Die Frage nach dissoziativem Erleben sollte Routine sein. Gegebenenfalls kann der Einsatz der Dissoziations-Spannungs-Skala (DSS; Stiglmayr et al., 2010; Priebe et al., 2014) angezeigt sein. Um das Ausmaß der Borderline-Symptomatik zu erfassen, empfiehlt sich der Einsatz der Borderline-Symptom-Liste (BSL; Bohus et al., 2001). Für die Erfassung weiterer Problembereiche können störungsspezifische Fragebögen zum Einsatz kommen (v. a. Depressivität, Angstsymptomatik, interpersonelle Einschränkungen, allgemeines Funktionsniveau etc.).

vgl. Vorlage „Dissoziations-Spannungs-Skala (DSS)“ sowie Vorlage „Borderline-Symptom-Liste: Kurzversion (BSL-23)“ auf der CD-ROM.

Information:

Der Einsatz von standardisierten Instrumenten kann den Patienten abschrecken, er kann sich dadurch „psychiatrisiert“ und pathologisiert fühlen. Gerade das Ausfüllen von Selbstbeurteilungsinstrumente fällt vielen Borderline-Patienten schwer.

Je nach der Belastungsfähigkeit der Patientin sowie der Stabilität der therapeutischen Beziehung kann es empfehlenswert sein, psychometrische Instrumente erst zu einem späteren Zeitpunkt und dann ggf. nur begrenzt eizusetzen. Ersatzweise sind die notwendigen Informationen dann im gemeinsamen Gespräch zu erheben. Am Ende der Erhebungsphase sollte der Therapeut die Patientin über die Auswertungsergebnisse und seine Beobachtungen informieren.

Beispieldialog: Diagnostische Ergebnisse

Th.: Interessieren Sie die Ergebnisse der ganzen Testverfahren, die ich nun mit Ihnen durchgeführt habe? [L8.5]

(Sollten manche Testverfahren eine längere Auswertungszeit benötigen, werden die Ergebnisse erst zu Beginn der dritten Therapiestunde berichtet.)

P.: Ja, klar.

Th.: Haben Sie selbst eine Idee, was rausgekommen sein könnte? [R6]

P.: Naja, dass ich eine Borderline-Störung habe?

Th.: Ja, das wird auch von dem Test, für den wir uns heute die meiste Zeit genommen haben, bestätigt. Sie erfüllen 8 von 9 möglichen Kriterien. [L1] Sollen wir die einzelnen Kriterien, die ich als erfüllt angesehen habe, kurz durchgehen? [L8.5]

Der Therapeut geht zusammen mit der Patientin die einzelnen BPS-Kriterien des SKID-II durch (Fydrich et al., 1997), erklärt, wie er zu seiner Einschätzung gekommen ist. Fragen oder gar andere Betrachtungsweisen der Patientin sollten unbedingt berücksichtigt werden.

Anschließend bietet der Therapeut der Patientin an, dass Sie sich kurz darüber unterhalten könnten, wie die DBT das Zustandekommen der Problematik erklärt und ob sich dieses mit der Sichtweise der Patientin deckt. Hierzu ist es hilfreich, dass der Therapeut die Patientin auffordert, mit der Schilderung ihrer Sichtweise zu beginnen.

Beispieldialog: Vermittlung biosoziale Theorie (Forts.)

Th.: Das deckt sich ja schon weitgehend mit der Sichtweise der DBT. Vor allem das mit den starken Gefühlen. [L1]

P.: Ja?

Th.: Ja. Die DBT geht davon aus, dass die Gefühle, die Borderline-Patienten erleben, im Vergleich zu uns „Normalen“ durchschnittlich neunmal stärker sind. Zudem treten sie zumeist sehr plötzlich auf und – was meist ganz besonders blöd ist – sie bleiben auch viel länger bestehen. [L1] Kennen Sie das so? [V1, P8]

P.: Genau so ist es.

Th.: Aus diesem Grund haben viele Borderline-Patienten auch sehr viel Angst vor ihren Gefühlen. Weil sie häufig den Eindruck haben, dass sie ihre Gefühle nicht kontrollieren können – und stattdessen sie von ihren Gefühlen kontrolliert werden. [L1] Ist das bei Ihnen auch so? [V1, P8]

P.: Allerdings!

Th.: Wollen Sie wissen, wie es aus Sicht der DBT zu diesen starken, subjektiv nicht kontrollierbaren Gefühlen kommt? [L8.5]

P.: Hmhm.

Th.: Es wird davon ausgegangen, dass es zum einen biologische Ursachen und zum anderen soziale Ursachen gibt. [L1]

P.: Sie meinen meine Eltern?
Th.: Ja, genau. Das wären die sozialen Ursachen. [L1] Soll ich aber erst mal auf die Biologie etwas näher eingehen, oder interessiert das nicht so? [L8.5]
P.: Doch, erzählen Sie mal.
Th.: Gerne! Aktuelle Forschungen konnten zeigen, dass Sie im limbischen System – das ist ungefähr auf dieser Höhe Ihres Gehirns *(der Therapeut deutet mit dem Finger auf die Stelle an seinem Kopf)* – im Gegensatz zu mir und den meisten anderen einen Ferrarimotor sitzen haben. [L1, D5] Dieser sorgt dafür, dass die Gefühle so stark und so schnell sind. Ich habe im Vergleich zu Ihnen nur den Motor eines Golf Diesels. Bis dieser mal auf Touren kommt, bedarf es doch einiges an Zeit. [L1, D5] Das ist bei Ihnen natürlich völlig was anderes, oder? [V6]

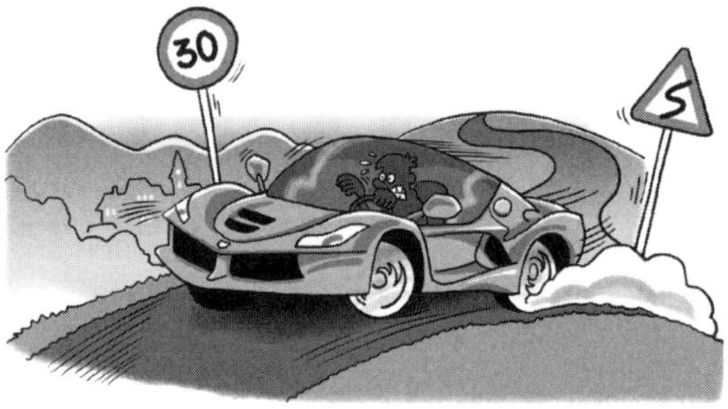

© Klaus Gehrmann

P.: Das gefällt mir, das Bild. Zumindest fühlt es sich genauso an.
Th.: Und was jetzt noch dazu kommt, ist, dass die Regionen Ihres Gehirns, die den Ferrari eigentlich steuern und kontrollieren müssten, nicht so besonders gut ausgebildet sind. Normalerweise gibt es sehr dicke Verbindungen zwischen dem Großhirn, d. h. dem Cortex, und dem limbischen System *(der Therapeut zeigt wieder mit dem Finger auf die Verbindungen zwischen der Stelle, wo sich das limbische System sowie der Cortex befindet).* [L1] Sie müssen sich das wie eine Autobahn vorstellen, wo unwahrscheinlich viele Autos unterwegs sind. Und jedes Auto transportiert eine Information. [D5] Nun kommt die traurige Wahrheit. Wollen Sie die hören? [L8.5]
P.: Bleibt mir was anderes übrig?
Th.: Nee, nicht so richtig. [I1] Da, wo ich eine Autobahn habe, haben Sie leider nur eine Landstraße. [L1, D5]
P.: *(Pause)* Aha.
Th.: Blöd, gell? [V6, I3]
P.: Und was mache ich jetzt damit?
Th.: Ja, das ist die entscheidende Frage. Was meinen Sie, was muss man machen, um eine Landstraße zu einer Autobahn zu machen? [L3, D5]
P.: Verbreitern. Ausbauen.
Th.: Ja, genau. [M1] Und warum werden Straßen in der Regel verbreitert? [L3, D5]
P.: Keine Ahnung. Weil sie so häufig benutzt werden?
Th.: Genau so ist! [M1] Haben Sie eine Idee, was das für Ihre Therapie bedeuten könnte? [L3]
P.: Diese Verbindung zwischen hier und hier häufig benutzen *(die Patientin zeigt auf die Verbindung in ihrem Kopf)*?
Th.: Genau so ist es! [M1] Ich merke gerade, dass ich mich richtig freuen würde, wenn wir zusammenarbeiten. [R3, R5]
P.: Warum?
Th.: Weil Sie ein gutes Verständnis für die Dinge haben! [M1] Und das ist sehr hilfreich für die Therapie. [L3]
P.: Hm …
Th.: Ist es ok, wenn ich so etwas sage? [V1, P8]
P.: Ich kann mit Lob schlecht umgehen.
Th.: Ja, das ist bei den meisten so. [V5] Passt nicht so richtig zu Ihrem Verständnis über sich selbst, oder? Fühlt sich fremd und falsch an? [V3]
P.: Ja.
Th.: Ist ja auch nachvollziehbar, wenn Sie wahrscheinlich zu Hause immer nur das Gegenteil gehört haben. [V4] Oder täusche ich mich da?
P.: Nee.
Th.: Nochmal zurück zu dem, was wir gerade besprochen hatten: Das heißt, damit Sie eine bessere Kontrolle über Ihre Gefühle bekommen, müssen Sie trainieren, trainieren, trainieren. [L2] Genauso wie Michael Schuhmacher seine Runden mit dem Ferrari gedreht hat. [D5]
P.: Das hört sich nach Arbeit an.
Th.: Das können Sie mal glauben! [I3]
(Beide schweigen kurz.)
P.: Und was ist der soziale Grund?
Th.: Das Sie wahrscheinlich – ich kenne Sie ja noch nicht so gut – in einem Umfeld aufgewachsen sind, in welchem Sie nicht haben lernen können, mit diesen starken

Gefühlen umzugehen. [L1] Wie sind denn Ihre Eltern mit Ihren Gefühlen umgegangen, wenn Sie zum Beispiel gesagt haben, dass Sie Angst haben? [P8]

P.: Sehr unterschiedlich. Manchmal haben Sie mich dann sehr beschützt, bemuttert – wenn ich mir das so recht überlege, war das aber nur bei meiner Mutter der Fall. Die konnte aber auch manchmal sehr gemein sein. Dann hat sie gesagt, ich soll mich nicht so anstellen. Oder so etwas Ähnliches. Dem Vater habe ich so was bestimmt nicht erzählt.

Th.: Das hört sich nach sehr schwierigen Bedingungen an, unter denen Sie aufgewachsen sind. [V4] Wenn ich das richtig verstanden habe, war die Mutter diesbezüglich sehr unberechenbar. [V2] Und der Vater konnte mit Ihren Gefühlen wohl gar nichts anfangen, oder? [V2]

P.: Nee. Der hat immer nur gesagt, was für ein Abschaum ich bin.

Th.: Ach, Scheiße! Das hört sich nicht gut an! [V6]

P.: War's auch nicht.

(Kurze Pause, um den Emotionen vor dem Hintergrund der Kindheitserfahrungen der Patientin Raum zu geben.)

Th.: Wenn wir das also nochmal zusammenfassen: Aus der Sicht der DBT haben Sie einen Ferrarimotor unter der Haube sitzen, den Sie leider noch (!) nicht so richtig kontrollieren können. [L1, D5] Weil Sie das unter den Bedingungen, unter denen Sie aufgewachsen sind, einfach nicht haben lernen können [V4]. Können Sie mit dieser Sichtweise etwas anfangen? [V1]

P.: Klingt logisch. Und kann man das heilen?

Th.: Ja und nein. Was aktuelle Forschungsergebnisse zeigen, ist, dass Sie auch weiterhin einen Ferrari besitzen werden. Was sich aber ändert, ist, dass Sie diesen besser beherrschen lernen. [L1, D5] Selbstverständlich vorausgesetzt, Sie wollen das überhaupt lernen. [L8.5]

(kurze Pause)

Wollen Sie aber noch die gute Nachricht wissen? [L8.5]

P.: Wenn es eine gibt.

Th.: Haben Sie schon mal erlebt, dass so ein Ferrari auch Vorteile hat? Außer, dass er schön ausschaut *(Vorsicht: Geschlechterverhältnis bei dieser letzten Äußerung beachten; sollte niemals als „Anmache" verstanden werden)*? [D5, D3.4]

P.: Na ja, ich erlebe ja auch positive Gefühle viel intensiver.

Th.: So ist es! Und wie fühlt sich das dann an? [P2]

P.: Sehr intensiv. Aber auch beängstigend. Und außerdem gehen die auch immer wieder weg.

Th.: Deswegen lieber erst gar nicht aufkommen lassen? [V3, D3.1]

P.: Ja.

Th.: Wenn Sie die ebenfalls besser beherrschen könnten, wäre das ein Ziel für Sie? [P7]

P.: *(zögerlich)* Vielleicht.

Th.: Und genau darum wird es gehen: Alle Gefühle besser kontrollieren zu können und die angenehmen Gefühle etwas häufiger werden zu lassen. Und das ist ein Ziel, das realistisch erreichbar ist. [L2]

Am Ende des Gesprächs fragt der Therapeut erneut, ob es noch Fragen seitens der Patientin gibt. Außerdem weist er darauf hin, dass in der nächsten Stunde eine erste Entscheidung getroffen werden sollte, ob eine Zusammenarbeit grundsätzlich möglich ist. Mögliche Fragen, die in diesem Zusammenhang noch auftreten, sollten geklärt werden. Daher kann es gerade am Ende dieser Stunde sinnvoll sein, mindestens 10 bis 15 Minuten Zeit für diese abschließenden Fragen bereitzuhalten. Außerdem kann es der geeignete Zeitpunkt sein, spezifische Charakteristika der DBT kurz zu erläutern. Besonders wichtig ist der Hinweis, dass während der Therapie kein Suizidversuch durchgeführt werden darf und ein Therapievertrag diese Entscheidung dokumentiert. Weitere grundlegende Rahmenbedingungen werden zusätzlich im Therapievertrag geregelt, wie z. B. der regelmäßige Besuch einer Fertigkeitengruppe. Auf Wunsch kann der Patientin der Therapievertrag zur Durchsicht mitgegeben werden. Unterschrieben sollte der Vertrag allerdings erst nach der offiziellen Therapiegenehmigung durch die Krankenkasse werden bzw. nach der Explorationsphase. Dies gilt insbesondere für Patienten, die innerhalb der vergangenen ein bis drei Jahre einen Suizidversuch unternommen haben.

Alternative: Spricht aus therapeutischen Gesichtspunkten nichts gegen eine frühzeitige Unterzeichnung des Therapievertrages, kann diese bereits im Laufe der probatorischen Sitzungen erfolgen. Gelegentlich kann eine solche frühzeitige Unterzeichnung sogar sinnvoll sein, z. B. um der Patientin zu signalisieren, dass es dem Therapeuten mit der gemeinsamen Therapie tatsächlich ernst ist. Auch verfügen manche Patienten bereits über umfangreiche Vorinformationen, die einen erneuten detaillierten Austausch über die Inhalte des Therapievertrages unnötig machen. Es sollte allerdings klar sein, dass die Unterzeichnung für beide Seiten verbindlich bedeutet, die Therapie gemeinsam durchzuführen. Bestehen noch mögliche Hindernisse für eine tatsächliche Umsetzung des Therapievertrages (z. B. die noch ausstehende Zusage seitens der Krankenkasse), tritt dieser erst dann in Kraft, wenn sämtliche Hindernisse ausgeräumt werden konnten (detaillierte Informationen zum Umgang mit dem Therapievertrag finden sich ab der siebten Therapiesitzung).

Merke:

Der Therapievertrag stellt die Grundlage für die gesamte Therapie dar. Er sollte daher in seiner Wichtigkeit stets ausreichend gewürdigt werden, z. B. indem Sie genug Zeit zur Besprechung der einzelnen Punkte, die im Therapievertrag aufgeführt sind, zur Verfügung stellen.

Es hat sich schließlich bewährt, frühzeitig darauf hinzuweisen, dass die Therapie unter dem Dach eines Konsultationsteams durchgeführt wird, welches maßgebliche Entscheidungen treffen wird (vgl. Kap. 3.2). Eine Vorstellung der Patientin im Konsultationsteam nach der Unterzeichnung des Therapievertrages ist fester Bestandteil der Therapie und markiert zusammen mit der Vertragsunterzeichnung den offiziellen Start der DBT (vgl. auch Kap. 4.2.1).

Dritte Therapiesitzung

In der *dritten Therapiesitzung* wird in der Regel die Bedingungs- und Verhaltensanalyse[4] über das schwerwiegendste Problemverhalten erstellt (einzelne Inhalte der zweiten und dritten Therapiesitzung können je nach Erfordernissen vertauscht werden). In diesem Zusammenhang empfiehlt es sich, die Therapieziele sowie die Motivation, diese zu erreichen, nochmals zu konkretisieren. Da die Motivation zur Zielerreichung maßgeblich an die Werte der Patientin gekoppelt ist, sollten auch diese, sofern noch nicht geschehen, erhoben werden. Außerdem kann dies ein guter Zeitpunkt sein, die biosoziale Theorie zu erklären, sofern dies nicht bereits in der zweiten Therapiestunde geschehen ist. Wieder sollte zu Beginn der Stunde eine kurze Agenda für die kommende Stunde erstellt werden. Eigene Anliegen der Patientin sollten erfragt werden. Besteht eine aktuelle Krise oder fand in der vergangene Woche zum Beispiel SVV statt, ist dies ein guter Anlass, das Problemverhalten mit einer Verhaltensanalyse zu erheben. Liegt der letzte Suizidversuch allerdings weniger als ein Jahr zurück, so sollte möglichst dieser erhoben werden. Drängt die Patientin mit eigenen Anliegen in den Vordergrund, sollte der Therapeut die Patientin kurz validieren und anschließend begrenzen.

Beispieldialog: Validierung und Begrenzung

P.: Die ganze letzte Woche war fürchterlich. Das war ja nicht nur das SVV, sondern alles. Vor allem mein Freund hat sich unmöglich verhalten. Ich muss das mal kurz erzählen.

Th.: Darf ich Sie mal kurz unterbrechen? [M3, L8.5]

P.: Ja, aber …

Th.: Ich seh' schon, Sie stehen von der vergangenen Woche noch ganz schön unter Druck, oder? [V3]

P.: Ja und wie!

Th.: Klar, dass Sie dann ein hohes Bedürfnis haben, darüber zu reden. [V5] Allerdings muss ich erst einmal ein paar wesentliche Informationen von Ihnen einholen, damit wir den Therapieantrag stellen können. [L1] Daher schlage ich vor, dass wir heute die Verhaltensanalyse über den letzten Suizidversuch erstellen. [S4] Denn diese Informationen benötige ich für den Therapieantrag. [L1] Und vielleicht geht es dabei ja auch ein wenig um Probleme, die Sie jetzt auch beschäftigen. [R1] Wäre das Vorgehen so ok für Sie? [L8.5]

Anschließend sollte der Therapeut zum Flipchart gehen und ein SORK-Schema an das Flipchart schreiben. Dazu erklärt der Therapeut die Be-

4 Beschreibt die Bedingungsanalyse die Bedingungen eines bestimmten Verhaltens (synonym: SORK-Schema oder vertikale Verhaltensanalyse), bezieht sich die Verhaltensanalyse auf die präzise Beschreibung des betrachteten (Problem-)Verhaltens. In der realen Therapie hat sich jedoch die ausschließliche Verwendung des Begriffs „Verhaltensanalyse" durchgesetzt, meint aber eigentlich Bedingungsanalyse. Aus praktischen Gründen behalten wir diese eigentlich nicht ganz korrekte Begrifflichkeit bei.

deutung der Buchstaben (vgl. Anmerkungen zu Tab. 3).

Merke:

Beginnen Sie die Erhebung der für die Verhaltensanalyse wichtigen Informationen immer mit der Reaktion (R). Dies hat den Grund, dass später dadurch klar wird, welcher Auslöser von Relevanz ist.

Der Therapeut fordert die Patientin auf, mit der Beschreibung des dysfunktionalen Verhaltens zu beginnen. Nach dem Erheben des Problemverhaltens erfragt der Therapeut den Auslöser (S), dann die Organismusvariable (O) und schließlich die Gedanken unmittelbar vor dem Problemverhalten. Bei diesen Gedanken handelt es sich in der Regel um Gedanken, die den „Weg frei für das dysfunktionale Verhalten" machen. Wir nennen diesen Gedanken den „Point of no return". Meist sind es finale Gedanken wie: „Es hat sowieso alles keinen Sinn mehr!", „Ich halte es nicht mehr aus!" Dies bedeutet, nach dem „Point of no return" folgt kein funktionales Verhalten mehr, sondern in der Regel nur noch das sichtbare Problemverhalten (vgl. Abb. 3).

Anschließend fragt der Therapeut nach dem zum „Point of no return" dazugehörigen Gefühl, dann nach den körperlichen Aspekten wie Spannung und Dissoziation. Bei den kurzfristigen Konsequenzen (K_{kurz}) erkundigt sich der Therapeut danach, was mit den Komponenten (Gedanke, Gefühl, Körper), die unter der Reaktion aufgeführt sind, im direkten Anschluss an das Problemverhalten passiert ist.

Information:

Konsequenzen, die in den ersten Sekunden bis Minuten nach dem Problemverhalten auftreten, gelten als besonders verhaltenssteuernd.

Besondere Aufmerksamkeit widmet der Therapeut hierbei den Konsequenzen, die zeitlich unmittelbar nach dem Problemverhalten aufgetreten sind. Mit der Erhebung der langfristigen Konsequenzen (K_{lang}) endet die Verhaltensanalyse. Sinnvoll kann es sein, die Patientin noch auf den Teufelskreis, der zwischen den langfristigen Konsequenzen und den Inhalten der Organismusvariable besteht, hinzuweisen. Tabelle 3 zeigt exemplarisch eine solche Verhaltensanalyse orientiert am Vorgehen von Kanfer et al. (1990).

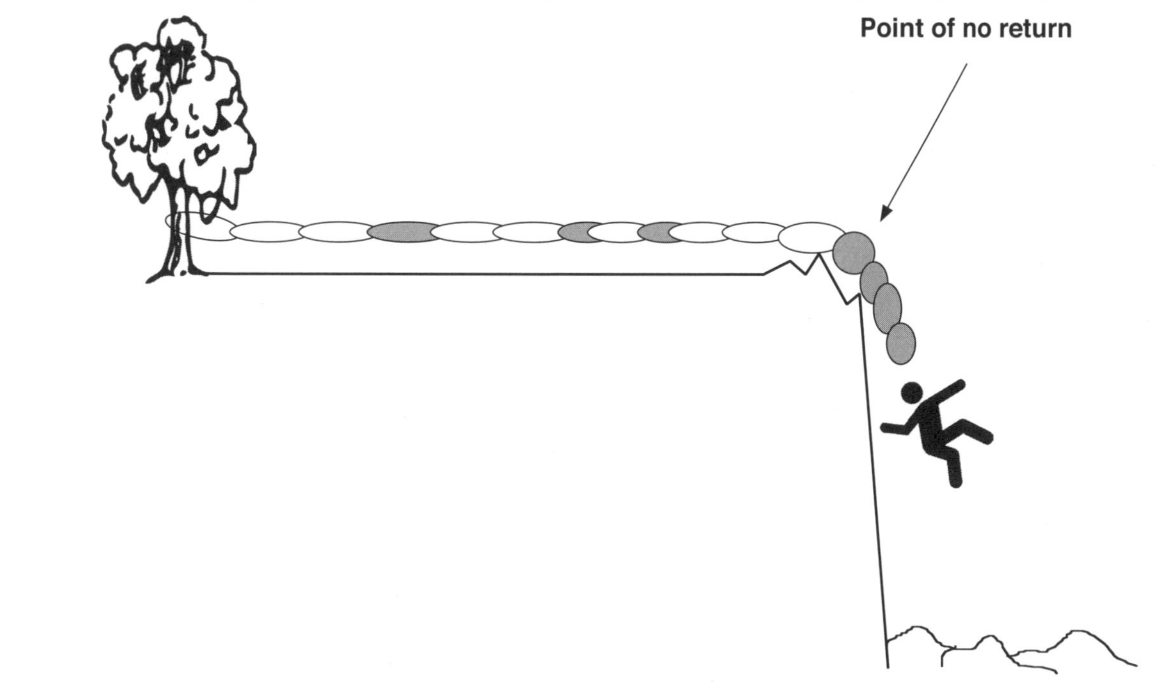

Anmerkung: Der Baum stellt das auslösende Ereignis dar, weiße Kettenglieder stehen für funktionale und dunkle Kettenglieder für dysfunktionale Verhaltensaspekte. Das erste Kettenglied, auf das kein funktionales Kettenglied mehr folgt, wird als „Point of no return" bezeichnet.

Abbildung 3: Schema einer Kettenanalyse

Tabelle 3: Verhaltensanalyse am Beispiel des letzten Suizidversuches von Frau S.

S = Stimulus		O = Organismus (Selbstregulationssystem)		R = Reaktion		K = Konsequenz			
						Kurzfristig		Langfristig	
Sα	Streit mit Freund; Freund droht mit Beziehungsende	Oα	Nur wenige soziale Kontakte	Rα	Einnahme einer nicht mehr näher zu bestimmenden Menge an Medikamenten (Citalopram, Lorazepam, Aspirin)	Kα	Patientin schläft 24 Stunden	Kα	Freund kümmert sich sorgenvoll um die Patientin, entschuldigt sich; ist aber gleichzeitig wütend. Freund verlässt sie vorerst nicht. Freund ist langfristig überfordert, wodurch vorzeitiges Beziehungsende wahrscheinlicher.
$S\beta_{Kogn.}$	„Das halte ich nicht aus, wenn er mich verlässt."	$O\beta_{Kogn.}$	„Ich bin nichts wert." „Ich bin andersartig." „Niemand liebt mich." „Ich mache immer alles falsch."	$R\beta_{Kogn.}$ **Point of no return**	„Es hat sowieso alles keinen Sinn!"	$K\beta_{Kogn.}$	Gedanken sind weg	$K\beta_{Kogn.}$	„Ich bin andersartig", „Ich habe andere wieder mal enttäuscht", „Jetzt bin ich schon zu blöd, mich umzubringen."
$S\beta_{Emot.}$	Angst, Panik	$O\beta_{Emot.}$	Scham, Schuld, Selbsthass	$R\beta_{Emot.}$	Resignation, Hoffnungslosigkeit	$K\beta_{Emot.}$	Gefühle sind weg	$K\beta_{Emot.}$	Selbsthass, Scham, Schuld, Angst vor dem Verlassenwerden
Sγ	Spannung	Oγ	Erhöhte emotionale Verletzlichkeit Dehydriert	Rγ	Maximale Anspannung Dissoziation, v. a. Depersonalisation Eingeschränktes Denken	Kγ	Spannung und Dissoziation weg	Kγ	

Anmerkungen: Es findet sich in der Verhaltensanalyse ein *Teufelskreis*, in dem die langfristigen Konsequenzen die Organismusvariable aufrechterhalten (= graue Schrift).

Kanfer et al. (1990) wählt zur Beschreibung α -, β- und γ-Variablen.

R: Reaktion

$R\alpha$ = beobachtbare Reaktionen

$R\beta$ = interne Reaktionen (Kognition und Emotion)

Die Kognition wird hierbei als „Point of no return“ bezeichnet, da diese in der Regel bei einer Kettenanalyse das erste dysfunktionale Kettenglied bezeichnet, auf das kein funktionales Kettenglied mehr folgt (vgl. Abbildung 3).

$R\gamma$-Variable bezieht sich auf körperliche Reaktionen.

Diese Variablen treten nicht alle zeitgleich auf. In der Regel tritt als erstes der „Point of no return“ auf, welchem die dazugehörige Emotion und körperliche Reaktion nachfolgen, um schließlich in das äußerlich sichtbare Problemverhalten zu münden.

S: Stimulus/Auslöser

$S\alpha$ = äußere sichtbare Stimuli

$S\beta$ = interne Stimuli (Kognition und Emotion)

$S\gamma$ = körperliche Stimuli

Auch hier treten die Variablen nicht zeitgleich auf. Beispielsweise kann eine Kognition (z. B. Rückerinnerung an ein Ereignis) genauso Auslöser sein, wie ein äußeres Ereignis (z. B. Streit mit Freund). Allerdings treten die Variablen zeitlich sehr dicht hintereinander auf. Die emotionale Reaktion innerhalb des Stimulus meint dabei in der Regel die primäre emotionale Reaktion, welche von der sekundären Emotion zu unterscheiden ist; diese entsteht durch die Moderatorfunktion der Organismusvariable (z. B. das primäre Gefühl von Wut wird durch die Grundannahme „Ich mache immer alles falsch“ zu dem sekundären Gefühl Scham). Wie bereits in der Organismusvariable die Grundannahmen bzw. Schemata sind auch die primären Gefühle manchmal nicht bewusst (z. B. Ärger auf Freund) und können erst während des Therapieprozesses erarbeitet werden. Sollten sie zu einem bestimmten Therapiezeitpunkt noch nicht eruierbar sein, bleiben die Felder frei.

O = Organismus/Selbstregulationssystem

$O\alpha$ = äußere, bereits vor dem Ereignis bestehende Bedingungen

$O\beta$ = interne, bereits vor dem Ereignis bestehende Bedingungen (Grundannahmen und Erwartungen sowie Grundemotion)

$O\gamma$ = körperliche, bereits vor dem Ereignis bestehende Bedingungen

In der Regel beschreibt die Organismusvariable langfristige überdauernde psychische und somatische Eigenschaften einer Person, welche durch den Stimulus aktiv werden. Kurzfristige Bedingungen, die vor dem Ereignis aufgetreten sind, wie z. B. der Alkoholkonsum am Vorabend, die bereits seit mehreren Stunden andauernden Kopfschmerzen, das prämenstruelle Symptom oder die zu geringe Flüssigkeits- oder Nahrungszufuhr, werden dann der Stimulusvariable zugeordnet. Allerdings ist es auch möglich, die kurzfristigen Bedingungen unter der Organismusvariable aufzuführen, da sie ja – identisch zu den langfristigen Bedingungen – moderierende Funktion haben. In diesem Fall setzt sich die Organismusvariable aus lang- und kurzfristigen Vulnerabilitätsfaktoren zusammen. Wir haben uns in unserem Beispiel für die zweite Variante entschieden.

K = Konsequenzen

$K\alpha$ = äußere Konsequenzen

$K\beta$ = interne Konsequenzen (Kognition und Emotion)

$K\gamma$ = körperliche Konsequenzen

Zu unterscheiden ist immer zwischen kurz- und langfristigen Konsequenzen. Die kurzfristigen Konsequenzen meinen in der Regel die ersten Sekunden und Minuten unmittelbar im Anschluss an die unter R aufgeführten Verhaltensweisen. Zumeist sorgen sie dafür, dass das unter R aufgeführte Verhalten verstärkt wird (positive/negative Verstärker). Die langfristigen Konsequenten folgen den kurzfristigen nach. Langfristige Konsequenzen, die für das unter R aufgeführte Verhalten aufrechterhaltend wirken, bedürfen der tiefergehenden Betrachtung; häufig sind es gerade diese Konsequenzen, die einer langfristigen Verhaltensänderung entgegenstehen.

Durchführung einer Verhaltensanalyse innerhalb der probatorischen Sitzungen: Im Unterschied zu Verhaltensanalysen, die im Verlauf der Therapie (und damit im Anschluss an den unterschriebenen DBT-Therapievertrag) erstellt werden, ist es bei der Erstellung einer Verhaltensanalyse im Rahmen der probatorischen Sitzungen ausreichend, eine eher rudimentäre Version anzufertigen. Sie hat vor allem die Aufgabe, die für den Therapievertrag notwendigen Informationen zu liefern. Auf die differenzierte Unterscheidung zwischen α-, β- und γ-Variablen (vgl. Tab. 3) kann daher, insbesondere beim Auslöser (S) und bei der Organismusvariable (O), verzichtet werden.

Allgemeine Hinweise zur Durchführung einer Verhaltensanalyse: Im Folgenden werden einige hilfreiche Fragen aufgelistet, die zur Erhebung einer Verhaltensanalyse nach Kanfer et al. (1990) genutzt werden können. Die Fragen sind nach der Reihenfolge der Erhebung sortiert.

Fragen für die Erfassung der Reaktion (R):

- „Welche Tabletten haben sie genau genommen? Wie viele?"
- „Wo genau am Körper haben Sie sich verletzt?"
- „Wie genau führten Sie das SVV durch? Wie viel Schnitte? Wie tief? Warum genau so viele Schnitte? Warum genau so tief?"
- „Blutete die Wunde? War das wichtig für Sie? Wie viel Blut ungefähr?"
- „Wie lange dauerte das SVV? An welchem Ort haben Sie die Tabletten eingenommen, das SVV durchgeführt?"

Fragen nach den Auslösern (S):

- „Was war der Auslöser für den Suizidversuch/das SVV?"
- „Was war der allererste Gedanke in der auslösenden Situation?"
- „Was war das zum Gedanken dazugehörige Gefühl?"

Fragen, die für die Erfassung der O-Variable genutzt werden können:

- „Welche Grundannahmen und Grundgefühle sind durch die Auslöser aktualisiert worden?"
- „Gibt es etwas, was Sie für die Situation verletzlicher gemacht hat? Haben Sie im Vorfeld Alkohol getrunken? Hatten Sie Ihre Menstruation/PMS? Wie war der Schlaf? Haben Sie Medikamente oder Drogen eingenommen? Haben Sie ausreichend getrunken/gegessen?"
- „Was hatten Sie für eine Erwartung an den Suizidversuch/an das SVV?"

Fragen zu R, unmittelbar vor dem Problemverhalten:

- „Was hatten Sie unmittelbar vor dem Suizidversuch, dem SVV gedacht (Frage nach dem ‚Point of no return')?"
- „Welches Gefühl ging mit dem ‚Point of no return' einher?"
- „Wie war die Spannung unmittelbar vor dem Suizidversuch/dem SVV?"
- „Waren Sie dissoziiert? Welche Dissoziationsphänomene hatten Sie (z.B. Analgesie, Tunnelblick etc.)?"

Fragen zur Erfassung der kurzfristigen Konsequenzen (K_{kurz}):

- „Waren andere Personen anwesend? Wenn ja, war das wichtig für Sie? Wie haben die Personen reagiert?"
- „Was passierte unmittelbar (!) nach der Einnahme der Tabletten? Was passierte in den Sekunden nach der SVV?"
- „Was passierte mit der Spannung?"
- „Was passierte mit der Dissoziation?"
- „Was passierte mit den unangenehmen Gefühlen und Gedanken?"

Fragen zur Erfassung der langfristigen Konsequenzen (K_{lang}):

- „Was sind die langfristigen Konsequenzen?"
- „Wie haben die Menschen um Sie herum reagiert?"
- „Wie denken Sie über sich, dass Sie sich wieder verletzt haben?"
- „Welche Gefühle gehen mit diesen Gedanken einher?"

Beispieldialog: Durchführung einer Verhaltensanalyse

Th.: Habe ich das richtig verstanden, dass der letzte Suizidversuch, den Sie unternommen haben, vier Monate her ist? [V2] Was halten Sie davon, wenn wir uns den mal genauer anschauen? [L8.5]

P.: Wenn es sein muss.
Th.: Das hätte den Vorteil, dass wir dann anschließend genauer nachvollziehen können, warum Sie sich in dieser Situation – und vielleicht auch in den anderen – umbringen wollten. [L2] Das wäre zugleich ein großer Schutz davor, dass so etwas nochmal während der Therapie passiert, weil wir dann besser gegensteuern könnten. [L3] Mit einer toten Patientin lässt sich nämlich schlecht Therapie machen. [I3, D5] Und jeder Suizidversuch birgt nun mal das Risiko dabei zu Tode zu kommen, oder? [L9] Außerdem benötige ich diese Informationen auch für den Therapieantrag. [L1]
P.: Ok.
Th.: Haben Sie den letzten Suizidversuch schon mal jemanden genauer geschildert?
P.: Nee … Hat ja niemand mitbekommen. Außer mein Freund. Obwohl mir nicht so ganz klar ist, ob er weiß, wie viel Tabletten ich eingenommen habe. Er hat nur mitbekommen, dass ich wohl sehr lange geschlafen habe.
Th.: Haben Sie ihm erzählt, dass Sie Tabletten eingenommen haben? [P8]
P.: Ja. Am nächsten Tag dann schon.
Th.: Auch, dass Sie sich umbringen wollten? [P8]
P.: Hm … Ja, irgendwie schon.
Th.: Irgendwie schon?! [D6]
(Pause)
P.: Na ja, er fragte nicht so genau. Aber ich glaube, er weiß es.
Th.: Ok. Ich geh jetzt an das Flipchart und versuche mal das, was Sie mir erzählen, etwas zu systematisieren. Das kann hilfreich sein um einen besseren Überblick zu erhalten und damit die Funktion des Suizidversuches besser zu verstehen. [L2] Ich nehme mal an, dass Sie den Suizidversuch nicht aus Jux und Tollerei unternommen haben, sondern dass es dafür einen sehr triftigen Grund gab, oder? [V6, V5]

Der Therapeut erklärt der Patientin in groben Zügen die Bedeutung der einzelnen Buchstaben des SORK[5]-Schemas. Auf die Unterteilung in die Variablen α, β und γ verzichtet er bei dieser ersten Verhaltensanalyse allerdings noch, um die Patientin nicht unnötig zu überfordern.

Beispieldialog: Durchführung einer Verhaltensanalyse (Forts.)

Th.: Wir beginnen nun die Verhaltensanalyse mit Ihrer Reaktion. Können Sie mir schildern, was Sie genau taten? [P6]

Hat der Therapeut mit der Patientin die Verhaltensanalyse am Flipchart erstellt, weist er auf den Teufelskreis hin. Dies kann (nochmals) ein guter Zeitpunkt sein, die Patientin zu fragen, was sie gerne im Rahmen der Therapie ändern möchte, was genau ihre Therapieziele sind.

Beispieldialog: Durchführung einer Verhaltensanalyse (Forts.)

Th.: Es gibt bei Ihrem Verhalten einen Teufelskreis – den es übrigens eigentlich immer bei solcherart Verhaltensweisen gibt. [L2] Erkennen Sie den?
P.: Nee. Was meinen Sie damit?
Th.: Werfen Sie doch mal einen genaueren Blick auf die langfristen Konsequenzen. Kommen Ihnen diese bekannt vor? [P4]
P.: Hm … Sie decken sich mit dem, was unter „O“ steht.
Th.: Genau! Das heißt, jedesmal, wenn Sie dieses Problemverhalten ausführen (Therapeut zeigt auf „R“), verstärken Sie über die langfristigen Konsequenzen die Komponenten der Organismusvariable. [L9, P4]
P.: Ja, das stimmt.
Th.: Haben Sie eine Idee, was von all den Dingen, die wir in die Verhaltensanalyse eingetragen haben, am schwierigsten zu verändern ist? [P8]
P.: Das, was in der Organismusvariable drin steht?
Th.: Genau! Das bedeutet, dass sie mit jeder Ausführung des Problemverhaltens dafür sorgen, dass die Komponenten aus der Organismusvariable noch effektiver ihr Verhalten steuern. [L9] Das ist, wie wenn Sie in ein Feuer noch zusätzlich Öl gießen. [D5]

5 Zur Reduktion der Komplexität verzichten wir bei der Darstellung der SORK-Schemata auf die zusätzliche Abbildung der Kontingenz (SORCK). Dieses Vorgehen hat sich in der praktischen Umsetzung bewährt. Bei der Erläuterung des SORK-Schemas sollte allerdings auf das Verhältnis zwischen Reaktion und Konsequenzen hingewiesen werden (welche Konsequenzen erhöhen eine weitere Auftretenswahrscheinlichkeit der Reaktion, welche Konsequenzen erniedrigen eine weitere Auftretenswahrscheinlichkeit).

(Pause)
Wollen Sie das? [C1, L8.5, D3]
P.: Nee, eigentlich nicht. Das ist mir bislang gar nicht so klar gewesen.
Th.: Haben Sie eine Idee, was Sie ändern müssen, damit Sie dieses Verhalten nicht mehr ausführen müssen? [L3]
P.: Hm … Ich bräuchte Strategien um mit dem Alleinsein besser zurechtzukommen, nicht mehr so viel Angst davor haben zu müssen. Und ich bräuchte Strategien, um mit den Spannungszuständen, Dissoziationen und meinen Gefühlen besser zurechtzukommen.
Th.: Prima! Das sind gute Ziele! [M1] Gibt es womöglich noch weitere Ansatzpunkte und damit Ziele für Sie? [P7]
P.: Na ja, das mit dem Essen müsste ich vielleicht auch anders hinbekommen. Wie sich ja hier zeigt, macht mich das deutlich verletzlicher in solchen für mich ohnehin anstrengenden Situationen.
Th.: Genau. [M1] Und dann schlage ich vor, dass wir uns noch um Strategien bemühen, wie Sie es erreichen können, dass sich ihr Freund auch ohne einen Suizidversuch um sie kümmert. [L3, R3] Wäre das was? [L8.5]
P.: Oh ja!
Th.: Sagen Sie mal. Wissen Sie, wann Sie einen Suizidversuch und wann selbstverletzendes Verhalten machen? [P8] Sind das unterschiedliche Situationen, die diese unterschiedlichen Verhaltensweisen nach sich ziehen? [P4]
(Die Patientin überlegt.)
P.: Suizidversuche finden immer statt, wenn sowieso alles keinen Sinn mehr macht, wenn ich keinen Grund mehr weiß, für den es zu leben gilt.
Th.: Wann treten solche Situationen denn besonders häufig auf? [P1]
(Die Patientin überlegt erneut.)
P.: Wenn ich mich alleingelassen fühle.
Th.: Heißt das, dass Suizidversuche vor allem im zwischenmenschlichen Kontext auftreten? [P4]
P.: Ja, so kann man das sagen.
Th.: Und selbstverletzendes Verhalten?
P.: Eher wenn die Spannungszustände zu unerträglich werden.
(Pause)
Th.: Darf ich noch eine Sache ansprechen, die mir aufgefallen ist? [L8.5]
P.: Ja.
Th.: Wenn ich mir die Verhaltensanalyse bzgl. Ihres letzten Suizidversuchs so anschaue, fallen mir auch die Medikamente auf, die Sie eingenommen haben. [I2]
P.: Ja. Was ist mit denen?
Th.: Das sind doch die Medikamente, die sie verschrieben bekommen haben, oder? [P1]
P.: Ja.
Th.: Also, da gibt es etwas, was mich wirklich stört. [R5, M5, M3] Wollen Sie wissen was? [L8.5] Oder vielleicht wissen sie es auch schon.
P.: Sie meinen die Benzos, oder?
Th.: Genau. [I1] Wie lange nehmen Sie die schon? [P8]
P.: Hm … Drei Jahre?
Th.: Frau S. Es ist leider so, dass die Einnahme von Benzos so völlig unverträglich mit der Durchführung einer DBT ist. [L2, M5] Ich fürchte, da müssen wir auch ran. [L9]

Schließlich fragt der Therapeut nach möglichen Alternativen zu dem beschriebenen Problemverhalten (Lösungsanalyse). Über die Antworten kann der Therapeut einschätzen, inwieweit die Patientin bereits über Verhaltensfertigkeiten (Skills) verfügt und was mögliche Hemmnisse bei deren Anwendung sind. Zum Abschluss der Verhaltensanalyse fragt der Therapeut die Patientin, was ihr Eindruck bzgl. dieser systematisierten Erhebungsstrategie ist, ob sie sich vielleicht sogar vorstellen kann, diese Erhebungsmethode zu erlernen und irgendwann selbstständig anzuwenden.

Basierend auf den Informationen der Verhaltensanalyse sowie den Informationen aus der Anamnese werden die Problemverhaltensweisen der Patientin am Flipchart hierarchisiert und daraus die Therapieziele abgeleitet.

Problemverhaltensweisen, hierarchisch geordnet:
1. Suizidalität/Suizidversuche
2. Selbstverletzendes Verhalten
3. Einnahme von Lorazepam
4. Gestörtes Essverhalten
5. Gestörtes Beziehungsverhalten
6. Krankschreibung/Arbeitslosigkeit
7. Symptome einer Posttraumatischen Belastungsstörung (PTBS)

Daraus leiten sich folgende Behandlungsschritte ab:

- Förderung der Selbstachtsamkeit bzgl. ansteigender Spannungszustände, Erlernen von konkreten Techniken zur Spannungsregulation, Erlernen von Präventivmaßnahmen, mit dem Ziel, weitere Suizidversuche sowie schweres selbstverletzendes Verhalten zu verhindern sowie die Einnahme von Lorazepam und problematisches Essverhalten deutlich zu reduzieren.
- Erlernen von Strategien zum Dissoziationsmanagement.
- Verbesserung der Emotionswahrnehmung, Emotionsidentifikation und Emotionsregulation.
- Erlernen von Strategien zum Wahrnehmen und Äußern zwischenmenschlicher Bedürfnisse, Erhöhung der Frustrationstoleranz in zwischenmenschlichen Beziehungen.
- Aufbau einer funktionalen Tagesstruktur, vor allem zur Reduktion abendlicher Krisen.
- Unterstützung bei der Suche nach Arbeitsmöglichkeiten, Herstellen von Kontakten zu Sozialarbeitern.
- Unterstützung beim Knüpfen von sozialen Beziehungen.
- Bearbeitung der posttraumatischen Belastungsstörung (PTBS).

Das Ausmaß der Veränderungs- und damit Therapiemotivation lässt sich gut mit nachfolgenden Fragen einschätzen:

- „Ihnen ist klar, dass Verhaltensänderungen in der Regel etwas sehr anstrengendes sind?“
- „Sind Sie sich sicher, dass Sie trotz dieser Anstrengungen, die auf Sie zukommen, mit der Therapie beginnen wollen?“
- „Aus welchem Grund sind Sie bereit, solche Anstrengungen auf sich zu nehmen?“

Die letzte Frage eröffnet die Erarbeitung der Werte der Patientin (vgl. Kap. 3.2). Eine gute Möglichkeit, die eigenen Werte zu erarbeiten, ist beispielsweise die Grabsteinübung.

Beispieldialog: Aufforderung zur Grabsteinübung

Th.: Frau S., waren Sie schon mal auf einem Friedhof?

(Patientin schaut verwirrt.)

Th.: Mit dieser Frage haben Sie jetzt nicht gerechnet, oder? [D6]

P.: Nein.

Th.: Und, waren Sie schon mal auf einem Friedhof? [P8]

P.: Ja.

Th.: Zu welchem Anlass? [P8]

(Mit dieser Frage versucht der Therapeut einzuschätzen, inwiefern durch die Grabsteinübung unangenehme Erinnerungen und Gefühle ausgelöst werden.)

P.: Als meine Oma gestorben ist. Ich gehe aber auch so häufiger mal auf den Friedhof. Es ist so ruhig dort.

Th.: Der Tod der Oma ist schon länger her? [P8]

P.: Ja, da war ich noch ein Kind.

Th.: Ok. Erinnern Sie sich an die Grabsteine? Jetzt nicht unbedingt nur den Ihrer Oma, sondern allgemein. [P8]

P.: Ja.

Th.: Häufig stehen da doch so Aussagen über das Leben des jeweiligen Menschen drauf. Wie z. B.: „Lebte und starb für sein Land“ oder „Seine Familie war ihm das Wichtigste“, oder Ähnliches.

P.: Ja, stimmt. Manchmal stehen da echt merkwürdige Dinge. Muss ich das nächste Mal genauer drauf achten.

Th.: Tun Sie das. [D6] Meine Frage an Sie ist: Was sollte auf Ihrem Grabstein stehen? Für was wollen Sie gelebt haben? [P7]

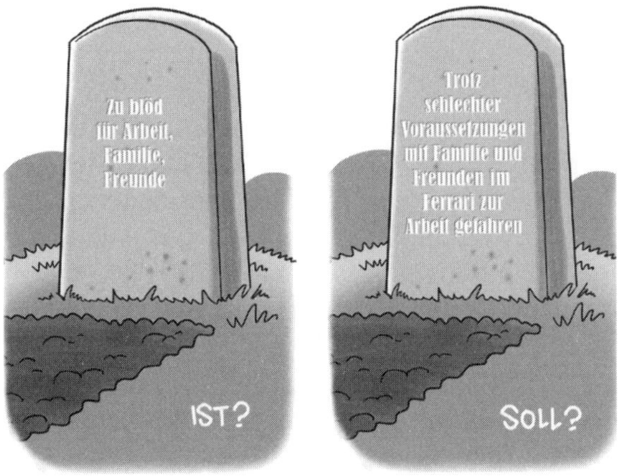
Zu blöd
für Arbeit,
Familie,
Freunde
Trotz
schlechter
Voraussetzungen
mit Familie und
Freunden im
Ferrari zur
Arbeit gefahren
IST?
SOLL?

© Klaus Gehrmann

Zusätzlich kann die Übung in zwei Einzelschritte unterteilt werden. Im ersten Schritt erkundigt sich der Therapeut nach der Grabinschrift, wenn die Patientin morgen versterben würde (Ist-Zustand). Im zweiten Schritt erfragt der Therapeut, was sich die Patientin wünschen würde, was auf dem Grabstein hätte stehen sollen (Soll-Zustand). Dieses Vorgehen empfiehlt sich, um herauszuarbeiten, inwiefern die Patientin bereits entsprechend ihren Werten lebt.

Zur weiteren Unterstützung bei der Erarbeitung der Werte kann der Patientin auch der Wertefragebogen von Wengenroth (2012) ausgehändigt werden (vgl. auch CD-ROM). Da die Werteerarbeitung in diesem Fall jedoch deutlich mehr Zeit benötigen würde, kann es sinnvoll und notwendig sein, das Thema nochmals ausführlicher in einer späteren Therapiestunde aufzugreifen. Der Wertefragebogen könnte der Patientin auch mit nach Hause gegeben werden. Voraussetzung hierfür ist jedoch, dass sich Patientin und Therapeut für eine weitere Zusammenarbeit entscheiden.

vgl. Vorlage „Wertefragebogen“ auf der CD-ROM.

Aus diesem Grund spricht der Therapeut nun an, dass zum Ende der dritten Stunde die Entscheidung fallen sollte, ob sie zukünftig miteinander arbeiten wollen. Häufig erkundigen sich die Patienten aufgrund eigener Unsicherheit nach dem Entschluss des Therapeuten, bevor sie ihren Entschluss formulieren. Der Therapeut sollte in einem solchen Fall seinen Entschluss sehr direkt mitteilen.

Beispieldialog: Entschluss über die weitere Zusammenarbeit

Th.: Ich habe mir darüber (ob wir miteinander arbeiten sollen) auch Gedanken gemacht. Und ich bin für mich zu dem Entschluss gekommen, dass ich mir das gut vorstellen kann. [R5, R3] Ich finde Sie zum einen sympathisch und zum anderen habe ich den Eindruck, dass Sie von der DBT profitieren könnten. [V7, R5] Zu welchem Entschluss sind Sie gekommen? [L8.5]

P.: Ja, ich auch.

Th.: Was ist bei Ihnen der Hintergrund, dass Sie sich für die gemeinsame Arbeit entscheiden? [P8]

Merke:

Stellen Sie dem Patienten ausreichend Zeit zur Verfügung, auch Fragen an Sie zu stellen. Diese Fragen können sich auch auf Ihre Person beziehen. Geben Sie Auskunft, soweit Ihnen das möglich ist.

Entscheiden sich beide dafür, einen Therapieantrag bei der zuständigen Krankenkasse zu stellen, sollte der Therapeut nun die dazugehörigen Formulare (z. B. Antragsformular für die Patientin, Konsiliarbericht) überreichen. Auch sollte der Therapeut die Patientin über das Antragsprozedere (z. B. Antragspause) informieren. Schließlich sollten sie gemeinsam entscheiden, ob eine Kurz- oder Langzeittherapie oder gar nur eine Probetherapie beantragt wird. Es sollte auch thematisiert werden, wie lange die Therapie maximal dauern kann (z. B. werden durch die Krankenkasse regelhaft maximal 80 Stunden bewilligt).

Vierte und fünfte Therapiesitzung

In der *vierten und fünften Therapiesitzung* erhebt der Therapeut die Biografie der Patientin und die stationären, teilstationären wie auch ambulanten Vorbehandlungen. Wie in den vorausgegangenen Stunden sollte zu Beginn der Stunden wieder eine kurze Agenda erstellt werden. Spezifische Anliegen der Patientin werden nur besprochen, wenn sie für den Therapieantrag oder für die Entscheidung der Patientin für oder gegen die Therapie von Relevanz sind. Traumatische Erlebnisse sollten, soweit wie möglich, im Zuge der Erhebung biografischer Daten mit erfasst werden. Es hat sich bewährt, wenn der Therapeut hierbei möglichst angstfrei und selbstverständlich vorgeht.

Beispieldialog: Erfassung traumatischer Erlebnisse

Th.: Manchmal gibt es im Leben sehr schlimme Ereignisse, die auch eine wichtige Rolle für die aktuellen Probleme spielen können. [L1, V4] Sie haben ja schon so etwas in der Richtung anklingen lassen. [V1] Könnten Sie mir mitteilen, ob es in Ihrem Leben solche Ereignisse gab? [P8]

P.: *(Pause)* Hm … Nicht so gerne.

Th.: Ok. [R6] Geh ich richtig in der Annahme, dass es aber solche Ereignisse gab? [P8]

P.: Ja, schon. Hab' ich aber noch niemanden von erzählt.

Th.: Es ist mir wichtig, Ihnen mitzuteilen, dass ich es gewohnt bin, mir solche Ereignisse, was auch immer es ist, anzuhören. [R5] Gleichzeitig ist es aber völlig ok, wenn Sie davon noch nicht berichten wollen. [V6, R6] Ich finde es eigentlich auch klasse, dass Sie hier Ihre Grenzen wahrnehmen und die auch mitteilen. [D3.4, M1] Das gefällt mir. [M1]

(kurze Pause)

Eine Frage hätte ich allerdings dazu noch. Darf ich die stellen? [L8.5]

P.: Kommt auf die Frage an.
Th.: Liegt es daran, dass ich ein Mann bin? [P1] Ich kann mir vorstellen, dass es ganz bestimmte Ereignisse gibt, die besonders schwer einem Mann zu erzählen sind. [P5, V4]
P.: Weiß ich nicht. Eigentlich nicht.
Th.: Würden Sie sagen, dass es sinnvoll wäre, dass wir uns irgendwann mit den Ereignissen beschäftigen? [L8.5]
P.: Na ja. Ich denke, irgendwann muss ich da wohl ran.
Th.: Hm … Das befürchte ich auch. [L9] Zumindest wenn Sie die Flashbacks und die Alpträume, die Sie anfangs erwähnt haben, loswerden wollen. [L2] Die hohe Dissoziationsneigung können wir damit dann vielleicht sogar auch in den Griff bekommen. [L1] Und wenn ich mir so Ihre übergeordneten Werte anschaue, kämen wir, [R3] wenn das so klappt, diesen damit bereits eine ganze Ecke näher. [L8.6]

Es kann sinnvoll sein, dass der Therapeut vor der Antragspause mit der Patientin bespricht, wohin sie sich im Notfall wenden kann, welche Klinik für sie zuständig ist. Es hat sich nicht als vorteilhaft erwiesen, wenn Termine während der Antragspause stattfinden. Dies gilt ganz besonders dann, wenn noch kein Therapievertrag unterzeichnet wurde und der Therapeut damit noch keinen expliziten Therapieauftrag besitzt. Außerdem hat die Patientin bislang auch ohne Therapeut überlebt. Es besteht allerdings die Möglichkeit, dass der Therapeut mit der Patientin einen neuen Termin für die Zeit nach der Therapieantragspause vereinbart (in der Regel vier bis sechs Wochen nach Antragsstellung); oder Sie kommen überein, dass die Patientin sich nach der Genehmigung bei ihm meldet. In jedem Fall sollte der Therapeut seine Freude auf ein Wiedersehen und den baldigen Beginn der Therapie zum Ausdruck bringen.

4.2 Sitzung 6 bis 20

Dos und Don'ts

Dos:
- Die DBT beginnt erst mit der Unterzeichnung des Therapievertrages.
- Machen Sie deutlich, dass Sie gerne mit dem Patienten zusammenarbeiten möchten.
- Machen Sie deutlich, dass Sie nur mit dem Patienten arbeiten, wenn Sie sicher sein können, dass er sich während der Therapie nicht umbringt.
- Umso unstrukturierter der Patient ist, desto strukturierter müssen Sie sein.
- Bieten Sie dem Patienten Fertigkeiten an, wann immer er unter Hochspannung steht (Spannungsreduktion vor dem inhaltlichen Arbeiten).
- Es ist nicht Ziel, die Spannung zu beseitigen, sondern zu lernen, mit dieser umzugehen.
- Halten Sie sich an die vorgegebene Struktur der Therapiestunde: Begrüßung, Frage nach der aktuellen Befindlichkeit, Besprechung des Wochenprotokolls, Frage nach weiteren Therapiebausteinen, Erstellen der Agenda für die Therapiestunde.

Don'ts:
- Seien Sie nicht abstinent.
- Lassen Sie sich nicht von der Not und der Hilflosigkeit des Patienten anstecken.
- Lassen Sie sich hinsichtlich Ihrer notwendigen Voraussetzungen für einen gemeinsamen Therapiestart nicht verunsichern.

Die ersten 20 Therapiesitzungen kennzeichnen den Therapiebeginn. Je nach Sitzungsfrequenz erstrecken sich diese über die ersten vier bis acht Monate. Es wird der Therapievertrag unterschrieben und die Therapiestruktur eingeführt. Die Therapiestunden folgen nun immer demselben Prozedere: Im Anschluss an die Begrüßung und der Frage nach der aktuellen Befindlichkeit wird das Wochenprotokoll besprochen, anschließend wird nach weiteren Therapiebausteinen (z. B. der Besuch des Psychiaters, Fertigkeitentraining) gefragt und schließlich wird die Agenda für die Therapiestunde erstellt und das Commitment zu diesem Vorgehen eingeholt (vgl. hierzu auch Kap. 3.5.1). Dieser Start der Therapiestunde sollte nicht mehr als fünf bis maximal zehn Minuten Zeit in Anspruch nehmen („crisp beginning"). Eine Ausnahme von diesem Ablauf gibt es nur im Fall einer akuten Krise oder bei fraglichem Therapiecommitment sowohl seitens der Patientin wie auch des Therapeuten.

Erste Verhaltensanalysen führen zu einem vertieften Verständnis und die damit einhergehenden Lösungsanalysen zu einem Nachlassen des Problemverhaltens. Mithilfe des Therapeuten sucht die Patientin nach einer Fertigkeitengruppe und es werden die Finanzierungsmöglichkeiten besprochen (vgl. hierzu auch Kap. 3.7). Zumeist kommt es in dieser Therapiephase zu deutlichen Therapiefortschritten.

Parallel zu diesem klar strukturierten Ablauf beobachtet der Therapeut fortwährend das Verhalten der Patientin innerhalb der Therapiestunde. Therapierelevante funktionale wie auch dysfunktionale Verhaltensweisen werden direkt benannt. In Abhängigkeit von der dynamischen Behandlungshierarchie werden diese dann nur kurz oder umfangreicher thematisiert.

Information:

Ziel der Therapiesitzungen 6 bis 20 ist, schweres und gegebenenfalls hochfrequentes dysfunktionales Verhalten deutlich zu reduzieren, am besten weitgehend einzustellen (Phase I).

Wie an anderer Stelle bereits erwähnt (vgl. Kap. 3.2 und Kap. 5) konnte Marsha Linehan in ihrer Publikation von 1991 zeigen, dass der größte Anteil an Patienten selbstverletzende Verhaltensweisen (SVV) innerhalb der ersten vier Monate einstellen konnte. Patienten, denen dies nicht gelungen ist, offenbarten innerhalb des verbliebenen Erhebungszeitraums – der Gesamterhebungszeitraum betrug 12 Monate – deutlich geringere Chancen, dies noch zu erreichen (Linehan et al., 1991). Aus diesem Grund wird bis zur 20. Therapiestunde versucht, dass die Patienten ihr schweres dysfunktionales Verhalten beenden oder zumindest deutlich reduzieren. Verstehen wir dysfunktionales Verhalten als fehlgeleiteten Versuch einer Emotionsregulation, werden damit in diesem Behandlungszeitraum die Voraussetzungen geschaffen, die dahinterliegenden Emotionen zunehmend in den Fokus der Therapie zu rücken.

Sechste und siebte Therapiesitzung

Die *sechste und siebte Therapiesitzung* findet in der Regel im Anschluss an die Antragspause statt. Da sich der Therapeut und die Patientin für einen längeren Zeitraum nicht gesehen haben, steht in der sechsten Therapiestunde das behutsame Anknüpfen an die zuvor aufgebaute therapeutische Beziehung im Vordergrund. Auf jeden Fall sollte der Therapeut seine Freude über das Wiedersehen formulieren und die Patientin fragen, wie es ihr während der Antragspause ergangen ist. Auch sollte der Therapeut fragen, wie es der Patientin angesichts des Beginns der Therapie geht und wie sie sich den weiteren Verlauf vorstellt. Sofern der Therapievertrag noch nicht unterzeichnet ist, kann dies ein guter Zeitpunkt sein, darauf hinzuweisen, dass in dieser Sitzung nun mit der Besprechung des Therapievertrags begonnen wird. Es hat sich bewährt, wenn die Patientin den Therapievertrag vor der Unterzeichnung mit nach Hause nimmt. So hat die Patientin Zeit, sich über persönliche Fallstricke und Unklarheiten noch einmal Gedanken zu machen. Auch fühlt sich die Patientin bei diesem Vorgehen weniger „über den Tisch gezogen", die freie Wahlmöglichkeit verdeutlicht den Respekt, der ihr zusteht (vgl. hierzu auch Kap. 3.5.3). Die siebte Therapiesitzung sollte noch offenen Fragen und Bedenken gewidmet werden. Es ist hilfreich, wenn sich der Therapeut allen Äußerungen der Patientin gegenüber offen und interessiert zeigt, sich für ihre Auseinandersetzung mit den Inhalten und den Konsequenzen des Therapievertrages bedankt. Da die Patienten im Rahmen des Therapievertrages sehr lebensrelevante und damit sehr weitreichende Entscheidungen treffen müssen, sollte ihnen auch die benötigte Zeit eingeräumt werden.

Merke:

Setzen Sie den Patienten keinesfalls unter Druck, den Therapievertrag so schnell wie möglich zu unterschreiben. Weisen Sie darauf hin, dass es nicht um die Unterschrift als solches geht, sondern um die Entscheidung, die der Unterschrift zugrunde liegt.

Der Therapeut begleitet die Patienten wohlwollend und einfühlsam, ohne auf eine Entscheidung zu drängen; gleichzeitig macht der Therapeut aber die Konsequenzen einer jeden Entscheidung für die Therapie und das Leben der Patientin (und ggf. auch des Therapeuten) deutlich. Gerade die Vertragsbesprechung dient damit der Vertiefung der therapeutischen Beziehung (vgl. hierzu auch Kap. 3.6). Es ist durchaus möglich (wenn auch nicht üblich), dass sich die Vertragsunterzeichnung damit bis zur zehnten Sitzung hinzieht. Bleibt die Ambivalenz trotz aller Validierung über die zehnte Sitzung hinaus bestehen, kann es sinnvoll sein, der Patientin anzuraten, sich Bedenkzeit zu nehmen und sich dann ggf. noch einmal zu melden, sollte sie sich tatsächlich für die Durchführung einer DBT entscheiden.

Merke:

Solange der Therapievertrag noch nicht unterzeichnet ist, sollten Sie keine anderen Themen tiefergehend behandeln. Die eigentliche DBT beginnt erst, wenn der Vertrag gemeinschaftlich unterschrieben worden ist.

Der Therapeut und die Patientin sollten gemeinsam den Therapievertrag Punkt für Punkt durchgehen. Es ist sinnvoll, wenn beide dafür eine Kopie des Vertrages vorliegen haben (vgl. Vorlage „Therapievertrag für die ambulante Einzeltherapie" auf der CD-ROM). Am besten ist es, wenn die Patientin die einzelnen Punkte vorliest; lehnt sie dies ab, kann dies aber auch der Therapeut übernehmen. In diesem Fall sollte er sich aber durch häufige Rückfragen der Aufmerksamkeit und dem Verständnis der Patientin versichern. Individuelle Ziele der Patientin, die in dem standardisierten Therapievertrag nicht explizit formuliert sind, sollten in dem Therapievertrag oder auf einem separaten Blatt dokumentiert werden. Besondere Aufmerksamkeit sollte dem Non-Suizid-Commitment zuteilwerden.

Beispieldialog: Vereinbarung eines Non-Suizid-Commitments

Th.: Mir ist besonders wichtig, dass ich mich absolut darauf verlassen kann, dass Sie sich während der Therapie nicht umbringen [R5, M5]. Und zwar egal, was vorfällt.

P.: Das kann ich nicht.

Th.: Wie meinen Sie das? [V1, P8]

P.: Ich kann Ihnen das nicht zusagen. Ich weiß doch nicht, was passiert, wenn ich hier draußen bin.

Th.: Ok. Sie meinen, dass Sie nicht vorhersagen können, wann solche Zustände und Situationen eintreten, die einen Suizidversuch nach sich ziehen? [V2]

P.: Genau! Wenn ich das könnte, wäre ich wohl kaum hier.

Th.: Das mag wohl sein [V5, I3].

(Pause)

Hm. Wissen Sie, irgendwie finde ich das ja klasse, dass Sie das so direkt sagen. [D3.4]

P.: Wieso?

Th.: Na, ich habe den Eindruck, dass Sie jemand sind, auf den ich mich absolut verlassen kann. Sie nehmen die Dinge ernst und beschäftigen sich damit. [M1, V7]

P.: Verstehe ich nicht.

Th.: Sie hätten ja auch einfach sagen können: „Kommen Sie, geben Sie mir den Vertrag. Hier haben Sie die Unterschrift." [D6] Und genau das machen Sie nicht. Das finde ich klasse und hochehrlich. [M1]

P.: Hm …

Th.: Ich merke gerade mal wieder, dass ich eigentlich sehr gerne mit Ihnen arbeiten würde. [R3] Das Blöde ist nur, dass wir so nicht miteinander arbeiten können. [I1, D1, M5]

(Therapeut lehnt sich zurück; Pause) [D1]

P.: Sie meinen, dass so die Therapie gar nicht stattfinden wird?

Th.: Genau. [I1]

(Pause)

P.: Aber Sie verlangen hier etwas Unmögliches von mir.

Th.: Hm … Wenn es unmöglich wäre, würde ich es nicht von Ihnen verlangen. [M2] Aber Sie haben tatsächlich Recht, dass es etwas sehr Schwieriges ist, was ich von Ihnen verlange. [V5; L8.2]

P.: Und wie soll das gehen?

Th.: Was?

P.: Wie soll ich Ihnen so was zusagen können? Zu was soll das gut sein?

Th.: Wollen Sie das wirklich wissen? [L8.5]

P.: Ja klar!

(kurze Pause)

Th.: Wissen Sie, ich habe hierzu ein paar wichtige Vorerfahrungen gemacht. Eine der Wichtigsten ist, dass ich gelernt habe, dass man sich über die Zeit, die man miteinander arbeitet, respektieren und vor allem auch mögen lernt. [R5] Oder sehen Sie das anders? [V1, P8]

P.: Hm … Nee, eigentlich nicht …

Th.: Sehen Sie: Ich weiß ja auch nicht, wann bei Ihnen solche Situationen und Zustände eintreten … [V6, D6]

(Pause; Patientin schaut verwirrt Richtung Therapeut; Therapeut lehnt sich nach vorne.) [D1]

Th.: … und jetzt kommt was ganz Entscheidendes: Da Sie mir nicht egal sind, werde ich anfangen, mir Sorgen zu machen, Angst bekommen. [R3] Denn es kann ja jeden Moment der Fall eintreten, dass sie einen Suizidversuch machen. Es ist für mich absolut unberechenbar. [R5]

P.: Sag' ich doch!

Th.: Der Punkt ist: *Weil* Sie mir wichtig sind, werde ich Angst haben, werde ich mir viele Dinge, die therapeutisch notwendig und sinnvoll sind, nicht trauen umzusetzen. [R5] D. h., ich werde ein sehr schlechter Therapeut sein. [M5] Und wenn ich ein schlechter Therapeut bin, können wir uns die Therapie ohnehin sparen. [C1] Davon haben Sie nichts – und ich auch nichts. [I1, D3.2, M2]

(Der Therapeut lehnt sich zurück. Pause) [D1] Verstehen Sie das?

P.: Ja, schon. Aber ich meine, Sie sind doch der Therapeut. Sie müssen doch damit umgehen können!

Th.: Nee, kann ich nicht. [M5] Es mag sein, dass es Therapeuten gibt, die das können … ich kann es jedenfalls nicht. [R5, M5, I1]

(Therapeut bleibt zurückgelehnt; Pause; Therapeut lehnt sich wieder nach vorne.) [D1] Verstehen Sie mich nicht falsch. Das heißt nicht, dass ich nicht mit Ihnen arbeiten möchte – ganz im Gegenteil. Ich fände das super, wenn es klappen würde. [R3] Ich habe eigentlich den Eindruck, dass wir bestens miteinander arbeiten und Sie auch von der DBT profitieren könnten. [V7] Das Blöde ist nur, dass es unter diesen Voraussetzungen absolut keinen Sinn hat. [D1, I1]

P.: Aber es muss doch eine Lösung geben.

(Der Therapeut lehnt sich nach hinten. Pause) [D1]

Th.: Welche denn?

P.: Sie sind doch der Therapeut! Das müssen Sie doch wissen!

Th.: Sie hätten gerne, dass ich die Lösung habe? [V2]

P.: Ja. Ich kann Ihnen doch nicht was zusagen, was ich nicht einhalten kann!

Th.: Nee. Das sollen Sie auch nicht! [I1]

(Pause) Darf ich Ihnen was erzählen? [L8.5]

P.: Ja.

(Der Therapeut lehnt sich wieder nach vorne.) [D1]

Th.: Wissen Sie, ich weiß ja eigentlich gar nicht genau, wie sich eine solche Situation anfühlt, in der Sie versuchen würden, sich das Leben zu nehmen. Ich kann ja nur versuchen, mich da hineinzufühlen, um zumindest eine ungefähre Vorstellung zu bekommen. [R5] Eine Patientin hat mir das mal erzählt, wie sich das anfühlt, was mir diesbezüglich echt weitergeholfen hat. Soll ich mal erzählen, und Sie schauen, ob das für Sie auch so zutreffend ist? [L8.5]

P.: Ja.

Th.: Die Patientin hat erzählt, dass sich solch ein Zustand, in dem man sich am liebsten das Leben nehmen möchte, anfühlt wie der Aufenthalt in einem brennenden Haus. Überall tut es weh, es ist heiß, sie bekommt keine Luft mehr. [D5] Erleben Sie das auch so? [V1, P8]

P.: Ja, genau so ist es!

Th.: Die Patientin erzählte weiter, dass sie allerdings einen Notausgang kennt, der sie retten kann.

P.: Welchen denn?

Th.: Die Möglichkeit, sich umzubringen.

P.: Genau!

Th.: Und jetzt komme ich daher und verlange von Ihnen, dass Sie diesen Notausgang zumachen. [D5] Eigentlich würde da doch jeder normale Mensch sagen: „Ich bin doch nicht verrückt und mache in einem brennenden Haus den Notausgang zu!" Oder? [V5]

P.: Ja, genau so ist! Deswegen kann ich Ihnen das auch nicht zusichern.

(Pause)

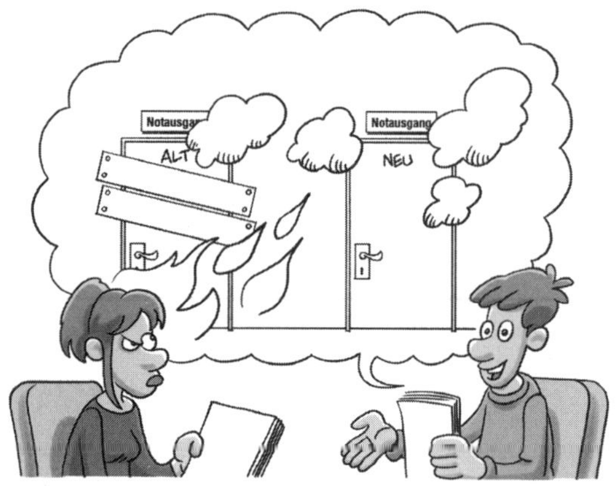

© Klaus Gehrmann

Th.: Und warum meinen Sie, dass ich das trotzdem von Ihnen verlange? [I3, D6]

(Therapeut lehnt sich zurück.) [D1]

P.: Weil Sie es einfordern müssen. Wegen den rechtlichen Konsequenzen …

(Pause) [I3]

Th.: Sie meinen, es geht eigentlich gar nicht um Sie, sondern nur um meine rechtliche Absicherung? [V2]

P.: Ja, genau!
(Pause)
Th.: Das haben Sie wahrscheinlich im Vorfeld häufiger so erlebt, oder? [V4]
P.: Ja, klar! Um was soll es denn sonst gehen?
Th.: Dann würde ich das an Ihrer Stelle auch erst einmal so vermuten. [V6]
(Pause)
Wissen Sie, ich finde eigentlich was ganz anderes wichtig. Wollen Sie das wissen? [L8.5]
P.: Hm …
(Therapeut lehnt sich nach vorne.)
Th.: Ich weiß, dass es in dem brennenden Haus noch viele andere Notausgänge gibt. [L4, D5] Und glauben Sie mir, ich würde Ihnen das nicht erzählen, wenn ich nicht absolut zu 100 % davon überzeugt wäre. [R5]
(Therapeut lehnt sich wieder nach hinten.) [D1]
Die Frage ist allerdings, wie Sie dazu kommen, diese anderen Notausgänge auszuprobieren. [L3]
P.: Keine Ahnung …
Th.: Was werden Sie machen, solange der für Sie gewohnte Ausgang zur Verfügung steht? [L9]
P.: Ihn benutzen?
Th.: Genau so ist es! [I2] Und das ist gar kein Vorwurf an Sie. Jeder würde das machen. [V5] Denn in einer solchen Situation nimmt man sich ja nicht die Zeit, sich zu überlegen, was man stattdessen machen könnte. [V5] Ganz im Gegenteil! Das Hirn funktioniert ja nicht mehr richtig und wird aus diesem Grund die Option wählen, die automatisiert ist. [L1]
(Pause)
Das heißt, Sie haben nur eine Chance auf Veränderung, wenn Sie den gewohnten Notausgang *vorher* verschließen. [L2] Sonst können wir es gleich lassen. [I1, M5]

Der Therapeut lehnt sich nach dieser Erklärung innerlich wie auch körperlich zurück und gibt der Patientin Raum, sich kognitiv wie auch emotional mit diesen neuen Optionen auseinanderzusetzen. Wie bereits erwähnt: Es geht dabei eher um eine validierende und wohlwollende Begleitung als um ein Drängen auf eine Entscheidung. Gleichzeitig macht der Therapeut beständig indirekt und ggf. auch direkt deutlich, dass die Therapie nicht beginnen kann, bevor die Patientin keine Entscheidung getroffen hat. Darin ist er sehr klar, macht jedoch gleichzeitig deutlich, dass er sich einen gemeinsamen Start gerade mit ihr sehr wünschen würde. Ob dieser Start allerdings stattfindet, entscheidet die Patientin. Kommt die Patientin dem Therapeuten schließlich entgegen, z. B. mit der Frage, wie lange Sie diesen Notausgang verschließen muss, bietet der Therapeut an, dass die Patientin diesen Zeitraum selbst entscheiden kann.

Information:

Die grundlegende Dialektik in der Beziehungsgestaltung bedeutet: „Ich möchte sehr gerne mit Ihnen zusammenarbeiten, kann dies allerdings nur unter den genannten Rahmenbedingungen."

Beispieldialog: Dauer des Non-Suizid-Commitments

Th.: Wissen Sie: Lieber einen Zeitraum, der sicher ist, den Sie überblicken können, als einen Zeitraum, der unsicher ist. [L3, M4] Ihr letzter Suizidversuch war vor ca. fünf Monaten, oder? [P8]
P.: Ja, genau.
Th.: Und der vorletzte Suizidversuch? [P4]
P.: Vor drei Jahren.
Th.: Eigentlich wäre es mir ja am liebsten, Sie würden mir für mindestens drei Jahre ein Non-Suizid-Commitment geben. [L8.3] Das scheint mir aber bei der Frequenz an Suizidversuchen, die Sie begehen, nur schwer umsetzbar, oder? [L8.2]
P.: Absolut!
Th.: Wie lange könnten Sie denn eine solche Zusicherung geben? [V1, P8]

Information:

Die Therapie ist auf den Zeitraum begrenzt, innerhalb dessen der Patient zusichern kann, sich nicht umzubringen.

Die Patientin und der Therapeut einigen sich schließlich auf einen Zeitraum, den die Patientin überblicken und für den sie eine Zusicherung geben kann. Das Ende dieses Zeitraumes markiert gleichzeitig das Ende der aktuellen Therapie. Das genaue Datum wird im Therapievertrag notiert. Es hat sich bewährt, dass die Verantwortung für das rechtzeitige Einbringen einer möglichen Therapieverlängerung der Patientin übertragen wird.

Anschließend werden die weiteren im Therapievertrag aufgeführten Punkte gemeinsam besprochen:

- *Die Therapiedauer umfasst zunächst maximal ein Jahr und kann ggf. verlängert werden.* Hier ist es wichtig, dass der Therapeut darauf hinweist, dass eine Therapieverlängerung nur dann stattfindet, sollte sich die DBT als effektives Verfahren zur Erreichung der formulierten Ziele erweisen. Nach der Hälfte der zunächst definierten Therapiezeit (z. B. ein Jahr) wird aus diesem Grund eine kritische Bestandsprüfung stattfinden.
- *Einzelne Sitzungen müssen rechtzeitig abgesagt werden.* Bei Punkt zwei der zusätzlichen Regeln sollte der Therapeut ausführen, wie er mit Therapiestunden, zu denen die Patientin nicht erscheint, umgeht. Üblich ist, dass dem Patienten ein Ausfallhonorar in Rechnung gestellt wird, sollte er innerhalb von 24 Stunden absagen, vorausgesetzt der Therapeut kann die Stunde keinem anderen Patienten zur Verfügung stellen.
- *In Krisensituationen werde ich meine Therapeutin/meinen Therapeuten anrufen.* Hier sollte der Therapeut der Patientin mitteilen, von wann bis wann sie ihn anrufen kann. Auch sollte geklärt werden, wie das Vorgehen ist, sollte die Patientin den Therapeuten nicht erreichen (z. B. innerhalb welcher Zeit ruft der Therapeut garantiert zurück). Schließlich sollte miteinander vereinbart werden, ob neben dem Telefon noch weitere Kommunikationsmedien genutzt werden dürfen (vgl. hierzu auch Kap. 4.2.4).
- *Nach selbstschädigendem oder anderem zuvor definierten dysfunktionalen Verhalten besteht eine 24-stündige Kontaktsperre zu meiner Therapeutin/meinem Therapeuten.* Es ist empfehlenswert, die Patientin zu fragen, was der Grund für diese Regel sein könnte. Zumeist antworten die Patienten, dass damit eine Verstärkung von SVV oder anderen dysfunktionalem Verhalten durch Zuwendung verhindert werden soll. Zwar kann dies auch ein wichtiger Grund sein, es ist jedoch nicht der entscheidende. Viel wichtiger ist, dass sich die Patientin im Fall von dysfunktionalem Verhalten für ihre alte, bewährte Technik entschieden hat. Der Therapeut hingegen ist für neues Verhalten zuständig. Da in der Regel mit dem SVV das Problem vorerst gelöst ist (z. B. subjektiv nicht kontrollierbare Anspannung), bedarf es daher keiner weiteren therapeutischen Hilfestellungen. Stattdessen benötigt die Patientin Zeit, um ihre Verhaltensanalyse zu schreiben. Sollte die Patientin sich innerhalb von 24 Stunden vor der Therapiestunde verletzt haben, fällt diese ersatzlos aus und das vereinbarte Ausfallhonorar wird fällig. Dasselbe Vorgehen kann auch bei anderem dysfunktionalem Verhalten gewählt werden, muss dann allerdings vorher eindeutig definiert werden.
- *Das Fehlen von vier unentschuldigten Sitzungen hintereinander oder das Fehlen von 50 % der Sitzungen innerhalb eines Quartals führt zu einer Therapiepause bzw. zur Beendigung der Therapie.* Aus diesem Grund ist es wichtig, dass die Patientin sich immer kurz beim Therapeuten meldet, sollte sie nicht zur vereinbarten Therapiestunde kommen können. Sollte eine längerfristige Abwesenheit absehbar sein, sollte diese frühzeitig in ihren Auswirkungen für die Therapie besprochen werden.
- *Unter Einfluss von Alkohol oder Drogen wird eine Therapiesitzung unmöglich und muss vorzeitig beendet werden.* Ggf. kann auch hier das Ausfallhonorar fällig werden, sollte die Therapiestunde gar nicht erst begonnen worden sein.
- *Zwischen den einzelnen Behandlungsstunden ist die Durchführung von Übungen und Hausaufgaben vorgesehen.* Die Hausaufgaben dienen dem Transfer des in der Einzeltherapie Besprochenen in den Alltag der Patientin und sind damit unabdingbarer Bestandteil der Therapie.
- *Während der gesamten Behandlungsdauer können Videoaufnahmen durchgeführt werden. Über deren Verwendung wurde ich aufgeklärt. Des Weiteren bin ich bereit, Fragebögen auszufüllen und mich an der Durchführung von Interviews zu beteiligen.* Mögliche Bedenken und Ängste seitens der Patientin sollten direkt angesprochen werden. Der Therapeut sollte den Nutzen von Videoaufnahmen deutlich machen, gleichzeitig aber erklären, dass die Rechte an den Aufnahmen bei der Patientin verbleiben.

Beispieldialog: Nutzen von Videoaufnahmen

Th.: Videoaufnahmen haben einen großen Vorteil: sollte ich mal spezifische Unterstützung von meinen Teammitgliedern oder einem Supervisor benötigen, dann sind Sie durch die Videoaufnahme bei der Besprechung automatisch mit vertreten. Im Gegensatz dazu kann ich beim Fehlen einer Videoaufnahme nur aus meiner Sicht berichten – und die mag dann gegebenenfalls recht einseitig sein. [L2]

P.: Habe ich denn Mitspracherecht, welche Videoaufnahme Sie zeigen?

Th.: Ja klar! [R6] Es gibt übrigens noch einen weiteren Vorteil. Wollen Sie den auch noch wissen? [L8.5]
P.: Erzählen Sie.
Th.: Wir haben mit den Videoaufnahmen auch die Möglichkeit, dass wir uns selbst für Ihre Therapie relevante Szenen anschauen können. Das kann manchmal sehr hilfreich sein. [L2]
P.: Soll das heißen, dass ich mich dann selbst anschauen muss?
Th.: Ja. [I1]
P.: Das geht aber gar nicht.
Th.: Das können Sie, sollte es mal soweit sein, dann ja immer noch entscheiden. [L8.5] Auf alle Fälle machen wir so etwas nur, wenn Sie in der Situation damit einverstanden sind. [L2]

Nicht nur die Patientin verpflichtet sich im Rahmen der Therapie zum Einhalten bestimmter Regeln, sondern auch der Therapeut. Besonders wichtig ist der Hinweis auf den offenen Umgang mit den persönlichen Grenzen.

Beispieldialog: Umgang mit persönlichen Grenzen

Th.: Das bedeutet, dass, wann immer meine persönlichen Grenzen berührt werden, ich Ihnen das unmittelbar mitteile. [L2] Haben Sie bereits Erfahrungen gemacht, dass Ihnen Therapeuten zurückgemeldet haben, dass ihre Grenzen erreicht sind? [P8]
P.: Ja. Die haben dann die Therapie immer abgebrochen.
Th.: Sehen Sie: Genau das möchte ich verhindern. Deswegen werde ich Ihnen schon sehr frühzeitig mitteilen, wenn meine Grenzen erreicht sind. Das ist der beste Schutz davor, dass die Therapie von meiner Seite ein frühzeitiges Ende findet. [L2] Oder soll ich lieber mit meinen Grenzen so umgehen, wie Sie das bisher erlebt haben? [L8.2]
P.: Nein, nein, lieber nicht.

Merke:

Es ist Ihre Verpflichtung, dem Patienten rechtzeitig mitzuteilen, wann immer Ihre persönlichen Grenzen im Rahmen der Therapie erreicht sind. Versäumen Sie den Patienten frühzeitig zu informieren, verhindern Sie, dass der Patient mit Ihren Grenzen angemessen umgehen kann, und gefährden dadurch aktiv die Therapie.

Die im Vorfeld schon einmal angesprochenen individuellen Ziele (vgl. dritte Therapiesitzung) können zusätzlich zu den allgemeinen DBT-Zielen im Therapievertrag eingefügt werden. Es ist aber auch möglich, hierfür ein gesondertes Blatt durch die Patientin anfertigen zu lassen. Haben sich die Ziele mittlerweile verändert, sollten sie entsprechend angepasst werden. Es sollte noch einmal darauf hingewiesen werden, dass die Einnahme von Benzodiazepinen während der DBT nicht erwünscht ist. Ein Ablaufplan zum Absetzen des Medikaments sollte ggf. erstellt werden. Liegt eine Abhängigkeit vor, kann ein stationärer Entzug vorgeschaltet werden. Je nach Ausmaß der Abhängigkeit kann eine solche Intervention auch schon vor der Antragstellung sinnvoll sein.

Abschließend kann es angebracht sein, darauf hinzuweisen, dass der Vertrag nicht einseitig kündbar ist. Dies bedeutet, die Patientin kann nicht anrufen und auf den Anrufbeantworter oder per SMS das Ende der Therapie verkünden. Dasselbe gilt selbstverständlich für den Therapeuten. Der Vertrag kann demnach nur im gemeinsamen Einvernehmen gekündigt werden. Gegebenenfalls sollte diese wichtige Rahmenbedingung zusätzlich im Therapievertrag notiert werden.

Im Anschluss an den Therapievertrag händigt der Therapeut das Wochenprotokoll aus und gibt der Patientin eine kurze Einführung in die Bearbeitung des Protokolls (vgl. Vorlage auf der CD-ROM). Es hat sich bewährt, für die Spalte „Suizidale Vorstellungen“ folgende Regel einzuführen: Die Zahl 5 bedeutet, dass die Patientin zu ihrem eigenen Schutz in die Klinik aufgenommen werden muss. Dies muss jedoch nicht zwangsläufig die Folge sein, da die Patientin durch den Einsatz von Fertigkeiten dies auch verhindern kann (z. B. kann sie eine Freundin anrufen oder den Therapeuten). In jedem Fall muss die Patientin wie im Fall von SVV eine Verhaltensanalyse erstellen. In den noch leeren Spalten im Anschluss an die Spalte „Selbstschädigung“ ist Raum für weiteres dysfunktionales Verhalten, welches nach Ansicht von Therapeut und Patientin dokumentiert werden sollte. Bei Frau S. könnte dies beispielsweise das Ess- und Trinkverhalten betreffen. Auch die Dokumentation des Ausmaßes an Dissoziation könnte angebracht sein. Schließlich macht der Therapeut deutlich, dass ab sofort jede Therapiestunde mit der Besprechung des Wochenprotokolls beginnt. Raum für Nachfragen sollte großzügig eingeräumt werden (vgl. auch Abb. 4).

Es besteht natürlich auch die Möglichkeit, ein individuelles Wochenprotokoll zu erstellen bzw. das dem Manual beiliegende Protokoll anzupassen. Alternativ kann auch das zweite Wochenprotokoll genutzt werden, welches sich auf der CD-ROM befindet. Dieses etwas umfangreichere Wochenprotokoll bietet zusätzlichen Raum für die Dokumentation von funktionalem Verhalten (vgl. Vorlage „Wochenprotokoll – Alternative"). Insbesondere bei Patienten, die bei ihrer Entscheidung für einen neuen Weg sehr schwankend sind, kann die entsprechende Spalte sehr wichtige Informationen für die Therapie liefern. Wenn im Fall von Frau S. diese Variante des Wochenprotokolls genutzt werden würde, sollte in der Spalte „Spezielles Problemverhalten" die Einnahme von Lorazepam dokumentiert werden.

vgl. Vorlage „Wochenprotokoll" sowie Vorlage „Wochenprotokoll – Alternative" auf der CD-ROM.

Zusätzlich weist der Therapeut darauf hin, dass in den nächsten Wochen eine Vorstellung im Konsultationsteam ansteht. Bedenken und Ängste sollten validiert werden. Es ist hilfreich, wenn der Therapeut die Patientin möglichst genau über den Ablauf der Vorstellung informiert.

Beispieldialog: Vorstellung im Konsultationsteam

P.: Muss ich da hin?

Th.: Ja. [I1] Wissen Sie, im Konsultationsteam finden ja sehr weitreichende Entscheidungen über die Therapie und damit über Sie und mich als Ihr Therapeut statt. Ich hatte Ihnen ja schon über die Funktion des Teams berichtet (vgl. Kap. 4.1). [L2] Und deswegen finde ich es absolut notwendig, dass die Teammitglieder Sie kennenlernen, damit Sie wissen, über wen sie welche Entscheidungen treffen. Und ich finde auch, dass Sie ein Recht darauf haben sollten, die Leute, die eben solch wichtige Entscheidungen treffen, kennenzulernen. [R6] Alles andere wäre eigentlich unfair, oder?

P.: Und was soll ich dort sagen?

Th.: Ich schlage vor, dass Sie sich kurz vorstellen und dann erzählen Sie, was Sie dazu bewogen hat, eine Therapie und insbesondere eine DBT aufzusuchen und wozu Sie die DBT nutzen wollen. [L2]

P.: Können Sie das nicht für mich machen?

Th.: Nein. [I1] Es geht um Ihre und nicht um meine Therapie. [L2]

P.: Ja, ich weiß.

Th.: Haben Sie Angst vor einer solchen Vorstellung? [P2]

P.: Ja.

Th.: Was befürchten Sie? [C2]

P.: Dass die mich nicht ernst nehmen. Dass mir nichts einfällt, ich einen Blackout habe.

Th.: Was ist das Schlimmste, was Ihrer Meinung nach eintreten kann? [C2]

P.: Dass ich totalen Blödsinn daherrede und die merken, wie blöd ich eigentlich bin.

Th.: Diese Befürchtung haben Sie immer, wenn Sie mit anderen Menschen zusammen sind? [P4, C2]

P.: Ja.

Th.: Hat Ihnen mal jemand so etwas zurückgemeldet? [P8]

P.: Ja …

Th.: Wer?

P.: … mein Vater.

Th.: Wie alt waren Sie da? [P8]

P.: Weiß ich nicht … vielleicht so 5 oder 6 Jahre. Oder auch schon früher.

Th.: Hat er das nur einmal gemacht? [P8]

P.: Nee … ständig.

Th.: Dann ist auch nachvollziehbar, dass Sie eine solche Befürchtung haben. Wenn Sie das so häufig und vor allem auch schon so früh immer eingebläut bekommen haben [V4].

(kurze Pause)

Schlimme Erfahrungen, die Sie da gemacht haben. [V6]

(kurze Pause)

Interesse an einer neuen Erfahrung? [L8.5]

P.: Hm …

Th.: Wissen Sie: Sie sind ja bei dieser Situation nicht allein. Und ganz wichtig: Ihr Vater ist nicht dabei! [L3]

P.: Das stimmt.

Th.: Also, wenn Sie wollen, kann ich Sie während der Vorstellung gerne unterstützen. [L8.3] Wie, können wir dann ja noch genauer besprechen. Es hat sich außerdem als besonders hilfreich erwiesen, wenn Sie sich überlegen, wo die Teammitglieder uns besonders unterstützen sollen. [L2] Sie haben ja mal gesagt, dass viele Ihrer bisherigen Therapeuten zu weich gewesen seien, Ihnen zu schnell „auf den

Leim" gegangen sind. [V1] Vielleicht sollte das Team darauf achten, dass uns das nicht auch passiert. Oder was meinen Sie? [L8.5]

Schließlich händigt der Therapeut der Patientin noch eine Liste von in der Stadt bzw. Region angebotenen Fertigkeitengruppen aus, mit der Aufforderung, sich bei diesen nach freien Plätzen zu erkundigen. Finanzierungsmöglichkeiten wie auch -schwierigkeiten sollten angesprochen werden (vgl. hierzu auch Kap. 3.7). Am Ende der Sitzung, in der die Vertragsunterzeichnung stattgefunden hat, äußert der Therapeut nochmals, wie sehr er sich auf die Zusammenarbeit freut. Es kann angezeigt sein, dass der Therapeut zusätzlich seine Zuversicht über einen positiven Therapieverlauf äußert.

Achte Therapiesitzung

Im Anschluss an die Begrüßung sollte der Therapeut sich nach dem Befinden der Patientin informieren. Diese Frage hat das Ziel, dass die Patientin lernt, auf ihre Befindlichkeit zu achten und diese einzuschätzen. Außerdem kann der Therapeut über die Antwort der Patientin deren aktuelle Fähigkeit, konstruktiv mitzuarbeiten, einschätzen. Sollte die Patientin sehr angespannt sein, kann es sinnvoll sein, an dieser Stelle Fertigkeiten aus dem Modul Stresstoleranz anzubieten.

Beispieldialog: Befinden der Patientin

Th.: Hallo, Frau S. Schön, dass Sie da sind. [R3] Wie geht es Ihnen (jetzt in diesem Moment)? [V1, S2]

P.: Geht so.

Th.: Was heißt das genau? [P2]

P.: Hm … Nicht so toll.

Th.: Können Sie mir das genauer sagen? „0" bedeutet, es geht Ihnen neutral, „+5" bedeutet, es geht Ihnen hervorragend, „–5" bedeutet, es geht Ihnen so richtig schauerlich. Wo befinden Sie sich gerade? [P2]

P.: –3.

Th.: D. h., es geht nicht gut. [V3] Sie sind aber arbeitsfähig? [P8]

P.: Genau.

Th.: Sollte sich Ihr Zustand verschlechtern, sodass Sie hier in der Stunde nicht mehr ordentlich mitarbeiten können, geben Sie mir dann bitte Bescheid? [L7]

P.: Ok.

Anschließend lässt sich der Therapeut das ausgefüllte Wochenprotokoll aushändigen (vgl. Abb. 4). Bei der Besprechung des Wochenprotokolls fokussiert der Therapeut an erster Stelle funktionale Verhaltensweisen, dann therapierelevante Probleme und Verhaltensmuster. Zu einem späteren Therapiezeitpunkt geht er zusätzlich auf Therapiefortschritte ein.

Beispieldialog: Besprechung des Wochenprotokolls

Th.: Haben Sie das Wochenprotokoll dabei?

P.: Ja.

Th.: Können Sie mir das mal rüberreichen? [S1]

(Die Patientin reicht dem Therapeuten das Wochenprotokoll.)

Th.: Wie ging es Ihnen denn mit dem Ausfüllen? [V1]

P.: Na ja, ganz gut. Wir hatten das ja vorher besprochen.

Th.: Prima, dass Sie das gleich so umgesetzt haben. [M1]

P.: Sollte ich ja …

Th.: Das stimmt. Lassen Sie uns mal schauen, was so vorgefallen ist. [R3]

(Therapeut schaut auf das Wochenprotokoll) [S1]

Alkohol und Drogen sind ja kein Thema für Sie. Ihre Medikamente haben Sie regelmäßig eingenommen. [M1, S3] Bei den suizidalen Vorstellungen und bei Not/Elend sehe ich, dass es Ihnen in der Mitte der Woche nicht gut ging, oder? [V3]

P.: Ja, das war mal wieder so richtig beschissen.

Th.: Oh weh, das tut mir leid. [R5, V6] Und Lorazepam haben Sie auch eingenommen. Wie viel denn? [P1]

P.: Eine Tablette.

Th.: Was ist denn vorgefallen? [V1, P8]

P.: Ich habe mich mit meinem Freund gestritten … Ich habe mal wieder alles falsch gemacht.

Th.: Hm … Hört sich nicht nach einem sonderlich hilfreichen Gedanken an! [I2] Ich sehe, dass Sie sich am Donnerstag geschnitten haben. [I2] Steht das im Zusammenhang mit dem Streit? [P5]

P.: Nee. Da war ich mit meinen Freundinnen unterwegs.

Wochenprotokoll

Name: Frau S. Start/Datum: 10. Woche

Datum	Alkohol (bitte angeben)	Nicht-verordnete Medikamente (bitte angeben)	Medikamente auf Rezept (bitte angeben)	Drogen (bitte angeben)	Suizidale Vorstellungen (0–5)	Not/Elend (0–5)	Selbstschädigung		Trinken		Essen		Angewandte Methode/Skills (Skills: 0–7)
							Drang (0–5)	Handlung (ja/nein)	ml	Umkipp (ja/nein)	ja/nein	Häufigkeit/Tag	
Mo	–	–	Citalopram	–	4	3–4	3	Nein	400	Ja	Ja	0-1-1	0
Di	–	–	Citalopram	–	2	2	1	Nein	800	Nein	Ja	1-1-1	0
Mi	–	2 Aspirin	Citalopram Lorazepam	–	3	3–4	4	Nein	300	Ja	Ja	0-1-1	2
Do	–	2 Aspirin	Citalopram	–	4	5	5	Ja	–	Ja	Nein	0-0-0	3
Fr	–	–	Citalopram	–	3	4	4	Nein	700	Nein	Ja	0-0-1	0
Sa	–	–	Citalopram	–	2–3	2	2	Nein	900	Nein	Ja	1-0-1	0
So	–	–	Citalopram	–	3	3	2	Nein	800	Nein	Ja	1-1-1	0

Suizidale Vorstellungen
0 = keine
1 = kaum
2 = mäßig
3 = drängend
4 = sehr drängend
5 = das Denken ist komplett auf suiz. Ideen eingeengt

Selbstschädigung
0 = keine
1 = kaum
2 = mäßig
3 = starker Drang
4 = sehr starker Drang
5 = nicht kontrollierbar

Not/Elend
0 = kein(e)
1 = kaum
2 = etwas
3 = mittelmäßig
4 = groß
5 = sehr groß

Skills/Angewandte Methode
0 = nicht daran gedacht oder angewendet
1 = daran gedacht, nicht angewendet, wollte nicht
2 = daran gedacht, nicht angewendet, hätte gewollt
3 = habe es versucht, konnte sie aber nicht anwenden
4 = versucht, konnte sie anwenden, aber sie halfen nicht
5 = automatisch angewendet, aber sie halfen nicht
6 = versucht, konnte sie anwenden und sie halfen
7 = automatisch angewendet, haben geholfen

Abbildung 4: Beispiel eines ausgefüllten Wochenprotokolls

Th.: Ok. War der Streit mit dem Freund unmittelbar vor dem Treffen mit den Freundinnen? [P8]
P.: Nee ... am Tag davor.
Th.: Am Mittwoch?
P.: Ja.
Th.: Ok. Was meinen Sie, was wir uns heute demnach anschauen müssen? [S4]
P.: Das Schneiden?
Th.: Richtig. Ich nehme mal an, dass Sie noch keine Verhaltensanalyse über das selbstverletzende Verhalten geschrieben haben?
P.: Nee. Das kann ich noch nicht allein.
Th.: Ok. Dann machen wir das zusammen. [R3] Lassen Sie uns das Wochenprotokoll noch fertig durchgehen. Trinken und Essen hat so halbwegs funktioniert – bis auf diesen besagten Donnerstag. [I2] Was ich aber sehe, ist, dass Sie bei den Skills etwas eingetragen haben. Das heißt, Sie haben sogar daran gedacht, Skills anzuwenden. [M1, M4] Wissen Sie noch, was Sie anwenden wollten? [V1]
P.: Ich wollte meinen Freund anrufen. Aber irgendwie ging das nicht – auch wegen unserem Streit am Tag zuvor. Außerdem waren ständig meine Freundinnen um mich, ich konnte da keinen klaren Gedanken fassen.
Th.: Ich finde es klasse, dass Sie überhaupt daran gedacht haben, Ihren Freund anzurufen! [M1, M4]
(Pause)
Ok. Ich schlage vor, dass wir dann gemeinsam die Verhaltensanalyse erstellen. Gibt es von Ihrer Seite noch etwas anderes Wichtiges, was wir auch noch unbedingt besprechen sollten? [S4]
P.: Ich wollte Sie noch mal etwas wegen dem Therapievertrag fragen. Und ich wollte mit Ihnen mal wegen meinen Freund sprechen.
Th.: Ok. Dann schlage ich vor, dass wir als erstes Ihre Frage zum Therapievertrag besprechen. [R1, R6] Anschließend machen wir die Verhaltensanalyse. [S4] Leider befürchte ich erfahrungsgemäß, dass die Zeit dann leider nicht ausreicht, über Ihren Freund zu sprechen. [L2, M3] Aber ich denke mal, dass er im Rahmen der Verhaltensanalyse auch ein wenig Thema sein wird, oder? Wenn Sie es dann aber schaffen, sich bis nächste Woche nicht selbst zu verletzen, stelle ich Ihnen in Aussicht, dass wir über Ihren Freund sprechen. [M1, L8.1] Was halten Sie von diesem Vorgehen? [L8.5]

Information

Die Besprechung des Problemverhaltens besteht aus folgenden Komponenten:
- Verhaltensanalyse,
- Lösungsanalyse („Was hätte ich anderes machen können?"),
- Präventionsstrategien („Was kann ich machen, damit es nicht wieder zu einem solchen Problemverhalten kommt?"),
- Wiedergutmachung an sich oder anderen.

Im Anschluss an die Besprechung der verbliebenen Fragen zum Therapievertrag geht der Therapeut zum Flipchart und erstellt mit der Patientin die Verhaltensanalyse zu dem geschilderten SVV. In Kapitel 4.1 sowie Tabelle 3 finden sich bereits detaillierte Informationen zum Durchführen einer Verhaltensanalyse. Im Unterschied zu der Verhaltensanalyse, die während der probatorischen Sitzungen durchgeführt wird, kann es nun sinnvoll und notwendig sein, bestimmte Aspekte der Verhaltensanalyse, insbesondere des Problemverhaltens, vertiefend zu erfragen. Voraussetzung hierfür ist allerdings eine bereits gefestigte therapeutische Beziehung. Tabelle 4 kann die detaillierte Verhaltensanalyse zu dem von der Patientin geschilderten SVV entnommen werden.

Beispieldialog: Erfragen bestimmter Aspekte der Verhaltensanalyse

Th.: Wie tief waren denn die vier Schnitte, die Sie sich zugefügt haben? [P6, P1]
P.: Weiß ich nicht mehr ...
Th.: Wie, das wissen Sie nicht mehr? Waren Sie dabei nicht anwesend? [I3, D3.2]
P.: Doch ... nur ...
Th.: Ist Ihnen die Frage unangenehm? Peinlich? [V3]
P.: Hm ... Ja, schon.
Th.: Hätten Sie lieber, dass ich nicht näher nachfrage? [V3]
P.: Ja.
Th.: Wenn ich Sie richtig verstanden habe, wollen Sie dieses Verhalten langfristig aber gerne einstellen, oder? [P7, L8.5]
P.: Ja.
Th.: Wissen Sie, ich gehe ja fest davon aus, dass es einen bestimmten Grund gibt, warum

Tabelle 4: Verhaltensanalyse über selbstverletzendes Verhalten von Frau S.

S = Stimulus		O = Organismus (Selbstregulationssystem)		R = Reaktion		K = Konsequenz: Kurzfristig		K = Konsequenz: Langfristig	
Sα	Ist mit Freundinnen unterwegs	Oα	Nur wenige soziale Kontakte Streit am Vortag mit Freund	Rα	4 tiefe Schnitte am linken Oberarm	Kα	Wieder handlungsfähig	Kα	Chirurgische Behandlung Keine Änderung in den Beziehungen Soziale Isolation Depression
$S\beta_{Kogn.}$	„Ich muss auf fröhlich machen, sonst mögen die mich nicht.“	$O\beta_{Kogn.}$	„Ich bin nichts wert.“ „Ich bin andersartig.“ „Niemand liebt mich.“	$R\beta_{Kogn.}$ **Point of no return**	„Es macht alles keinen Sinn mehr.“ „Ich kann nicht mehr.“	$K\beta_{Kogn.}$	„Jetzt ist es besser.“	$K\beta_{Kogn.}$	„Ich bin andersartig.“, „Ich habe andere wieder mal enttäuscht.“
$S\beta_{Emot.}$	Angst vor Ablehnung	$O\beta_{Emot.}$	Misstrauen, Scham, Schuld, Selbsthass	$R\beta_{Emot.}$	Verzweiflung, Hoffnungslosigkeit	$K\beta_{Emot.}$	Verzweiflung, Hoffnungslosigkeit sind weg; leichte Euphorie	$K\beta_{Emot.}$	Selbsthass, Scham, Schuld, Angst vor Verlassenwerden
Sγ	Anspannung	Oγ	Erhöhte emotionale Verletzlichkeit Schlechter Schlaf Nichts getrunken, nichts gegessen	Rγ	Maximale Anspannung Dissoziation einschließlich Analgesie Eingeschränktes Denken	Kγ	Spannung und Dissoziation weg Spürt sich wieder Kann wieder denken	Kγ	Narben

Sie sich geschnitten haben und warum Sie sich gerade vier tiefe Schnitte zugefügt haben. [V5] Bevor wir über alternative Strategien reden können, müssen wir aber erst verstehen, warum Sie sich genau so und nicht anders verhalten haben. [L2] Oder sehen Sie das anders? [V1]

P.: Also, die Schnitte waren vielleicht so ungefähr einen halben Zentimeter tief.

Th.: Ungefähr einen halben Zentimeter tief … [V2]

(Der Therapeut zeigt mit Daumen und Zeigefinger, wie viel ungefähr ein halber Zentimeter ist.)

Schneiden Sie mehrmals in dieselbe Wunde? [P6, I1]

P.: Ja.

Th.: Weshalb? [P1]

P.: Solange, bis es tief genug ist.

Th.: Was ist das Kriterium dafür, dass die Wunde tief genug ist? [P6]

P.: Wie weit die Wunde auseinander klafft.

Th.: Suchen Sie sich die Stellen an Ihrem Körper danach aus? Es gibt ja Stellen an dem Körper, wo die Wunde weiter klafft, und Stellen, wo die Wunde weniger weit klafft. [P6, I1]

P.: Mittlerweile muss ich suchen, wo noch Platz ist. Früher habe ich die Stellen, wo ich mich verletzte, schon danach ausgesucht.

(Pause) [D1]

Th.: Schlimm, schlimm … [V6]

(Pause)

Schauen Sie sich die Wunde dabei genau an? [P6, I1]

P.: Ja, es ist mir wichtig, das Blut fließen zu sehen.

Th.: Das ist Ihnen wichtig … [V2] Was genau ist Ihnen daran wichtig? [P6]

P.: Ich weiß nicht so genau …

Th.: Hm …

P.: … vielleicht, dass ich darüber wahrnehme, dass ich lebendig bin …

Th.: … und warum reicht dafür nicht ein Schnitt? [P6]

P.: Das reicht nicht …

Th.: … wofür?

(Pause) [V1]

P.: Es reicht nicht, um mich wieder zu spüren, um wieder klarer denken zu können.

Th.: Um wieder klarer denken zu können … [V2] Das heißt, Sie hören auf, sobald sich Ihr klarer Verstand wieder einschaltet? [V3]

P.: Ja. Irgendwann wird mir klar, was ich da eigentlich mache – und dann höre ich auf, mich zu schneiden.

Th.: Ok, dann hören Sie also auf. [V2] Spüren Sie dann auch den Schmerz? [P6]

P.: Ja, der kommt dann so langsam.

Th.: Hmhm … Und was passiert dann?

P.: Dann kann ich wieder was machen. Ich bin dann auch nicht mehr so verzweifelt.

Th.: Ok. Das ist ja eigentlich super, oder? [V6] Wenn ich mir das so vorstelle, war diese Selbstverletzung in dieser Situation ausgesprochen effektiv. [V5] Das starke unangenehme Gefühl hört auf, Sie können wieder klarer denken, Sie spüren sich wieder, sind wieder handlungsfähig. [V2] Und ich nehme an, dass die starken Spannungszustände auch verringert wurden, oder? [V3, P5]

P.: Ja, deutlich!

Es wird sicherlich nicht ausreichend Zeit zur Verfügung stehen, um alle Aspekte der Verhaltensanalyse in diesem Detail zu erheben. Wichtig ist, dass die Patientin das Schema und den Zweck der Verhaltensanalyse versteht, mit dem Ziel, dass sie die nächste oder spätestens übernächste Verhaltensanalyse eigenständig durchführen kann. Wenn auch die Lösungsanalyse bei dieser ersten Verhaltensanalyse nur kurz besprochen werden kann, sollte sie unbedingt noch begonnen werden. Denn schließlich stellt die Lösungsanalyse und damit die Verhinderung weiterer dysfunktionalen Verhaltensweisen den eigentlichen Zweck der Verhaltensanalyse dar.

Merke:

Beginnen Sie die Lösungsanalyse damit, einen funktionalen Umgang mit dem „Point of no return" zu finden.

Wichtig bei der Besprechung der Lösungsanalyse ist, diese mit dem „Point of no return" zu beginnen (vgl. auch Kap. 4.1, dritte Therapiesitzung). Das ist jenes Verhalten, welches kurzfristig am schnellsten veränderbar ist und den meisten dysfunktionalen Verhaltensweisen vorausgeht. Die meisten Patienten wollen die Lösungsanalyse stattdessen bei der Veränderung der Auslösebedingungen anfangen. Hierfür findet sich allerdings nur selten eine schnelle Lösung; zudem würde diese Lösung nur für diese Situation gelten, nicht aber für andere.

Beispieldialog: Besprechung der Lösungsanalyse – Point of no return

Th.: Haben Sie eine Idee, was Sie das nächste Mal anders machen könnten, damit es nicht wieder zu selbstverletzendem Verhalten kommt? [L3]

P.: Mich nicht mit meinen Freundinnen treffen?

Th.: Super Idee! [I3, D1]

P.: Hm … Das meinen Sie nicht ernst, oder?

Th.: Nee. [I1]

P.: Ok. Vielleicht muss ich mit mir anders umgehen, also anders denken und fühlen?

(Die Patientin zeigt dabei auf die Organismus-Variable).

Th.: Das ist jetzt in der Tat eine super Idee. [M1] Aber meinen Sie, dass sich das so schnell und so einfach ändern lässt? [L5, L9]

P.: Hm … wahrscheinlich nicht.

Th.: Nee. In der Tat sind das die Verhaltenskomponenten, die sich am langsamsten verändern. [L1] Also, wenn Sie das selbstverletzende Verhalten möglichst schnell einstellen wollen, wäre es hilfreicher, vielleicht an anderer Stelle etwas zu verändern. [L5]

P.: Hm … An den Spannungszuständen?

Th.: Ja. Das wäre eine Möglichkeit. Eine andere bzw. zusätzliche Möglichkeit wäre, am „Point of no return“, also an dem Gedanken „Ich kann nicht mehr“ etwas zu verändern. [L4]

P.: Aber wie soll das gehen? Der Gedanke kommt halt einfach.

Th.: Das fühlt sich voll automatisiert an, oder? [V3, P4]

P.: Ja, genau!

Th.: Ok. Aber sehen Sie, dass, wenn Sie diesen Gedanken haben, es danach eigentlich nicht mehr möglich ist, irgendetwas Produktives zu denken? [C1]

P.: Ja, danach geht nichts mehr.

Th.: Ja klar. Wenn ich den Gedanken hätte, dann würde bei mir auch nichts mehr gehen. [V5, V6] Der Gedanke hat etwas Endgültiges, Finales. Oder? [C2]

P.: Hm … Ja, das stimmt.

Th.: Also wäre es sinnvoll, dass Sie, sobald dieser Gedanke aufkommt, mit diesem etwas machen, damit er die Macht über Sie verliert. [L4]

P.: Ja. Aber wie soll das gehen?

Th.: Bekommen Sie denn mit, wenn der Gedanke kommt, wenn Sie den Gedanken denken? [P8]

P.: Ja, irgendwie schon.

Th.: Das hört sich schon mal gut an. Sehr gut sogar. [M1] Denn: Das Beste, was Sie erst mal machen können, ist, dass Sie diesen Gedanken bewusst wahrnehmen. [L5]

P.: Was soll daran gut sein?

Th.: Na, damit Sie einen Gedanken bewusst wahrnehmen können, müssen Sie sich von diesem distanzieren. Sie sind dann nicht mehr der Gedanke, sondern Sie haben ihn. [L4]

P.: Verstehe ich nicht.

Th.: Lust auf ein Experiment? [L8.5]

P.: Na ja …

Th.: Machen Sie mal die Augen zu. Ich mache Sie auch zu, sodass wir uns beide nicht sehen. [L4, L7]

(Die Patientin und der Therapeut machen die Augen zu.) [R6]

Th.: Und jetzt hätte ich mal gerne, dass Sie einen Gedanken denken, den ich Ihnen jetzt gleich vorgebe … Denken Sie mal: „Das hat alles keinen Sinn mehr“,… und lassen Sie alles, was durch den Gedanken ausgelöst wird, zu. [C3]

(Der Therapeut belässt die Patientin für fünf Sekunden in dem Gedanken sowie dem, was der Gedanke auslöst.)

Th.: Ok. Vielen Dank. Jetzt bleiben Sie so, wie Sie sind, und jetzt hätte ich gerne, dass Sie denselben Gedanken noch einmal denken. Setzen Sie aber immer vor den Gedanken zwei zusätzliche Gedanken: Der erste Zusatz ist „im Moment“ und der zweite Zusatz ist „habe ich den Gedanken“. Also denken Sie denselben Gedanken „Es hat alles keinen Sinn mehr“ noch einmal, setzen Sie aber immer „im Moment habe ich den Gedanken“ davor. [C3, L4]

(Der Therapeut belässt die Patientin erneut für fünf Sekunden in dem Gedanken.)

Th.: Ok. Vielen Dank. Machen Sie mal die Augen auf.

(Die Patientin macht die Augen auf und schaut im Raum umher.)

Th.: Schauen Sie mich mal an. Sind Sie wieder hier im Raum? [L7]

P.: Ja.

Th.: Was war der Unterschied zwischen dem ersten und dem zweiten Durchgang für Sie? [L4]

P.: Also, den ersten Gedanken kenne ich total.
Th.: Ja. Und was löste der Gedanke bei Ihnen aus? [C1]
P.: Hm … Es ging mir schlecht.
Th.: Was meinen Sie mit schlecht? [P2]
P.: Beschissen eben.
Th.: Können Sie genauere Gefühle benennen? [P2]
P.: …
Th.: Waren Sie traurig, ärgerlich, hilflos – oder haben Sie sich gar gefreut? [P2, I3]
P.: Das nicht gerade … Ich fühlte mich hilflos und wie ein Versager.
Th.: Und das Gefühl kommt Ihnen bekannt vor? [P4]
P.: Ja, klar!
Th.: Wie schnell kam denn das Gefühl? [P2]
P.: Eigentlich sofort.
Th.: Und was passierte beim zweiten Durchgang? [L3, P2]
P.: *(Die Patientin überlegt).* Es war nicht so bedrohlich. Irgendwie weiter weg.
Th.: Das heißt, es kamen hierbei nicht so starke Gefühle? [L3, P2]
P.: Nee, irgendwie nicht.
Th.: Wo hatten Sie mehr den Eindruck, Kontrolle über sich zu haben? Beim ersten oder beim zweiten Durchgang? [L3, P2]
P.: Beim zweiten.
Th.: Ok. Super! [M1] Das ist der Unterschied zwischen „Ich bin der Gedanke“ vs. „Ich habe den Gedanken“. [L4] Ich nehme an, dass Sie beim ersten Durchlauf zunehmend zum Gedanken wurden, mit allem, was dieser Gedanke bei Ihnen auslöst. Beim zweiten Durchlauf habe ich den Eindruck, dass Sie Chef in Ihrem Haus bleiben. [L4] Oder?
P.: Ja, so könnte man das ausdrücken.
Th.: Um was es also geht: wahrzunehmen, dass ein Gedanke ein Gedanke ist, der kommt und wieder geht. Wir denken unwahrscheinlich viel den ganzen Tag. Es sind nur Gedanken. [L4] Und jetzt kommt die gute Nachricht: Sie entscheiden, wie viel Macht Sie dem Gedanken über sich geben. [L8.5] Haben Sie eine Ahnung, wie Sie das machen? [L3]
P.: Hm … Indem ich mir den Gedanken bewusst mache?
Th.: Genauso ist es! [M1, L5] Darf ich Ihnen bis zu unserer nächsten Sitzung eine Hausaufgabe geben? [L8.5]
P.: Habe ich eine Wahl?
Th.: Klar, Sie können sagen: „Mach’ ich nicht!“ [L8.5, I3]
P.: Hm … wäre wahrscheinlich nicht sehr hilfreich, oder?
Th.: Nee, das wäre es nicht. [I1] Soll ich die Hausaufgabe erzählen? [L8.5]
P.: Ja.
Th.: Ich möchte, dass Sie zum nächsten Mal protokollieren, wann immer der Gedanke „Ich kann nicht mehr“ auftaucht. Am besten wäre, wenn Sie zusätzlich dazu schreiben, in welcher Situation Sie sich gerade befinden und was die Auswirkungen des Gedanken sind. [L6] Können Sie das machen? [L8.5]
P.: Ich werde es versuchen.
Th.: Und dann wäre es natürlich prima, wenn Sie sich jeweils überlegen, was Sie, anstatt sich zu schneiden, machen können. [L3]

Häufig haben die Patienten kein oder ein sehr belastetes Verhältnis zu ihrem Körper. Die körperlichen Auswirkungen von SVV werden billigend in Kauf genommen, sind mitunter auch erwünscht. Es ist daher wichtig, frühzeitig deutlich zu machen, dass die DBT hier eine andere Sichtweise vertritt. Würden die körperlichen Auswirkungen von dem Therapeuten nicht pointiert werden, könnte das so von den Patienten aufgefasst werden, als sei der Körper auch für den Therapeuten nicht wichtig. Aus diesem Grund sollten mit den Patienten mögliche körperbezogene Wiedergutmachungen im Anschluss an die Besprechung der Verhaltensanalyse, der Lösungsanalyse und möglichen Präventionsstrategien besprochen werden. Wiedergutmachungen könnten der Besuch eines Arztes, das Eincremen der Wunde, ein wohltuendes Bad, eine Massage etc. sein. Gerade diese Arten von Wiedergutmachungen wirken für viele Patienten sehr befremdlich, lösen mitunter sogar starken Widerwillen aus. Die Vorstellung, sich etwas Gutes zu tun, stellt für viele Patienten genau das Gegenteil von dem dar, wie sie normalerweise mit sich umgehen. In diesem Fall ist es notwendig, die Patienten in ihrem Widerwillen zu validieren („Vor dem Hintergrund, wie Sie es gewohnt sind, mit sich umzugehen, finde ich es sehr nachvollziehbar, dass die Idee, sich etwas Gutes zu tun, Ihnen sehr fremd, sogar widerwärtig vorkommt.“). Gleichzeitig sollte aber auf die Umsetzung der Wiedergutmachung bestanden werden, stellt sie eine gute Gelegenheit dar, neue Verhaltensweisen zu üben. Die Wiedergutmachungen sollten in der Höhe ihrer Anforderungen an die Möglichkeiten der Patienten angepasst werden; dies betrifft v. a. Wiedergutmachungen an sich selbst. Bei Patienten, die beispielweise schwer traumatisiert sind, ist eine Wiedergutmachung an dem Körper zu Beginn der Therapie häufig sehr schwer umzusetzen. Hier sind dann eher Dinge aus dem Bereich der Selbstfürsorge wie z. B. eine Entspannungsübung machen, Essen gehen etc. angezeigt.

Sollten im Rahmen des SVV andere Personen mit einbezogen worden sein – z. B. musste die Freundin die Patientin in die Chirurgie begleiten –, kann es zusätzlich angezeigt sein, auch diesen eine Wiedergutmachung anzubieten.

Information:

Viele BPS-Patienten berichten, dass gerade die Wiedergutmachung an sich selbst die wichtigste Komponente innerhalb der Besprechung des Problemverhaltens war.

Zum Abschluss der Sitzung drückt der Therapeut nochmals sein Bedauern darüber aus, dass heute nicht die Beziehung zum Freund thematisiert werden konnte.

Beispiel:

Th.: Frau S., ganz ehrlich. Auch mir würden Sie einen riesigen Gefallen machen, wenn Sie sich bis nächste Woche nicht selbst verletzen, damit wir dann das Thema mit Ihrem Freund aufgreifen können. [R5, C1, M1] Denn eigentlich finde ich dieses Thema viel spannender als das Besprechen von Selbstverletzungen. [R5, M2]

Alternatives Vorgehen – Kettenanalyse durchführen

Alternativ zum SORK-Schema kann eine Kettenanalyse durchgeführt werden. Die Kettenanalyse kommt vorwiegend im angloamerikanischen Raum zum Einsatz; im deutschsprachigen Raum wird stattdessen vermehrt mit dem SORK-Schema gearbeitet. Beide Vorgehensweisen haben sich in der Praxis zur detaillierten Analyse von therapierelevanten Verhaltensweisen bewährt, setzen allerdings etwas unterschiedliche Fokusse. Zur besseren Differenzierung sowie in Übereinstimmung mit der Handhabung im deutschsprachigen Raum meinen wir mit Verhaltensanalyse das SORK-Schema und nicht die Kettenanalyse.

Wir empfehlen, die Verhaltensanalyse insbesondere zur Darstellung der Funktionalität eines Verhaltens zur Anwendung zu bringen. Das SORK-Schema schafft einen guten Überblick, um die einzelnen Bedingungen und deren Bezüge zueinander in der Gesamtschau darzustellen. Die Kettenanalyse ermöglicht hingegen einen sehr detaillierten Blick auf einzelne Verhaltenskomponenten; sie bietet sich damit vor allem zur Vorbereitung von Lösungsanalysen an. Aus diesem Grund sollte das SORK-Schema das Verfahren der Wahl innerhalb der Probatorik sein, weil hier Verstehensprozessen gegenüber Veränderungsprozessen der Vorzug gegeben wird. Das Gleiche gilt für die erste Therapiephase. Häufig kann auch eine Kombination beider Vorgehensweisen indiziert sein.

Merke:

Umso gefährlicher das gezeigte Verhalten des Patienten, desto schneller sollten Sie alternative Verhaltensweisen – vorzugsweise unter Einsatz von Kettenanalysen – mit dem Patienten erarbeitet.

Eine Kettenanalyse kann auch dann besonders hilfreich sein, wenn Patienten den Eindruck haben, dass ein (dysfunktionales) Verhalten sehr plötzlich auftritt. Beispielsweise sagen viele Patienten, dass sie über Dissoziation keinerlei Kontrolle haben, da diese völlig unvorhersehbar auftritt. Eine Kettenanalyse ermöglicht dann durch das kleinschrittige Vorgehen, einzelne Aspekte, welche den Patienten bislang verborgen geblieben sind, auf der Ebene eines emotionalen Netzwerkes (Gefühle, Gedanken, Wahrnehmung, Gestik/Mimik, Handlungsimpuls) zu identifizieren.

Theoretisch gesehen ist die Kettenanalyse ein SORK-Schema, das folgendermaßen aufgebaut ist: $S\text{-}R = S_1\text{-}R_2 = S_2\text{-}R_2 = S_3\text{-}R_3 \ldots S_n\text{-}R_n\text{-}K$. Der Reaktionsteil wird damit wie ein Bandoneon auseinander gezogen und bildet so zeitliche Verläufe gut ab, der Reaktionsteil wird gewissermaßen unter ein Mikroskop gelegt.

Merke:

Beginnen Sie – entsprechend dem Vorgehen bei einer Verhaltensanalyse – die Besprechung der Kettenanalyse mit dem Erheben des Problemverhaltens.

Im Anschluss an die Erhebung des Problemverhaltens wird in einem angemessenen zeitlichen

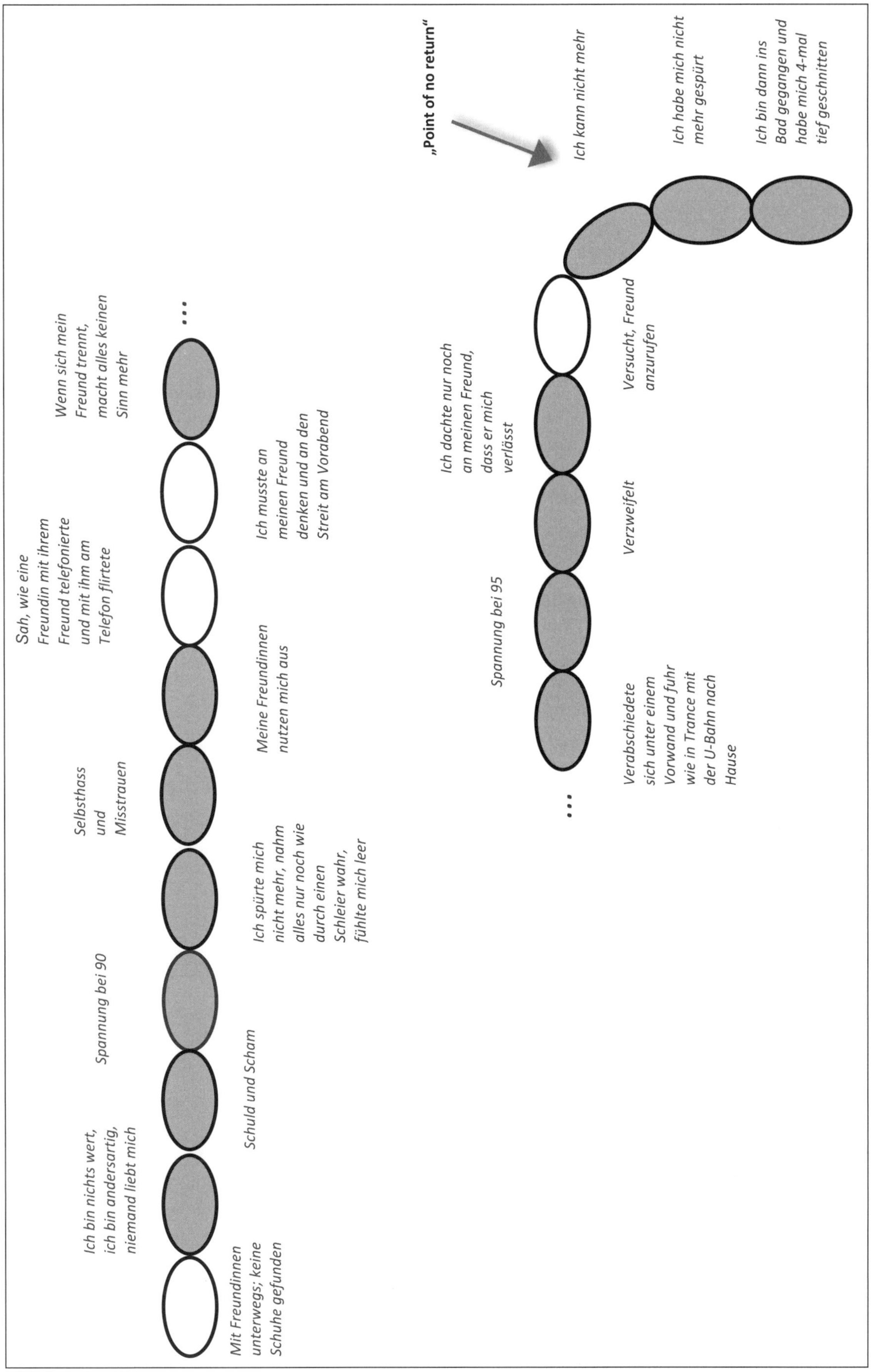

Abbildung 5: Schema einer Kettenanalyse über selbstverletzendes Verhalten von Frau S.

Abstand zum eigentlichen Problemverhalten mit der Erstellung der Kette begonnen. Dieser Abstand kann bis zum Vortag zurückreichen. Zu Beginn der Therapie wird ein besonderes Augenmerk auf den Zeitraum unmittelbar vor dem „Point of no return“ gelegt. Darüber werden – entsprechend dem Vorgehen bei der Verhaltensanalyse – diejenigen Informationen zusammengetragen, die hilfreich sind, um von der auslösenden Situation weitestgehend unabhängige Lösungen zu erarbeiten. Später in der Therapie sollte es zunehmend darum gehen, das Augenmerk auf die Prozesse möglichst weit vorne in der Kettenanalyse zu legen, um das Aufkommen von Problemverhalten möglichst frühzeitig zu verhindern (z. B. überhaupt nicht erst in den Hochspannungsbereich zu gelangen). Der Therapeut fragt sehr hochfrequent nach Verhalten, Gedanken, Gefühlen und physiologischen Parametern. Wann immer möglich, sollten die Patienten selbst die Punkte am Flipchart notieren.

Nachfolgend findet sich ein Gesprächsausschnitt aus der Besprechung der Kettenanalyse zu dem in Tabelle 4 dargestellten Problemverhalten. Auf den Abschnitt der Erhebung des Problemverhaltens wird hier verzichtet, da dieser mit dem Gesprächsausschnitt aus der Verhaltensanalyse deckungsgleich ist. Funktionales Verhalten ist unterstrichen und dysfunktionales Verhalten in grauer Schrift wiedergegeben. Spannungszustände größer/gleich 70 sind ebenfalls in grauer Schrift dargestellt; damit soll deutlich werden, dass es die Patientin versäumt hat, an dieser Stelle mit Stresstoleranzfertigkeiten regulatorisch einzugreifen. In Abbildung 5 findet sich ein Teil der Kettenanalyse grafisch dargestellt.

Beispieldialog: Kettenanalyse

Th.: Können Sie sich noch daran erinnern, wann Sie genau geschnitten haben und wie der Tag vorher verlief? [P6]
P.: Ich versuche mich zu erinnern. Es war der Donnerstag, etwa um 17 Uhr.

…

Th.: Können Sie sich an den Mittwochabend erinnern? [P6]
P.: Es ist lange her. Ich glaube, ich war einkaufen und bin später als vorgesehen nach Hause gekommen.
Th.: Können Sie sich noch erinnern, wie es Ihnen am Mittwochabend ging? [P6]
P.: Geht so. Ich wollte für meinen Freund und mich etwas kochen und war spät dran.
Th.: Wie ging es dann weiter? [P6]
P.: Ich war dann etwa um 20 Uhr zu Hause, mein Freund war schon da und war mal wieder sauer auf mich.
Th.: Weshalb war er denn sauer? [P6]
P.: Er meinte, dass ausgerechnet, wenn er mal bei mir übernachten wolle, ich zu spät dran bin. Er fragte mich, ob ich das extra mache. Und er äußerte den Verdacht, ich hätte ihn betrogen.
Th.: Oh weh! [V6] Was fühlten Sie da? [P6, P2]
P.: Ich war verunsichert. Und irgendwie auch sauer, dachte: „Nicht schon wieder!“
Th.: Wie hoch war Ihre Spannung? [P6, P2]
P.: Da war die Spannung bei 70.
Th.: Wie ging es dann weiter? [P6]
P.: Dann kam ganz schnell der Gedanke, dass ich nichts wert bin.
Th.: Und dann? [P6]
P.: Ich habe wie immer nichts gesagt, habe ihn schimpfen lassen.
Th.: Und dann? [P6]
P.: Ich habe dann etwas zu essen gemacht.
Th.: Was denn? [P6]
P.: Einen Salat.
Th.: Und dann? [P6]
P.: Wir haben schweigend nebeneinander gesessen und gegessen.
Th.: Nicht miteinander geredet? [V1]
P.: Nein.
Th.: Was haben Sie gefühlt? [P6, P2]
P.: Ich habe eigentlich gefühlt wie immer; wie wenn ich immer alles falsch mache.
Th.: Haben Sie noch ein anderes Gefühl gehabt? [P6, P2]
P.: Hm … Naja, Ärger eben vielleicht noch.
Th.: Konnten Sie Ihrem Freund Ihren Ärger mitteilen? [P6]
P.: Nee, kann ich nicht; mache ich ja nie.
Th.: Wie hoch war Ihre Spannung? [P6, P2]
P.: Na ja, die ging etwas runter, so auf 65.
Th.: Wie ging es dann weiter? [P6]
P.: Mein Freund war eingeschnappt und ging dann.
Th.: Was haben Sie gedacht? [P6, P2]
P.: Ich war verzweifelt, habe gedacht, dass er nun nie mehr kommt. Und ich mal wieder alles falsch gemacht habe.
Th.: Und dann? [P6]
P.: Die Spannung ging dann wieder hoch auf 70, 75. Ich hatte Angst, dass er mich verlässt.

Th.: Wie ging es weiter? [P6]
P.: Ich habe dann versucht, meine Spannung runter zu bekommen, indem ich geduscht habe und danach ins Bett gegangen bin. Ich konnte aber lange nicht einschlafen.
Th.: Und dann? [P6]
P.: Dann habe ich eine Lorazepam genommen. Irgendwann bin ich dann wohl eingeschlafen, bin aber immer wieder häufig aufgewacht.
Th.: Wann sind Sie denn am Donnerstag aufgewacht? [P6]
P.: Um 8 Uhr klingelte der Wecker.
Th.: Wie ging es Ihnen? [P6, V1]
P.: Ich fühlte mich unausgeschlafen und müde.
Th.: Wie hoch war Ihre Spannung auf einer Skala von 0 bis 100? [P6, P2]
P.: So etwa bei 50.
Th.: Wie ging es dann weiter? [P6]
P.: Ich dachte an den Streit vom Vorabend. Und an den kommenden Termin, den ich um 10 Uhr beim Arbeitsamt hatte.
Th.: Wie hoch war jetzt Ihre Spannung? [P6, P2]
P.: Jetzt war die Spannung wieder bei 65.
Th.: Wie ging es dann weiter? [P6]
P.: Dann kam wieder ganz schnell der Gedanke, dass ich nichts wert bin.
Th.: Und dann? [P6]
P.: Na, ich hatte einen Termin auf dem Arbeitsamt, war sowieso schon zu spät. Ich habe mich dann geduscht, schnell angezogen und bin mit der Straßenbahn zum Arbeitsamt gefahren.
Th.: Wie hoch war die Spannung beim Duschen? [P6, P2]
P.: Die Spannung ging etwas runter, so auf 55.
Th.: Sie gingen ohne Frühstück aus dem Haus? [P6]
P.: Ja, ohne Frühstück.
Th.: Wie ging es dann weiter? [P6]
P.: In der U-Bahn war ich dann abgelenkt; die Spannung ging etwas runter.
Th.: Auf wie viel? [P6, P2]
P.: Auf etwa 45.
Th.: Wie ging es dann weiter? [P6]
P.: Na, ich war dann so gegen 10 Uhr auf dem Arbeitsamt.
Th.: Was ist da genau passiert? [P6]
P.: Ich musste eine halbe Stunde warten, bevor ich eintreten durfte.
Th.: Was ist mir Ihrer Spannung passiert? [P6, P2]
P.: Die ging erst mal wieder hoch auf 55. Ich wusste nicht, was mich erwartet.
Th.: Was fühlten Sie? [P6, P2]
P.: Ich hatte Angst. Ich fühle mich immer unsicher dort.
Th.: Wie ging es dann weiter? [P6]
P.: Die Sachbearbeiterin holte mich rein und fragte, wie ich mir denn vorstelle, wie es weitergehen soll.

(Bis hierher hat der Therapeut am Flipchart mitgeschrieben. Jetzt bittet er die Patientin, weiterzuschreiben.)

Th.: Wären Sie so nett und würden weiterschreiben? [L6, D1]
P.: Wenn es sein muss.
Th.: Wie ging es dann weiter? [M2, P6]
P.: Ich konnte der Sachbearbeiterin gar nicht richtig antworten. Ich weiß ja gar nicht so richtig, was ich eigentlich genau machen will. Ich trau mir da nichts zu.
Th.: Wie hoch war Ihre Spannung? [P6, P2]
P.: Jetzt so bei 60.
Th.: Wie ging es dann weiter? [P6]
P.: Die Sachbearbeiterin war dann ganz nett und wir unterhielten uns über die Möglichkeit einer Umschulung.
Th.: Was löste das bei Ihnen aus? [P6, P2]
P.: Na, die Spannung ging noch einmal runter auf 45.
Th.: Wie ging es dann weiter? [P6]
P.: Ich war mit zwei Freundinnen verabredet.
Th.: Wie ging es dann weiter? [P6]
P.: Wir hatten uns um 12 Uhr bei C&A getroffen.
Th.: Und dann? [P6]
P.: Ich dachte, ich muss auf fröhlich machen, sonst mögen die mich nicht.
Th.: Das hat Sie bestimmt unter Druck gesetzt? [P6, V3]
P.: …
Th.: Ok. Wie hoch war die Spannung? [P6, P2]
P.: Jetzt bei 75.
Th.: Und Sie hatten den ganzen Tag noch nichts gegessen? [P6, P2]
P.: Nein.
Th.: Und auch nichts getrunken? [P6, P2]
P.: Nein.
Th.: Und dann? [P6]
P.: Wir sind dann zwei Stunden durch die Stadt gegangen und in verschiedene Schuhgeschäfte gegangen.
Th.: Und dann? [P6]

P.: Irgendwann waren wir ziemlich frustriert, weil wir nichts gefunden hatten. Und irgendwie war ich ziemlich fertig. Aber ich konnte das nicht zeigen.
Th.: Sie machten gute Miene zum bösen Spiel? [P6, V3]
P.: So kann man das auch sagen.
Th.: Und dann? [P6]
P.: Dann kamen sofort wieder die Gedankenketten, dass ich nichts wert bin, dass ich andersartig bin, dass mich niemand liebt.
Th.: Wie ging es dann weiter? [P6]
P.: Ich resignierte, fühlte mich schuldig und schämte mich.
Th.: Was passierte mit der Spannung? [P6, P2]
P.: Die war jetzt bei 90.
Th.: Und jetzt? [P6]
P.: Ich spürte mich nicht mehr, nahm alles nur noch wie durch einen Schleier wahr, fühlte mich leer.
Th.: Und dann? [P6]
P.: Jetzt kam wieder dieser starke Selbsthass und ich misstraute meinen Freundinnen. Ich hatte den Verdacht, dass sie mich ausnutzen.
Th.: Wie könnten Ihre Freundinnen Sie ausnützen? [C3]
P.: Keine Idee, ich war halt sehr misstrauisch in diesem Moment.
Th.: Wie ging es weiter? [P6]
P.: Eine Freundin telefonierte mit ihrem Freund und flirtete mit ihm am Telefon. Da musste ich an meinen Freund denken und an den Streit am Vorabend und dass, wenn sich mein Freund trennt, alles sowieso keinen Sinn mehr macht. Ich habe mich dann unter dem Vorwand, dass ich zu Hause einen dringenden Anruf erwarte, verabschiedet.
Th.: Und dann? [P6]
P.: Ich bin dann wie in Trance mit der U-Bahn wieder nach Hause gefahren.
Th.: Was ist mit der Spannung passiert? [P6, P2]
P.: Die Spannung ging noch einmal hoch auf vielleicht 95. An die Straßenbahnfahrt kann ich mich nur sehr dunkel erinnern. Zu Hause war ich sehr verzweifelt. Ich dachte nur noch an meinen Freund, dass er mich verlässt. Ich habe dann noch versucht, ihn anzurufen, konnte ihn allerdings nicht erreichen. Ich hatte dann nur den Gedanken „Ich kann nicht mehr“, habe mich nicht mehr gespürt. Ich bin dann ins Bad gegangen und habe mich viermal tief geschnitten. Zum Glück ging die Spannung dann runter auf 50.
Th.: Was haben Sie gedacht? [P6, P2]
P.: „Jetzt ist es besser.“
Th.: Was haben Sie gefühlt? [P6, P2]
P.: Na, die Hoffnungslosigkeit und die Verzweiflung waren weg.
Th.: Haben Sie stattdessen andere Gefühle gehabt? [P6, P2]
P.: Vielleicht ein bisschen einen Kick.
Th.: Und dann? [P6]
P.: Dann musste ich die Sauerei weg machen. Na ja, und dann wie schon berichtet, bin ich in die Chirurgie. Das hörte gar nicht mehr auf zu bluten.
Th.: Was denken Sie jetzt über diese Situation? [P6, P2]
P.: Dass ich andersartig bin und dass ich immer andere enttäusche.
Th.: Oh je. [V6] Und was noch? [P6]
P.: Ich schäme und hasse mich gleichzeitig für dieses Verhalten. Und ich habe eine unglaubliche Angst davor, dass mich mein Freund verlässt.
Th.: Was glauben Sie, was langfristig passiert, wenn Sie das Verhalten nicht verändern? [P6, C1]
P.: Ich werde wahrscheinlich immer Probleme in Beziehungen haben. Vielleicht werden sich auch meine Freundinnen abwenden.

Im Anschluss an die Kettenanalyse kann man wie beim SORK-Schema Vulnerabilitäten (schlecht geschlafen, nichts gegessen und getrunken), Grundannahmen („Ich bin nichts wert“) und dysfunktionale Kettenglieder zusammen mit der Patientin herausarbeiten.

In der anschließenden Lösungsanalyse werden punkt- und zeitgenau Fertigkeiten in die Kettenanalyse eingebaut. Mit dem Erarbeiten einer funktionalen Strategie im Umgang mit dem „Point of no return“ wird im Anschluss an diesen ein weißes, funktionales Kettenglied eingefügt. Damit wird sichergestellt, dass der Satz „Ich kann nicht mehr“ keine Macht mehr über die Patientin hat. Wie bereits erwähnt, sollten bei fortgeschrittener Therapie zunehmend Lösungen auch für einen früheren Zeitpunkt in der Kettenanalyse erarbeitet werden, mit dem Ziel, dysfunktionale Spannungsniveaus weitgehend zu verhindern.

Beispieldialog: Einbau von punkt- und zeitgenauen Fertigkeiten

Th.: Frau S., wenn wir bei dieser Kettenanalyse mal vorne anfangen, wo wäre denn die erste Stelle, wo Sie eine Fertigkeit hätten einbauen können? [L3]
P.: Na, ich hätte am Vorabend früher nach Hause kommen können.
Th.: Hätte eine Möglichkeit sein können. [M4] Und wo wäre die nächste Stelle? [L3]
P.: Ich hätte meinem Freund sagen können, dass ich ihn liebe, dass er aber nicht so mit mir umgehen soll.
Th.: Sie hätten also Fertigkeiten aus dem Modul „Zwischenmenschliche Fertigkeiten" anwenden können. [L3]

Die „eingebauten" Fertigkeiten können direkt an den betreffenden Stellen farbig markiert in die Kette am Flipchart dazugeschrieben werden. Anschließend sollte gemeinsam besprochen werden, wie die Patientin dies genau im Alltag umsetzen kann. Mögliche Probleme bei der Umsetzung sollten vorhergesehen und besprochen werden ([L9] „trouble shooting").

Neunte und nachfolgende Therapiesitzungen

Ab etwa der neunten und den nachfolgenden Sitzungen ist der strukturelle Ablauf der Sitzungen relativ identisch zu der achten Sitzung. Sollte die Patientin das Wochenprotokoll einmal nicht mitbringen, werden über eine kurze Verhaltensanalyse die Hintergründe für dieses therapiebehindernde Verhalten erfragt. Tritt das Verhalten erstmals auf, sollte die Verhaltensanalyse nicht mehr als fünf Minuten andauern. Wird das Wochenprotokoll allerdings häufiger nicht mitgebracht, kann davon ausgegangen werden, dass ein grundlegenderes Problem besteht. Dann sollte mehr Zeit in das Erheben und Erarbeiten einer Verhaltensanalyse und Lösungsanalyse investiert werden.

Merke:

Hat der Patient das Wochenprotokoll nicht dabei, sollten Sie die Inhalte mündlich nacherheben. Gegebenenfalls kann es auch sinnvoll sein, dass der Patient das Wochenprotokoll zu Beginn der Stunde ausfüllt.

Ein ähnliches Vorgehen empfiehlt sich auch bei anderem therapiebehindernden Verhalten, wie z. B. Zuspätkommen, Vergessen von Hausaufgaben oder Verpassen der Fertigkeitengruppe. Sollte die Patientin oder der Patient häufiger unangenehm riechen, muss dies ebenfalls angesprochen werden.

Beispieldialog: Ansprechen von unangenehmem Körpergeruch

Th.: Frau S., ich muss heute mal etwas ansprechen, was mir schon häufiger aufgefallen ist. [R5] Darf ich das? [L8.5]
(Patientin schaut irritiert und etwas verängstigt.)
P.: Um was geht es denn?
Th.: Haben Sie gerade Angst, dass jetzt was Schlimmes kommt? [V3, R2]
P.: Wer weiß.
Th.: Es ist nichts Schlimmes. Aber ich denke, dass es durchaus von Relevanz ist. Mir ist aufgefallen, dass Sie gelegentlich so riechen, als ob Sie kein Deo benutzen. [I1, M3] Kann das sein?
(Patientin wird rot.)
P.: Nee, ich benutze immer ein Deo.
Th.: Ist Ihnen das gerade peinlich? [V3, R2]
P.: Ja, sehr.
Th.: Das würde wahrscheinlich allen so gehen. [V5] Zumal der eigene Geruch häufig von einem selbst nicht so gut wahrgenommen wird. [V5]
P.: Hm …
Th.: Es kann auch sein, dass ich bezüglich Gerüchen besonders empfindlich bin. [R5] Trotzdem würde ich Sie bitten, dass Sie mal überprüfen, ob es doch etwas gibt, was Sie verändern können. [L3] Wäre es ok für Sie, dass ich das nochmal anspreche, wenn es mir noch einmal auffällt? [L8.5]

Das therapiebehindernde Verhalten wird im Rahmen der Erstellung der Agenda identifiziert und im Anschluss an das Commitment zur Agenda besprochen – es sei denn, es liegt entsprechend der dynamischen Behandlungshierarchie höher relevantes Verhalten vor. Je nach Häufigkeit und Umfang des therapiebehindernden Verhaltens wird eine Verhaltensanalyse/Kettenanalyse mit anschließender Lösungsanalyse, Präventionsstrategien sowie eine Wiedergutmachung erarbeitet. Wie vorgegangen wird, muss von Fall zu Fall entschieden werden.

Information:

Schweres dysfunktionales Verhalten wird immer anhand einer ausführlichen Verhaltensanalyse/Kettenanalyse besprochen.

Die Besprechung der Verhaltensanalyse/Kettenanalyse sowie der nachfolgenden Komponenten nimmt zumeist die gesamte Therapiestunde in Anspruch. Die Zeit, die für die Lösungsanalyse verwandt wird, sollte anteilig immer umfangreicher werden. Aus diesem Grund empfehlen wir, zur Analyse des Problemverhaltens zunehmend die Kettenanalyse zur Anwendung zu bringen. Muss keine Verhaltensanalyse/Kettenanalyse und die damit einhergehende Lösungsanalyse besprochen werden, ist ausreichend Zeit, aktuelle Probleme und deren Lösung zu besprechen (vgl. hierzu auch Kapitel 4.4.1). Am Ende nahezu jeder Therapiesitzung innerhalb der ersten Therapiephase (vgl. Kap. 3.2) werden Hausaufgaben vergeben. Diese dienen dem Transfer des in der Therapie Besprochenen in den Alltag der Patientin und sollten in der nachfolgenden Therapiestunde im Anschluss an die Erstellung der Agenda besprochen werden.

Mit ansteigender Anzahl an Therapiestunden erhöht der Therapeut und mit ihm zusammen das Konsultationsteam den Druck, schweres dysfunktionales Verhalten einzustellen. Parallel hierzu erlernt die Patientin im Fertigkeitentraining alternative, funktionale Verhaltensweisen. Gleichzeitig werden die zugrunde liegenden Emotionen zunehmend thematisiert. Zu diesem Zweck werden mit der Patientin frühzeitig Skills-Ketten erstellt.

Information:

Eine Skills-Kette besteht aus einer Abfolge von drei, maximal vier Fertigkeiten, beginnend mit Fertigkeiten aus dem Stresstoleranzbereich. Am Ende einer jeden Skills-Kette befindet sich immer eine Fertigkeit aus dem Emotionsmodul.

Merke:

Es ist uns wichtig darauf hinzuweisen, dass es nicht darum geht, Spannungszustände zu verhindern oder Spannung in der Gänze abzubauen – auch wenn viele Patienten explizit diesen Wunsch formulieren. Das ist nicht möglich. Das wesentliche Kennzeichen einer Borderline-Störung sind Spannungszustände, die schnell einschießen, vergleichsweise deutlich erhöhte Werte erreichen und auch deutlich länger bestehen bleiben (vgl. auch Kap. 2). Auch die kontinuierliche Anwendung von Fertigkeiten führt nicht zu einer generellen Reduktion des Spannungsniveaus (Stiglmayr et al., 2005). Allerdings können die Patienten lernen, mit Spannungszuständen umzugehen und Hochspannungszustände weitestgehend zu verhindern – oder zumindest in ihrer zeitlichen Dauer deutlich zu verkürzen. Manche Borderline-Patientin und mancher Borderline-Patient formulierte am Ende der Therapie, dass sie/er mittlerweile ihrem/seinem starken emotionalen Erregungsniveau auch etwas Positives abgewinnen könne: Die angenehmen Gefühle wie Freude oder Liebe würden sich nämlich ebenfalls deutlich stärker zeigen.

4.2.1 Der Einsatz des Kontingenzmanagement

Dos und Don'ts

Dos:

- Seien Sie beim Einsatz Ihrer Konsequenzen immer berechenbar.
- Seien Sie beim Einsatz Ihrer Konsequenzen möglichst immer transparent.
- Besprechen Sie im Vorfeld mit dem Patienten, welche Konsequenzen er als positiv und welche er als negativ empfindet.
- Bevorzugen Sie den Einsatz von positiven Konsequenzen.
- Beachten und respektieren Sie Ihre Grenzen.
- Beachten und respektieren Sie die Grenzen des Patienten.
- Besprechen Sie den Einsatz der Konsequenzen im Vorfeld mit Ihrem Team.

Don'ts:

- Entziehen Sie niemals willkürlich therapeutische Wärme.
- Verstärken Sie niemals dysfunkionales Verhalten über die Beziehung.
- Setzen Sie Kontingenzmanagement niemals ein, um vorrangig Ihre persönlichen Interessen zu befriedigen.

Die Erhöhung des Drucks zur Verhaltensänderung kann formell oder informell geschehen. Informell meint alle Interventionen des Therapeuten, die er indirekt, d. h. ohne explizite Absprache einsetzt, um funktionales Verhalten häufiger bzw. dysfunktionales Verhalten weniger häufig werden zu lassen (z. B. ist der Therapeut weniger zugewandt, nicht „nett“; vgl. auch Kap. 3.5.8, I1 bis I3). Das Löschen von dysfunktionalem Verhalten ist ebenfalls ein informelles Vorgehen, da es in der Regel nicht kommuniziert wird. Formell meint alle direkten Interventionen, die in Absprache mit der Patientin zum Einsatz kommen, ebenfalls mit dem Ziel, funktionales Verhalten häufiger bzw. dysfunktionales Verhalten weniger häufig werden zu lassen.

Der Einsatz eines effektiven Kontingenzmanagements ist damit ein wesentliches therapeutisches Instrument, um die Umsetzung von funktionalen Verhaltensweisen zu befördern bzw. von dysfunktionalen Verhaltensweisen zu reduzieren. Damit flankiert das Kontingenzmanagement die motivationale Umsetzung der in der Lösungsanalyse erarbeiteten neuen Verhaltensweisen. Die in der Regel vorausgegangene Verhaltensanalyse/Kettenanalyse dient dabei der Identifikation von umgebungs- und personenbezogenen Faktoren, die aktuelles Verhalten bedingen bzw. aufrechterhalten und liefert damit die für ein effektives Kontingenzmanagement notwendigen Informationen.

Im Rahmen des Kontingenzmanagements können prinzipiell zwei unterschiedliche Vorgehensweisen unterschieden werden: die In-Aussicht-Stellung von negativen Konsequenzen sowie die In-Aussicht-Stellung von positiven Konsequenzen. Negative Konsequenzen können beispielsweise eine Reduktion der Therapiefrequenz, eine Therapiepause oder gar das Therapieende sein. Mit positiven Konsequenzen ist der bewusste Einsatz von Verhaltensweisen gemeint, die von der Patientin als angenehm und/oder wertig erlebt werden. Negative Konsequenzen kommen vor allem dann zum Einsatz, wenn der Therapeut das Verhalten der Patientin als gefährlich einschätzt oder wenn das Verhalten der Patientin durch positive Konsequenzen nicht mehr beeinflussbar ist (vgl. auch Kap. 3.5.4 und 4.3.1).

Information:

In der DBT wird der Einsatz von positiven Konsequenzen bevorzugt.

Wichtig bei der Erarbeitung von Konsequenzen ist immer, dass diese zusammen mit der Patientin entwickelt werden. Neben der notwendigen Transparenz, die durch dieses Vorgehen entsteht, ist damit auch gewährleistet, dass nur jene Konsequenzen zum Einsatz kommen, die für die Patientin auch tatsächlich negativ bzw. positiv sind.

Information:

Ein effektives Kontingenzmanagement ist nur dann möglich, wenn die in Aussicht gestellten Konsequenzen mit dem Patienten abgestimmt werden. Dies gilt ganz besonders für aversive Konsequenzen.

Das wirkungsvollste Instrument, welches im Rahmen des Kontingenzmanagements zum Einsatz kommt, ist bei Borderline-Patienten die therapeutische Beziehung (vgl. hierzu auch Kap. 3.6). Dies betrifft sowohl bestrafendes Verhalten beispielsweise durch den Entzug therapeutischer Wärme wie auch belohnendes Verhalten beispielweise durch vermehrte Zuwendung. Um dieses kraftvolle Instrument in seiner ganzen Wirkungsweise zur Entfaltung zu bringen, ist eine gute, stabile, authentische und enge Beziehung unabdingbar. Diese vorausgesetzt kann gerade die In-Aussicht-Stellung von positiven Konsequenzen auf der Beziehungsebene einen Ansporn bieten, wie er sonst an keiner anderen Stelle der Therapie zur Verfügung steht. Beispiele hierfür können sein:

- der gemeinsame Besuch eines Cafés,
- die gemeinsame Ausübung eines Hobbys (z. B. Backgammon spielen),
- die Beantwortung von persönlichen Fragen, die die Patientin schon immer mal stellen wollte,
- eine zusätzliche Therapiestunde,
- die Verlängerung der Therapie über das geplante Kontingent hinaus.

Für viele Therapeuten wirkt ein solches Vorgehen fremd, stellt gar eine Missachtung der therapeutischen Abstinenz dar. Die DBT hat hier eine andere Sichtweise – vorausgesetzt, das eingesetzte Verhalten entspricht in vollem Umfang den ethischen und moralischen Richtlinien guter Psychotherapie. Niemals darf das zum Einsatz gebrachte Verhalten vorrangig der Bedürfnisbefriedigung des Therapeuten dienen; es geht immer um die Unterstützung von Verhaltensänderungen, die die Patientin umsetzen möchte.

Beispieldialog: In-Aussicht-Stellung einer positiven Konsequenz

Th.: Frau S., ich merke, dass es Zeit wird, dass wir das SVV in den Griff bekommen. Ich benötige dringend einmal ein paar Therapiestunden ohne Verhaltensanalysen. [R5, M5] Und gleichzeitig habe ich den Eindruck, dass es notwendig ist, sollten wir therapeutisch weiter vorankommen wollen, dass wir uns ihren eigentlichen Problemen, die hinter den SVV liegen, zuwenden. [L2, C1] Ich denke da zum Beispiel an Ihre Beziehung zu Ihrem Freund oder berufliche Fragestellungen.

P.: Ich würde mich auch lieber über meinen Freund unterhalten. Ich schaff es aber nicht, das SVV einzustellen.

Th.: Gibt es denn etwas, wie ich Sie noch mehr bei Ihrem Ziel unterstützen kann? [R1, L3, D1]

P.: Ich weiß nicht …

(kurze Pause)

Th.: Was wissen Sie nicht? Fällt Ihnen nichts ein oder hätten Sie eine Idee und Sie sind sich unsicher, ob Sie diese formulieren dürfen? [P8]

P.: Mit fällt nichts ein.

(Pause)

Th.: Ich hätte da eine Idee. Soll ich die mal sagen? [L8.5]

P.: Hm. Ja, klar.

Th.: Sicher? Denn darüber könnte sich tatsächlich die Möglichkeit ergeben, dass Sie das SVV einstellen. [L8.2, I3]

P.: Ja, erzählen Sie mal trotzdem.

Th.: Sie spielen doch gerne Backgammon, oder? [V1]

P.: Ja.

Th.: Also, was ich Ihnen anbiete: Drei Monate kein SVV und dafür gehen wir eine Stunde lang Backgammon spielen in einem Café Ihrer Wahl. [M1, M4]

Die Angebote des Therapeuten sollten sich immer innerhalb seiner Grenzen befinden. Gegebenenfalls kann es sinnvoll sein, diese aus diesem Grund zuvor im Konsultationsteam abzustimmen. Wünschenswert ist, dass die Patienten eigene Vorschläge einbringen. Damit wäre gewährleistet, dass das Kontingenzmanagement auch tatsächlich das Wertesystem der Patienten abdeckt. Häufig trauen sich die Patienten allerdings nicht, eigene Vorschläge einzubringen, haben Angst vor Zurückweisung oder als übergriffig wahrgenommen zu werden oder haben keine Ideen und Vorstellungen über konkrete Möglichkeiten des Kontingenzmanagements. In diesem Fall sollte der Therapeut direkte Vorschläge machen.

Merke:

Verstärken Sie funktionales Verhalten des Patienten immer auch über die Beziehung; verstärken Sie dysfunktionales Verhalten niemals über die Beziehung.

Ein weiterer wichtiger Einsatzort des Kontingenzmanagements ist die unmittelbare Rückmeldung über aufgetretene oder ausbleibende Therapiefortschritte. Diese Rückmeldungen bieten eine beständige Orientierung, die umso wichtiger ist, desto emotionaler und anstrengender die Therapie ist. Die Rückmeldungen stellen damit so etwas wie den wiederkehrenden Leuchtstrahl eines Leuchtturms im wild tosenden Sturm dar.

Merke:

Geben Sie fortwährend Rückmeldung über eingetretene Therapiefortschritte. Melden Sie auch zurück, wenn zu erwartende Therapiefortschritte ausbleiben.

Schließlich wird über die Fokussierung von Therapiefortschritten die Effektivität der Therapie fortwährend überprüft. Sobald Therapiefortschritte auftreten, sollten diese daher unmittelbar angesprochen und verstärkt werden.

Beispieldialog: Therapiefortschritte

Th.: Mir ist aufgefallen, dass Sie es trotz des hohen Schneidedrucks diese Woche geschafft haben, sich nicht selbst zu verletzen. [M1]

P.: Ja, war aber ganz schön schwer.

Th.: Das glaube ich sofort! [V7] Was haben Sie denn für Fertigkeiten angewandt, um das Schneiden zu verhindern? [L5]

P.: Hm … Ich habe mich abgelenkt, so wie wir das besprochen haben.

Th.: Das finde ich ja klasse! [M1, L5] Was haben Sie denn genau angewandt?

P.: Ich habe heiß-kalt geduscht und dann gepuzzelt.

Th.: Wow! [V6, M1] Und das hat geholfen? [V1]

P.: Irgendwie schon. Zumindest ging die Spannung darüber ein wenig runter.

Ebenfalls angesprochen werden sollten zu erwartende Therapiefortschritte, die allerdings ausbleiben.

Beispieldialog: Ausbleibende Therapiefortschritte

Th.: Frau. S., mir ist aufgefallen, dass wir nun schon seit vier Wochen alternative Verhaltensweisen zum selbstverletzenden Verhalten besprechen, Sie sich aber nach wie vor nahezu wöchentlich Schneiden. [I2] Stimmt da meine Wahrnehmung? [R6]
P.: Hm … Ich kann das nicht einfach so aufhören.
Th.: Klar, wie sollten Sie das auch „so einfach" aufgeben können? [V6, D3.2] Dann hätten Sie das wohl schon längst getan, wenn das so einfach wäre. [V3, V7]
P.: Es ist aber so schwer, es passiert einfach so. Ich kann das nicht kontrollieren.
Th.: Meinen Sie damit, dass Sie es nicht kommen sehen und Sie sich dann unvermittelt in einem solch hohen Spannungszustand befinden, in dem Ihnen nichts anderes mehr einfällt als Ihre alten Verhaltensweisen? [V2, V3]
P.: Ja, genau so ist es.
Th.: Ok. Dann sollten wir uns heute mal darüber unterhalten, was Sie vielleicht im Vorfeld machen können, damit es erst gar nicht so weit kommt. [L6] Oder was meinen Sie? [L8.5]
P.: Können wir ja mal versuchen.

Auf der Basis einer zunehmend stabileren therapeutischen Beziehung spricht der Therapeut auch Verhaltensweisen an, die innerhalb der Therapiestunde auftreten. Dies kann sowohl funktionale wie auch dysfunktionale Verhaltensweisen betreffen.

Beispieldialog: Verhalten in der Therapiestunde

Th.: Klasse, wie Sie jetzt in dieser für Sie schwierigen Situation Ihren Notfallkoffer ausgepackt haben und den Igelball zum Einsatz brachten. [M1]
P.: Was sollte ich auch anderes machen?
Th.: Das sagen Sie jetzt so einfach. Ich kann mir vorstellen, dass das vor Kurzem noch gar nicht so selbstverständlich für Sie war, dass Sie in hohen Spannungszuständen Skills einsetzen, oder? [V4]
P.: Ja, das stimmt.
Th.: Und genau deswegen finde ich das so klasse! [V7]

Der große Vorteil von funktionalen Verhaltensweisen, die innerhalb der Therapiestunde auftreten, ist, dass diese unmittelbar verstärkt werden können. Solch unmittelbar eingesetztes Kontingenzmanagement ist in der Regel besonders effektiv (vgl. auch Kap. 3.5.4). Allerdings kann es auch passieren, dass die Patientin durch das Lob und die Aufmerksamkeit peinlich berührt ist, dass es gar zu einem Ansteigen der Anspannung und zu einer ausgeprägten Abwehrhaltung kommt. Dies ist besonders häufig dann der Fall, wenn die von dem Therapeuten geäußerten Inhalte nicht mit den Grundüberzeugungen der Patientin übereinstimmen (z. B.: „Da finde ich Sie richtig mutig" vs. „Ich bin ein Versager").

Merke:

Verstärken Sie funktionales Verhalten, das innerhalb der Therapiesitzung auftritt, immer sofort. Drücken Sie Ihre Freude darüber aus.

Generell können zwei unterschiedliche Ebenen verstärkt werden: Zum einen kann das unmittelbare Verhalten der Patientin verstärkt werden, z. B.:

„Ich finde, dass Sie die Fertigkeiten sehr effektiv eingesetzt haben."

Zum anderen kann die Person als Ganzes Ziel der Verstärkung sein, z. B.:

„Ich finde Sie als Person klasse."

Für die Patienten ist die Verstärkung der Person als Ganzes in der Regel deutlich schwieriger anzunehmen. Aus diesem Grund sollte eine solche Verstärkung erst zu einem fortgeschrittenen Zeitpunkt innerhalb der Therapie stattfinden. Sollte der Patientin generell der Umgang mit Lob Schwierigkeiten bereiten, ist es hilfreich, wenn der Therapeut dies kurz thematisiert.

Beispieldialog: Annahme von Lob

Th.: Ist Ihnen das unangenehm, wenn ich Sie lobe? [V3, R2]
P.: Ja. Ich halte das fast nicht aus. Und irgendwie glaube ich Ihnen das auch nicht so ganz.

Th.: Fühlt sich ganz fremd an, oder? [V3]
P.: Ja.
Th.: Passt wahrscheinlich auch nicht zu Ihren Grundüberzeugungen, nehme ich an. [V5]
P.: Wie meinen Sie das?
Th.: Na, z. B. zu Ihrer Überzeugung „Ich bin ein Versager". [C2]
P.: Ja, genau.
Th.: Und wahrscheinlich haben Sie, so wie Sie aufgewachsen sind, eher immer das Gegenteil gehört, oder? [V4]
P.: Mein Vater hat mich immer nur beschimpft.
Th.: Genau!
(Therapeut lehnt sich nach hinten.)
Soll ich deswegen lieber auf das Lob verzichten? [L8.5]
P.: Lieber wäre mir das.
Th.: Dann müsste ich mich aber ziemlich verrenken, mit der Gefahr, dass ich Ihnen was vormachen würde; zum Beispiel dass ich mich nicht freue, obgleich ich mich sehr freue. [R5] Wollen Sie das? [C1, L8.5]
P.: Eigentlich nicht.
Th.: Und was machen wir jetzt damit? [R6]
P.: Hm … Meinen Sie denn das Lob ernst?
Th.: Sonst würde ich es nicht sagen. [I1, V7]
P.: Vielleicht nur ein bisschen Lob?
Th.: Ok! Und Sie sagen mir, wenn es Ihnen dann zu viel ist. [R1]

Nachfolgend finden sich zwei Beispiele für ein etwas persönlicheres Lob; im zweiten Beispiel wird die Person als Ganzes positiv verstärkt. Bei dieser Art von Lob sollte jedoch stets klar sein, dass es sich um eine professionelle therapeutische Beziehung handelt. Die Äußerung darf Ausdruck von Sympathie, wohlwollender Wertschätzung und Mitgefühl sein. Sie darf aber niemals Ausdruck eines darüber hinausgehenden persönlichen Interesses sein. Dem Therapeuten muss klar sein, dass er mit solcherart Äußerungen eine für viele Patienten ungewöhnlich enge Beziehung eingeht (vgl. hierzu auch Kap. 3.6). Gerade deswegen ist es wichtig, dass diese Strategie nur eingesetzt wird, um funktionales Verhalten zu verstärken. Dann kann diese Strategie allerdings ein sehr wirkungsvolles Instrument sein.

Beispieldialog: Persönliches Lob

Th.: Ich merke gerade, dass ich mich über Sie richtig freue. [R5] Sie wirken heute erstmals etwas aufgehellter, Ihre Augen leuchten richtig. Sie sprechen lauter und ich kann Sie auch besser akustisch verstehen. Und Sie schauen mich an! [M1]
(Patientin freut sich sichtlich und ist gleichzeitig peinlich berührt.)
P.: Ja, es geht mir heute auch etwas besser.
Th.: Das gefällt mir richtig gut! [M1]

Wenn die Person als Ganzes verstärkt wird, könnte sich dies z. B. wie folgt anhören:

Beispiel:

Th.: Ich finde Sie als Person Klasse. Und zwar genau so, wie Sie sind. [V7]

Es besteht über das Lob des Therapeuten die Möglichkeit, dass die Patientin neue Erfahrungen machen kann und alte Erfahrungen damit langfristig „überschrieben" werden. Es ist nicht ungewöhnlich, dass die Patienten anfänglich das Lob als sehr unangenehm empfinden, dieses aber über die Zeit zunehmend besser annehmen können. Gerade die Hartnäckigkeit des Therapeuten macht deutlich, dass er es wirklich ernst meint.

Merke:

Verzichten Sie nicht auf Lob, auch wenn dies dem Patienten unangenehm sein sollte. Stimmen Sie den Inhalt und das Ausmaß des Lobes jedoch auf den Patienten ab.

Treten innerhalb der Stunde dysfunktionale Verhaltensweisen auf, die nicht ignoriert werden können, konfrontiert der Therapeut die Patientin damit unmittelbar (vgl. hierzu auch Kap. 3.5.4). Dies betrifft vor allem Verhaltensweisen, die für das Fortkommen innerhalb der Therapie von Relevanz sind (z. B. sehr verhaltenssteuernde dysfunktionale Grundannahmen), Bestandteil der Behandlungshierarchie sind (z. B. Suizidgedanken) oder die therapeutische Beziehung belasten.

Merke:

Fokussieren Sie funktionale Verhaltensweisen des Patienten. Können allerdings dysfunktionale Verhaltensweisen, die innerhalb der Stunde auftreten, nicht ignoriert werden, sprechen Sie diese unmittelbar an.

Wenn Verhalten auftritt, welches das Fortkommen in der Therapie gefährdet, ist eine Ablauf, wie im folgenden Beispiel denkbar:

Beispieldialog: Ansprechen dysfunktionaler Verhaltensweisen

P.: Ich bin sowieso völlig unfähig.
Th.: Halt! [L7, M3] Was passiert gerade bei Ihnen? [P2, C2]
P.: Na, es hat doch sowieso alles keinen Sinn mehr.
Th.: Können Sie diese Gedanken mal unterbrechen? [L7] Oder haben Sie den Eindruck, dass es Ihnen besser geht, wenn Sie solche Gedanken denken? [C1]
P.: Nee. Aber es ist doch so.
Th.: Ja, ich weiß, Sie haben diese Überzeugung. Sie wurde Ihnen ja auch lange genug von Ihrer Umgebung, vor allem Ihrem Vater, eingebläut. [V4, D2]
(Pause)
Wollen Sie an diesen alten Überzeugungen festhalten, oder wollen Sie was Neues kennenlernen? [L8.5]
P.: Lieber was Neues. Aber diese Gedanken sind so stark und fühlen sich so echt an.
Th.: Oh ja, das glaube ich Ihnen. Und wahrscheinlich kann ich mir nur eine ungefähre Vorstellung davon machen, wie drängend sie tatsächlich sind. [R5] Was ich aber weiß, ist, dass Sie diesen wirklich Einhalt gebieten müssen, sonst bleiben die so verhaltenssteuernd, wie Sie es kennen. [C1]
P.: Aber sie kommen immer wieder!
Th.: Sollen wir uns noch einmal ein paar Fertigkeiten für den Umgang mit diesen Gedanken anschauen? [L7, L8.5, M2]

Nachfolgend findet sich ein Beispiel für den Umgang mit Verhalten, welches Bestandteil der Behandlungshierarchie ist.

Beispieldialog: Umgang mit Verhalten aus der Behandlungshierarchie

P.: Am liebsten würde ich mir jetzt die Pulsadern aufschneiden oder einen Haufen Tabletten einnehmen.
Th.: Ui! Das heißt, dass bei Ihnen die Spannung gerade sehr hoch ist? [V3]
P.: Ja. Ich halte das einfach nicht mehr aus.
Th.: Wie hoch ist denn die Spannung? [P2]
P.: 80, 90
Th.: Ok. Was halten Sie davon, wenn wir mal versuchen, ein paar Stresstoleranzfertigkeiten zur Anwendung zu bringen? [L7]

Sollte Verhalten auftreten, welches die therapeutische Beziehung belastet oder gar gefährdet, ist es wichtig, an erster Stelle die Emotionen der Patientin anzusprechen.

Beispieldialog: Ansprechen von therapiebelastendem Verhalten

P.: Sie machen doch auch nur Therapie mit mir, um Geld zu verdienen.
Th.: Oha! Wie kommen Sie denn darauf? [P8]
P.: So ist es doch!
Th.: Sind Sie gerade ärgerlich auf mich? Oder enttäuscht? [P8, V3]
P.: Wenn Sie wirklich Interesse an mir hätten, dann hätten Sie mir in dieser schwierigen Situation letzte Woche beigestanden.
Th.: Verstehe ich Sie richtig, dass Sie sich von mir gewünscht hätten, dass ich mehr für Sie da gewesen wäre? [V2, R4]
P.: Wenn es richtig hart auf hart kommt, ist sowieso immer niemand für mich da.
Th.: Ach, das tut mir leid, dass es Ihnen letzte Woche so schlecht ging. [R3] Das war mir gar nicht so richtig klar. [R5] Sollen wir uns mal darüber unterhalten, was genau los war und wie wir vielleicht das nächste Mal damit umgehen können [R3, L3] und was ich ggf. besser machen kann? [R6]

4.2.2 Die Durchführung eines Konsultationsteams

Dos und Don'ts

Dos:
- Behandeln Sie sich und Ihre Teammitglieder nach den Grundsätzen der DBT.
- Kommen Sie regelmäßig, sagen Sie Termine, die Sie nicht wahrnehmen können, rechtzeitig ab.
- Fühlen Sie sich in Ihre Kolleginnen und Kollegen ein.
- Die Verantwortung für die Behandlung der Patienten liegt beim Team.
- Fragen Sie sich, was bei der Durchführung der Behandlung gute DBT ist bzw. wäre.
- Achten Sie auch auf Fortschritte in der Behandlung.
- Achten Sie gegenseitig darauf, ob Grenzen von Teammitgliedern berührt oder gar überschritten sind.

- Sprechen Sie Konflikte mit einzelnen oder mehreren Personen des Teams rechtzeitig an.
- Nutzen Sie die Möglichkeit, die Patienten in das Team einzuladen.

Don'ts:
- Invalidieren Sie nicht andere Teammitglieder.

Ziele und Rahmenbedingungen des Konsultationsteams sind in Kapitel 3.3 bzw. 3.3.4 näher dargestellt. Der Ablauf der Treffen ist streng geregelt (vgl. Vorlage „Konsultationsteam – Checkliste"). Bevor allerdings Therapeuten einem Konsultationsteam beitreten, müssen sie den Regeln des Konsultationsteams zustimmen (vgl. Vorlage „Konsultationsteam – Regeln"). Außerdem müssen alle Teammitglieder der Aufnahme des Therapeuten zustimmen.

vgl. Vorlage „Konsultationsteam – Regeln" und Vorlage „Konsultationsteam – Checkliste" auf der CD-ROM.

Das Konsultationsteam entscheidet, welche Patienten aufgenommen werden. Es hat sich bewährt, dass bei einer Zeitstunde, die wöchentlich für das Treffen zur Verfügung steht, jeder Therapeut nicht mehr als zwei bis drei Patienten im Rahmen des Konsultationsteams behandelt. Als Erinnerungsstütze für die Teammitglieder kann es hilfreich sein, wenn für jeden Patienten kleine Fallvignetten erstellt werden.

Zu Beginn des Treffens werden die einzelnen Positionen (Teamleiter, Hüter der Zeit, Hüter der Dialektik, Schriftführer) vergeben und in der Checkliste festgehalten. Die Aufgabe des Teamleiters ist es, das Treffen zu strukturieren sowie zu moderieren. Außerdem achtet er darauf, dass für jedes Anliegen eine Lösung erarbeitet wird („Wie ist der Beschluss des Teams?").

Der Hüter der Zeit teilt die verbliebene Zeit durch die Anzahl der Anliegen und achtet anschließend auf die Einhaltung der jeweils zur Verfügung stehenden Zeit. Je nach Wichtigkeit der Anliegen (z. B. lebensbedrohliches Verhalten eines Patienten) kann die Zeit in Absprache mit den Teammitgliedern jedoch zu Lasten anderer Anliegen ausgedehnt werden.

Der Hüter der Dialektik achtet übergeordnet auf die Einhaltung einer ausgewogenen Sichtweise und damit auf die Einhaltung der Dialektik. Im Speziellen ist er dafür zuständig, dass die Regeln des Konsultationsteams eingehalten werden (vgl. Vorlage „Konsultationsteam – Aufgaben des Hüters der Dialektik" und Abb. 6). Um eine Regelverletzung zu markieren, betätigt er eine Glocke oder schlägt leicht gegen die Klangschale. Sollte es zu Bewertungen kommen, fragt er (1) im Anschluss an die Betätigung der Glocke und (2) dem Benennen der beobachteten Bewertung, nach dem (3) der Bewertung zugrunde liegenden Gefühl sowie (4) dem Auslöser des Gefühls. Gegebenenfalls fragt der Hüter der Dialektik zusätzlich, (5) ob es auch anderen Teammitgliedern so geht. Anschließend wird (6) gemeinsam eine Lösung erarbeitet. Über ein solches Vorgehen könnte beispielsweise deutlich werden, dass der Therapeut zunehmend genervt ist, weil sich die Patientin seit drei Monaten noch immer regelmäßig selbst verletzt. Die frühzeitige Markierung und Lösung eines solchen Problems bietet den besten Schutz für die Qualität der Therapie. Es müssen nur jene Bewertungen markiert werden, die für die Behandlung oder das Team von Relevanz sind.

vgl. Vorlage „Konsultationsteam – Aufgaben des Hüters der Dialektik" auf der CD-ROM.

Die Aufgabe des Schriftführers ist es, die Teambeschlüsse zu notieren. Da der Teamleiter die zumeist handschriftlichen Notizen der vergangenen Woche vorlesen muss, hat es sich bewährt, dass der Schriftführer aus dem vorausgegangenen Konsultationsteamtreffen im nachfolgenden Treffen den Teamleiter stellt.

Besteht bei einem der Therapeuten zu Beginn der Sitzung krisenhaftes Verhalten (z. B. weil sich ein Patient umgebracht hat), hat diese Krise identisch zum Vorgehen in einer therapeutischen Sitzung Vorrang. Vor allem sollte der Kollege in seinen aktuellen Emotionen validiert werden.

Sind die einzelnen Positionen vergeben, führt der Teamleiter eine kurze Achtsamkeitsübung durch (z. B. achtsames Atmen, achtsames Hören etc.). Die Übung sollte nicht länger als fünf Minuten in Anspruch nehmen. Dann verliest der Teamleiter die Notizen der vergangenen Woche und fragt, mit welchem Ergebnis die im vorausgegangenen Konsultationsteam beschlossenen Handlungsanweisungen umgesetzt wurden. Anschließend geht der Teamleiter die einzelnen Punkte der Konsultationsteam-Checkliste durch und notiert den jeweiligen Patientennamen bzw. Therapeutennamen, die nachfolgend besprochen werden müssen.

Konsultationsteam – Aufgaben des Hüters der Dialektik

Der Hüter der Dialektik läutet (leise) die Glocke wenn …

- **Bewertungen**/uneinfühlsame Äußerungen gemacht werden.
- Mitglieder des Konsultationsteams als **fragil** behandelt werden (**Elefant** ist im Raum).
- die **Dialektik ohne Lösung** bleibt.
- **Überempfindlichkeiten** zunehmen und dabei vergessen wird, dass wir alle fehlbar sind.
- **Unachtsamkeiten** auftreten, mehr als eine Sache gleichzeitig gemacht wird.
- **Lösungen** vorgeschlagen werden, **bevor das Problem** klar definiert wurde.

Abbildung 6:
Die Aufgaben des Hüters der Dialektik im Konsultationsteam

Information:
Die Verantwortung für eine adhärente Durchführung der DBT liegt beim Team.

Vorstellung einer Patientin im Konsultationsteam

Im Anschluss an die Vertragsunterzeichnung sollte die Patientin sich im Konsultationsteam vorstellen. Je nach Bedarf sollte die Vorstellung mit der Patientin gut vorbesprochen sein. Die Vorstellung sollte ungefähr auf 15 Minuten begrenzt sein. Der behandelnde Einzeltherapeut sollte möglichst neben der Patientin sitzen und diese mit ein paar einleitenden Worten begrüßen. Anschließend sollten sich die Teammitglieder kurz vorstellen. Mit Unterstützung des behandelnden Einzeltherapeuten legt die Patientin dann ihre Therapieziele dar. Auf mögliche Schwierigkeiten, die in der Therapie zu erwarten sind, wird hingewiesen. Die Teammitglieder stellen Fragen, bis sie über die Ziele wie auch das Commitment der Patientin ausreichend Klarheit haben. Wichtig ist, dass die Teamvorstellung zu keiner Prüfung für die Patientin wird, sondern in einer wohlwollenden, einfühlsamen und unterstützenden Atmosphäre stattfindet. Es soll für die Patientin deutlich werden, dass alle Beteiligten mit der Patientin zusammen ein Team darstellen und an deren Zielerreichung arbeiten wollen.

Es ist möglich, die Patienten häufiger in das Konsultationsteam einzuberufen. Dies kann immer dann sinnvoll und notwendig sein, wenn die Therapie in ihrer Fortsetzung gefährdet ist, z. B. weil die Grenzen des Teams erreicht sind. Bei einer solchen Wiedervorstellung sollten auch kritische Fragen gestellt werden. Erst wenn die Mehrheit der Teammitglieder überzeugt ist, dass eine Weiterführung der Therapie sinnvoll ist, kann diese fortgesetzt werden. Das Team kann jedoch auch als positiver Verstärker eingesetzt werden, z. B. wenn die Patientin besondere Fortschritte gemacht hat und dem Team davon berichten möchte.

4.2.3 Der Umgang mit Krisen

Dos und Don'ts

Dos:
- Behalten Sie die Ruhe.
- Validieren Sie die Not und den Schmerz des Patienten.
- Fühlen Sie sich in den Patienten ein.
- Bleiben Sie in engem Kontakt.
- Machen Sie deutlich, welches Verhalten des Patienten Sie nicht bereit sind, mitzutragen.
- Machen Sie deutlich, wie gerne Sie mit dem Patienten arbeiten und wie wichtig er ihnen ist.
- Machen Sie deutlich, dass Sie an die Fähigkeiten des Patienten, mit der Krise auch auf funktionale Art und Weise umzugehen, glauben.
- Umso weniger Sie die Patienten kennen und umso gefährlicher das Verhalten des Patienten, desto konservativer sollten Sie vorgehen.
- Holen Sie sich, wann immer sinnvoll und notwendig, Unterstützung von Ihrem Konsultationsteam ein.

Don'ts:
- Invalidieren Sie nicht die Not und den Schmerz des Patienten.
- Lassen Sie sich von der emotionalen Not, der Hilflosigkeit, Ohnmacht und Verzweiflung des Patienten nicht anstecken („Falling in the pool").

Borderline-Patienten befinden sich sehr häufig in Krisen. Zumeist sind sie Ausdruck einer völligen Überforderung mit unterschiedlichen Aspekten des Lebens, wie z. B. Primärfamilie, Partnerschaft, Arbeit, Wohnung, Freunde. Nicht selten sind mehrere dieser Bereiche gleichzeitig betroffen. Der Zustand der Patienten gleicht einem Ausnahmezustand, in welchem die Kontrolle über den „Ferrari" verloren zu gehen droht oder bereits verloren gegangen ist. Das Spannungsniveau der Patienten befindet sich zwischen 70 und 100. Klar zu denken ist dem Patienten häufig nur noch eingeschränkt oder gar nicht mehr möglich; gleichzeitig ist das emotionale System übermäßig aktiv. Deshalb sollten Fertigkeiten aus dem Modul Stresstoleranz vorrangig zum Einsatz kommen, mit dem Ziel, eine Verbindung zwischen subkortikalen und kortikalen Strukturen wiederherzustellen (vgl. hierzu auch Kap. 2).

Beim Umgang mit Krisen wird zwischen zwei Situationen unterschieden: (1) Handelt es sich um eine „normale" Krise oder (2) handelt es sich um eine Krise mit der akuten Gefahr einer Selbstverletzung, einer ungeplanten Medikamenteneinnahme, eines Hochrisikoverhaltens oder eines Suizidversuchs? Der Ablauf bei „normalen" Krisen ist wie folgt:

1. Der Therapeut richtet seine Aufmerksamkeit auf den emotionalen Zustand der Patientin und fragt, wie hoch die aktuelle Spannung ist.
2. Der Therapeut validiert die emotionale Not und den Schmerz der Patientin.
3. Der Therapeut fragt nach der Ursache des Problems. Hierbei fokussiert der Therapeut vor allem jene Ursachen, die zeitlich am wenigsten lange zurückliegen.
4. Der Therapeut fragt, welche Fertigkeiten die Patientin bereits zur Anwendung gebracht hat.
5. Der Therapeut schlägt konkrete Fertigkeiten zur Problemlösung vor.
   a) Umso eingeschränkter die Patientin ist, desto aktiver ist der Therapeut.
   b) Der Therapeut begleitet die Patientin aktiv beim Einsatz der Fertigkeiten.
   c) Der Therapeut verstärkt funktionales Verhalten sofort.
   d) Der Therapeut unterbindet dysfunktionales Verhalten sofort.
   e) Der Therapeut antizipiert mögliche Hindernisse oder Folgen, die durch die Anwendung der Fertigkeiten zu erwarten sind.
   f) Der Therapeut konzentriert sich weniger auf das „Wegmachen" einer Emotion, sondern vielmehr auf die Akzeptanz der aktuellen Krise und der damit einhergehenden Emotion.
6. Der Therapeut schätzt das Ausmaß der Spannung am Ende der Krisenintervention erneut ein.
7. Der Therapeut bietet an, dass die Patientin jederzeit, sollte die Krise nochmals auftreten, dies deutlich machen kann.

Nachfolgend findet sich ein Beispiel für ein Krisengespräch.

Beispieldialog: „Normale" Krise

P.: Ich halte das alles nicht mehr aus!
(Therapeut lehnt sich nach vorne.) [R3]
Th.: Oh weh! Das hört sich ja nicht gut an! [V6]
P.: Ist es auch nicht! Totale Krise!
Th.: Wie hoch ist denn gerade Ihre Spannung? [P2]
P.: Weiß ich nicht …
Th.: Oberhalb 70? [P5]
P.: Eher über 100!
Th.: Ok! Dann brennt es, oder? [D5, V3]
P.: Das können Sie wohl sagen!
Th.: Super, dass Sie trotzdem da sind! [V7] Was ist denn genau passiert? [P1]
P.: Mein Betreuer hat mir mitgeteilt, dass ich voraussichtlich aus meiner Wohnung raus muss. Das geht gar nicht!
Th.: Ach du meine Güte. [V6] Das ist ja eine richtig schlechte Nachricht! [V6] Ist das schon sicher? [P8]
P.: Nee. Aber er hat gesagt, dass ich, wenn ich mein Verhalten nicht ändere, rausfliege.
Th.: Ok. Wissen Sie, wann das entschieden wird? [P8]
P.: Weiß ich doch nicht! Ist doch sowieso alles egal!
Th.: Das macht Ihnen ganz schön Angst, oder? [V3]
P.: Ja, sehr!

Th.: Was haben Sie denn schon versucht, um mit der Situation umzugehen? [L3, D2]
(Therapeut lehnt sich nach hinten.) [D1]
P.: Da kann man nicht mit umgehen!
Th.: Na ja … Sie sind ja schon damit umgegangen, indem Sie gerade hierhergekommen sind. [M2, C4] Ich bin mir aber sicher, dass Sie auch schon anderes angewandt haben. [V7, L3]
P.: Nicht, dass ich wüsste!
Th.: Ach, Frau S.! Nun überlegen Sie doch mal! [L7, L8.6] Sie sind ja nicht gerade seit gestern hier in der Therapie, oder? [I2]
P.: Hm … Entgegengesetztes Handeln?
Th.: Genau! Super! [M1] Hätten Sie denn eine Idee, wie Sie jetzt mit der Situation weiter verfahren können? [L3]
P.: Die schmeißen mich ja sowieso raus!
Th.: Frau S., ist das jetzt hilfreich, was Sie machen? [C1, I2] Ändern Sie an der Situation irgendetwas? [C1]
P.: Nee … Ich weiß schon …
Th.: Was können Sie jetzt machen, um die Spannung wieder runter zu bekommen und wieder klarer denken zu können? [L7]
P.: Ich könnte eine rauchen gehen.
Th.: Ja, gute Idee! Haben Sie auch was, wobei Sie nicht rausgehen müssen? [L3]
P.: Hm …
Th.: Wie wäre es mit einer Runde Atmen? [L7, L8.6] Und wir machen das gemeinsam? [L3, R3]
P.: Ok …
(Therapeut und Patientin atmen gemeinsam tief in den Bauch ein und noch länger aus, insgesamt dreimal.) [L7]
Th.: Und, wie ist es jetzt?
P.: Hm … ein bisschen besser …
Th.: Noch ein weiterer Skill? [L3, L8.5]
P.: Hm …
Th.: Kommen Sie, stehen Sie mal auf! [L7, L8.6] Wir machen die Stresshocke. [L4]
P.: Oh weh!
(Therapeut und Patientin lehnen sich gegen die Wand und winkeln ihre Beine rechtwinklig ab. Diesen Zustand halten sie für 60 Sekunden.) [L7]
Th.: Und, wie ist es jetzt? [V1]
P.: Die Beine tun weh.
Th.: Hört sich gut an. [D3.4] Wieder setzen?
P.: Ok!
Th.: Wie hoch ist die Spannung jetzt? [P2]
P.: Geht schon wieder.
Th.: Oberhalb 70 oder unterhalb 70? [P5]
P.: Um die 70.
Th.: Ok. Sollen wir mal besprechen, was Sie jetzt bzgl. der Gefahr, Ihre Wohnung zu verlieren, machen können? [L3, L8.5]
P.: Da kann man nichts machen …
Th.: Hallo, Frau S.!! [I2] Was passiert mit Ihrer Spannung, wenn Sie so denken? [C1]
P.: Geht wieder hoch.
Th.: Dann schlage ich vor, dass Sie solche Gedanken unterlassen und wir uns stattdessen darüber unterhalten, was Ihre Optionen sind. [L7, L8.6] Oder was meinen Sie? [L8.5]
P.: Ok …
Th.: Wenn Sie merken, während wir uns jetzt darüber unterhalten, dass die Spannung wieder ein Niveau erreicht, wo es mit dem klaren Denken nicht mehr so gut funktioniert, sagen Sie mir Bescheid? [C2, D1, L8.5]
P.: Ja, kann ich machen.

Wichtig ist eine dialektische Balance zwischen der Aufmerksamkeit für die Krise und der damit einhergehenden Emotion einerseits und dem Hinwenden zu einer konkreten Lösung andererseits. Wenn der Krise zu viel Raum gegeben wird, besteht die Gefahr, dass sich diese unnötig ausbreitet. Fragen nach dem Ausmaß der Suizidalität oder nach dem Schneidedruck sollten vermieden werden – zumindest solange es seitens der Patientin keine konkreten Äußerungen oder andere Hinweise diesbezüglich gibt. Stattdessen sollte versucht werden, die Patientin fortwährend zum Einsatz funktionaler Fertigkeiten zu ermutigen. Dysfunktionale Verhaltensweisen sollten sofort und sehr aktiv unterbunden werden.

Merke:

Vor dem Hintergrund eines bestehenden Non-Suizid-Commitments sollten Sie die Frage, ob der Patient sich (aktuell) umbringen möchte, nur bei sehr begründetem Verdacht stellen.

Folgende Vorstellung kann hilfreich sein: Stellen Sie sich vor, die Patientin sitzt mit Ihnen in einem Zug. Sie sind der Zugführer. Nun droht die Patientin, den Zug zu verlassen. Sollten Sie nun langsamer fahren (= Hinwendung zur Krise), erhöhen Sie damit die Gefahr, dass die Patientin abspringt. Erhöhen Sie die Geschwindigkeit (= Orientierung auf die Lösung), wird es für die Patientin zunehmend schwieriger, abzuspringen. Damit sie aber nicht trotzdem unkontrolliert, auch bei hoher Geschwindigkeit, den Zug verlässt, muss sie sich in ihrer Not verstanden fühlen. Aus diesem Grund machen Sie beides: Sie wenden sich der Krise *und* gleichzeitig der Lösung zu.

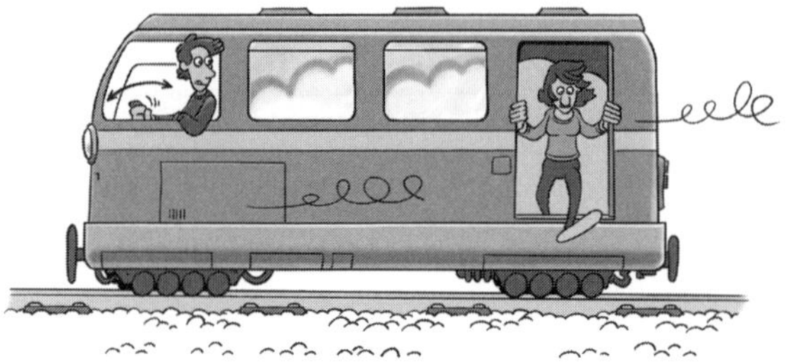

© Klaus Gehrmann

Sollte die Patientin vorhaben, sich selbst zu verletzen, Medikamente zu überdosieren, Hochrisikoverhalten auszuführen oder gar entschlossen sein, sich das Leben zu nehmen (z. B. im Anschluss an das Gespräch), ist der Ablauf des Krisengesprächs entsprechend zu verändern:

1. Der Therapeut schätzt das Risiko für eines der genannten schweren dysfunktionalen Verhaltensweisen ein.
2. Der Therapeut richtet seine Aufmerksamkeit auf den emotionalen Zustand der Patientin und fragt, wie hoch die aktuelle Spannung ist. Zum besseren Verständnis kann es sinnvoll sein, kurz (!) nach der Ursache der Spannung/des emotionalen Zustandes zu fragen.
3. Der Therapeut validiert die emotionale Not und den Schmerz der Patientin.
4. Der Therapeut fordert die Patientin direkt auf, von den möglichen dysfunktionalen Verhaltensweisen Abstand zu nehmen.
   a) Dabei validiert der Therapeut fortwährend die Not und den Schmerz der Patientin.
   b) Sollte die Patientin gefährliche Gegenstände mit sich führen (z. B. Rasierklingen, Medikamente), fordert der Therapeut die Patientin auf, diese Gegenstände abzugeben.
   c) Der Therapeut stellt in Aussicht, dass er sich gemeinsam mit der Patientin um eine effektive Problemlösung kümmert, sollte sich die Patientin gegen die möglichen dysfunktionalen Verhaltensweisen entscheiden.
5. Der Therapeut macht deutlich, wie gerne er mit der Patientin arbeitet und wie sehr er davon überzeugt ist, dass sie ihr Therapieziel erreichen wird, sollte sie sich dafür entscheiden. Gleichzeitig macht der Therapeut aber auch sehr deutlich, was die Konsequenzen sind, sollte sie sich für den Einsatz eines der schweren dysfunktionalen Verhaltensweisen entscheiden (siehe Beispiel).
6. Sobald die Patientin sich gegen ihr Vorhaben entschieden und gefährliche Gegenstände abgegeben hat, wird die Krisenintervention ab Punkt 3 des „normalen" Krisengesprächs fortgesetzt (siehe weiter oben).
7. Am Ende des Gesprächs sollte nochmals ein klares Commitment gegen das ursprüngliche Vorhaben eingeholt werden.

Ein Krisengespräch könnte beispielsweise folgendermaßen ablaufen:

Beispieldialog: Krisengespräch bei akuter Gefahr

P.: Ich bin da, um mich von Ihnen zu verabschieden.
Th.: Wie „verabschieden"? [I3]
P.: Na, das ist das letzte Mal, dass wir uns sehen.
Th.: Verstehe ich nicht. [I3, D3]
(Pause; Therapeut lehnt sich nach hinten.) [D1]
Th.: Wollen Sie die Therapie beenden? [I2]
P.: So ähnlich.
Th.: Wären Sie so nett und klären mich ein bisschen genauer auf, was Sie meinen? [P8] Ich sehe, dass Sie sehr angespannt sind [V2] und ich merke, dass ich angesichts Ihrer Äußerungen zunehmend verunsichert bin. [R5]
P.: Es hat alles keinen Sinn mehr.
Th.: Was hat keinen Sinn mehr? [C2]
P.: Alles … Ich ertrage das alles nicht mehr. Es ist alles vorbei. Ich kann nicht mehr. Ich habe keinen Bock mehr auf das Leben.
Th.: Oh je. D. h. bei Ihnen ist gerade die absolute Katastrophe am Laufen, oder? [V5]
P.: Ich wollte mich nur von Ihnen verabschieden. Sie haben sich ja mir gegenüber immer fair verhalten und da wollte ich wenigstens noch mal bei Ihnen vorbeikommen und Ihnen mitteilen, dass es an Ihnen nicht gelegen hat.
Th.: Sie wollen aus dem Leben scheiden? [I1]
P.: Ja.
(Therapeut lehnt sich nach vorne.) [D1]
Th.: Halt! Ich sehe, dass es Ihnen absolut beschissen geht. [V3, V6] Ich sehe, dass Sie in echter Not sind. [V3] Was ich nicht sehe,

ist, dass Ihr alter Notausgang das einzig Gangbare wäre. [D5] Ich hatte Ihnen schon häufiger mitgeteilt, dass es im Laufe der Therapie Situationen geben wird, in denen Sie in Versuchung geraten werden, Ihren alten Notausgang zu reaktivieren. Scheinbar ist nun ein solcher Moment gekommen. [V5] Aber ich sage Ihnen, wir werden den alten Notausgang nicht wieder öffnen! [L2, D1]

P.: Aber es gibt keine andere Lösung. Es ist zu unerträglich!

Th.: Was ist zu unerträglich? [P2]

P.: Ich halte diesen Zustand nicht aus.

Th.: Was ist das für ein Zustand? [P2] Können Sie mir mitteilen, was genau passiert ist? [P8]

P.: Mein Freund hat mich verlassen.

Th.: Ach herrje! Ja, das ist natürlich ein riesengroßer Mist … [V6]

P.: Ich kann nicht mehr! Er hat gesagt, dass er es mit mir nicht mehr aushält. Ich habe alles falsch gemacht. Keiner kann es mit mir aushalten!

Th.: Ok, Frau S. Das tut mir so leid, dass das passiert ist. [R3] Es hat sich ja im Vorfeld schon ein paar Mal angebahnt, aber jetzt, wo es dann tatsächlich dazu kommt, ist das natürlich sehr, sehr bitter! [V5]

(Patientin fängt das Weinen an.)

Th.: Frau S., was halten Sie davon: Sie machen jetzt Ihren alten Notausgang wieder zu [D5] und wir besprechen dafür, wie Sie mit meiner Hilfe mit dieser Situation umgehen können. [L8.5, L7, R3]

P.: Ich kann das nicht! Ich halte das nicht aus!

Th.: Doch, Sie können das! [V7] Vorausgesetzt Sie entscheiden sich dafür! [L9] Und Sie können sich dafür entscheiden! [L8.6]

P.: Ich halte das nicht aus …

Th.: Unterbrechen Sie mal diesen Gedanken. [M2] Wenn ich so denken würde, dann würde mir auch keine andere Option mehr einfallen. [V5, V6, C1] Meine Frage an Sie ist: Sollen wir uns über alternative Möglichkeiten, wie Sie mit dieser Situation umgehen können, unterhalten, oder wollen Sie sich den alten Notausgang offen halten? [L8.5, D3.5]

(Patientin schweigt; Therapeut lehnt sich nach hinten.) [D1]

Th.: Frau S., es ist Ihre Entscheidung! Sie können das entscheiden! [V7]

(Kurze Pause)

Sie wissen aber sicher, was die Alternative ist, sollten Sie sich für den alten Notausgang entscheiden: Ich müsste Sie in die Klinik bringen lassen. [C1, M3] Das ist doch Mist, oder?! [I2]

(Pause; Therapeut lehnt sich wieder nach vorne.) [D1]

Wollen Sie mir einen Gefallen tun?

(Patientin schaut den Therapeuten fragend an.)

Th.: Ich möchte sehr, sehr gerne mit Ihnen weiterarbeiten. [R3, R5] Ich glaube an Sie und ich weiß, dass Sie das können. [V7] Entscheiden Sie sich mir zuliebe gegen den Notausgang! [L7, L8.6, D6]

(Therapeut lehnt sich wieder nach hinten.) [D1]

P.: Hm …

Th.: Wie lange könnten Sie entscheiden, sich erst mal nicht umzubringen um alternativen Lösungen eine Chance zu geben? [L8.3]

P.: Ich weiß nicht …

Th.: Bis zur nächsten Therapiestunde? [L8.6, L7]

(Pause)

P.: Kann ich Sie anrufen, wenn ich nicht weiter weiß?

Th.: Klar! Sie kennen doch meine Telefonnummer und meine Telefonzeiten. [L2]

P.: Und wenn ich außerhalb dieser Zeiten nicht mehr weiter weiß?

Th.: Dann haben Sie auf Ihrem Notfallzettel weitere Kontaktadressen stehen. [L2, M5]

(Patientin schweigt.)

Th.: Würde es Ihnen helfen, wenn Sie mich länger als üblicherweise bis 19.00 Uhr anrufen können? [D2]

P.: Ja …

Th.: Also passen Sie auf: Sie können mich anstatt bis 19.00 Uhr ausnahmsweise bis 21.00 Uhr anrufen. Und zusätzlich am Sonntag auch. [L2, M4] Aber das mache ich nur, wenn ich mich absolut auf sie verlassen kann. [M5] Wie sieht's aus? [L8.5]

P.: Ok.

Th.: Und was auch wichtig ist: Das Ganze kann ich Ihnen nur bis zu unserer nächsten Therapiestunde in der nächsten Woche anbieten, sonst übersteigt das meine Grenzen. [M5]

P.: Ok.

Th.: Dann schlage ich vor, dass wir uns nun um weitere Lösungsstrategien kümmern, wie Sie mit dieser absolut schwierigen Situation umgehen können. [V3] Vielleicht schildern Sie aber erst noch einmal kurz, was denn genau vorgefallen ist. [P8]

Am Ende der Stunde holt der Therapeut nochmals das Non-Suizid-Commitment ein. Kann sich die Patientin nicht gegen ihr Vorhaben entscheiden und ist das Leben der Patientin dadurch möglicherweise gefährdet, muss der Therapeut in nachfolgender Reihenfolge aktiv werden:

1. Der Therapeut bittet die Patientin, die nächste Notaufnahme aufzusuchen. Alternativ kann der Therapeut der Patientin einen Platz in einer Klinik ihrer Wahl vermitteln.
2. Der Therapeut ruft die Polizei und veranlasst damit eine Zwangseinweisung.

Eine Zwangseinweisung ist in der Konsequenz für die Therapie einem tatsächlichen Suizidversuch gleichzusetzen. Das bedeutet, dass die DBT-Behandlung zu Ende ist. Davon betroffen ist auch die Teilnahme am Fertigkeitentraining. Dieses Vorgehen hat unterschiedliche Gründe. Zum einen entscheidet sich die Patientin aktiv gegen die Therapie, indem sie beschließt, sich umzubringen. Marsha Linehan hat dazu gesagt: „Mit einer toten Patientin lässt sich schlecht Therapie machen." Zum anderen hat die Patientin den Vertrag gebrochen und damit unmissverständlich aufgekündigt. Schließlich zeigt sich über das Verhalten der Patientin, dass die DBT versagt hat; ansonsten wäre es nicht zu einem tatsächlichen oder beschlossenen Suizidversuch gekommen (vgl. hierzu Grundannahme 7, Kap. 3.1).

Information:

Nach einem tatsächlichen oder beschlossenen Suizidversuch ist die Therapie formal zu Ende. Sollte der Patient den Therapeuten davon überzeugen, dass eine Wiederaufnahme der Therapie sinnvoll ist, muss ein neuer Therapievertrag geschlossen werden.

Je nach Situation besteht allerdings die Möglichkeit, dass sich die Patientin und der Therapeut – zumeist nach Entlassung von der Akutstation – nochmals zu einem Gespräch treffen. Ein Grund hierfür kann sein, sich zu verabschieden; dies kann auch ein guter Anlass sein, sich die Verhaltensanalyse über das aufgetretene Problemverhalten anzuschauen. Sollte die Patientin den Therapeuten davon überzeugen, dass die Wiederaufnahme einer DBT erfolgsversprechend sein und der Therapeut der Patientin nochmals vertrauen kann, kann über einen Neustart einer DBT verhandelt werden. In einem solchen Fall wird die Therapie formal völlig neu begonnen, d. h. es wird ein neuer Therapievertrag geschlossen. Allerdings sollte ausreichend Zeit verstreichen, am besten in Verbindung mit einer Therapiepause (zwischen 4 Wochen und 6 Monate). Die Fertigkeitengruppe sollte nach einem Suizidversuch erst wieder aufgesucht werden, wenn alle Patienten, mit denen die Patientin die Fertigkeitengruppe gemeinsam besucht hat, das Fertigkeiten-Training beendet haben. Wichtig bei der Verhandlungsführung über eine Wiederaufnahme einer DBT ist, dass die Patientin den Therapeuten überzeugt – und nicht der Therapeut die Patientin!

Der Suizid eines Patienten ist ein sehr seltenes, aber für alle Betroffenen sehr schwerwiegendes Ereignis. Im Fall eines Suizids muss als erstes das Konsultationsteam informiert werden. Gegebenenfalls muss ein außerordentliches Teamtreffen anberaumt werden. Die Validierung der Not und des Schmerzes untereinander sollte Vorrang vor der Klärung des weiteren Vorgehens haben. Der Umgang mit der Polizei und gegebenenfalls auch der Familie sollte vorbesprochen werden.

Merke: Grundregeln zum Krisenmanagement

- Umso weniger der Therapeut die Patientin kennt, desto konservativer sollte er bei potenziell lebensbedrohlichen Verhaltensweisen vorgehen; d. h. eine Klinikeinweisung ist im Zweifel die sicherere Variante.
- Hat die Patientin bereits Medikamente eingenommen oder ist anderweitig schwer intoxikiert, sollte die Patientin unmittelbar zur nächstliegenden Notaufnahme gebracht werden. Gegebenenfalls muss der Notarzt gerufen werden. Informationen zu der Wirkung von Medikamenten erteilen im Notfall die Giftnotrufzentralen. In jeder psychotherapeutischen Praxis sollte ein Exemplar der „Roten Liste" verfügbar sein.

Vorgehen bei in Aussicht gestelltem SVV, welches für das Leben allerdings keine Gefahr darstellt:

- Hier greift der Therapeut nicht aktiv ein, macht jedoch deutlich, dass dies die Entscheidung der Patientin ist. Gleichzeitig weist der Therapeut darauf hin, dass er sich sehr freuen

würde, wenn sich die Patientin für einen neuen Weg der Problemlösung entscheidet.
- Dokumentieren Sie sorgfältig das Ausmaß der Suizidalität sowie Ihre Entscheidungshintergründe.
- Beziehen Sie in Ihre Entscheidungen, wann immer möglich und sinnvoll, Kollegen ein, die Kontakt mit der Patientin haben/hatten (z. B. Psychiater). Das Konsultationsteam sollte immer informiert werden.

4.2.4 Die Durchführung von Krisentelefonaten

Dos und Don'ts

Dos:
- Telefonate dienen – mit Ausnahme der Beziehungsreparatur – vorrangig dem Vermitteln von Fertigkeiten.
- Behalten Sie die Ruhe.
- Validieren Sie die Not und den Schmerz des Patienten.
- Fühlen Sie sich in den Patienten ein.
- Bleiben Sie in engem Kontakt.
- Seien Sie in Ihren Aussagen sehr klar und eindeutig.
- Umso weniger Sie den Patienten kennen und umso gefährlicher das Verhalten des Patienten ist, desto konservativer sollten Sie vorgehen.
- Holen Sie sich, wann immer sinnvoll und notwendig, Unterstützung von Ihrem Konsultationsteam ein.

Don'ts:
- Am Telefon findet niemals Therapie statt (Ausnahme: vereinbarte Termine zur telefonisch durchgeführten Therapiesitzung).
- Invalidieren Sie nicht die Not und den Schmerz des Patienten.
- Lassen Sie sich von der emotionalen Not, der Hilflosigkeit, Ohnmacht und Verzweiflung des Patienten nicht anstecken („Falling in the pool").

Zum Konzept der DBT-Behandlung gehört es, dass Therapeuten innerhalb zuvor definierter Zeiten für Krisengespräche am Telefon zur Verfügung stehen. Es gibt zwei Anlässe für Krisentelefonate:

1. Die Patientin befindet sich in einer Krise und verfügt über keine geeigneten Strategien, die Krise eigenständig beizulegen. Das „Live-Coaching" ermöglicht der Betroffenen, die Fertigkeiten besser und punktgenauer in ihren Handlungsvollzug einzubauen. Dieses Vorgehen fördert die Generalisierung und den Transfer der Fertigkeiten in den Alltag.
2. Die therapeutische Beziehung ist z. B. durch die letzte Therapiesitzung sehr belastet. Da eine Woche bis zur nächsten Therapiesitzung in einem solchen Fall eine quälend lange Zeit bedeuten kann, kann es sinnvoll sein, ein kurzes Telefongespräch miteinander zu führen.

Die Befürchtung vieler ambulant tätigen Psychotherapeuten ist, dass sie fortwährend von den Patienten angerufen werden, sollten sie ihnen für Telefonanrufe zur Verfügung stehen. Werden die Regeln des Telefoncoachings beachtet, sind diese Befürchtungen allerdings unbegründet. Ganz im Gegenteil ist zu beobachten, dass Patienten viel zu selten anrufen – unterschreiben sie doch im Therapievertrag, den Therapeuten im Krisenfall telefonisch zu kontaktieren. Marsha Linehan hat einmal gesagt: „Wer vor Borderline-Patienten wegläuft, wird von Ihnen verfolgt." In der DBT wird dieses Prinzip genau umgedreht: Der Therapeut bietet sehr viele Möglichkeiten zum Kontakt an.

In einem ersten Schritt sollte der Therapeut die Zeiten festlegen, in denen er telefonisch zur Verfügung steht. Generell gibt es zwei unterschiedliche Verfahrensweisen: Entweder Sie definieren feste Telefonzeiten, in denen Sie auch tatsächlich erreichbar sind oder Sie definieren Zeiträume, innerhalb derer die Patientin anrufen kann; sollten Sie nicht erreichbar sein, kann die Patientin auf die Mailbox sprechen und um Rückruf bitten. Sollten Sie sich für das letztere Vorgehen entscheiden, sollte festgelegt werden, innerhalb welcher Zeitspanne Sie garantiert zurückrufen (z. B. 24 Stunden). Möglich ist auch, dass die Patientin per SMS um Rückruf bittet. Die Dauer der Erreichbarkeit kann sehr unterschiedlich sein: Manche Kollegen möchten nur während der Bürozeiten angerufen werden, andere werktags von 8.00 bis 22.00 Uhr. Es ist auch möglich, sich an den Wochenenden anrufen zu lassen. Entscheidend ist immer, dass die Telefonzeiten sich innerhalb der persönlichen Grenzen des Therapeuten befinden. Letztlich muss daher jeder Therapeut seine ganz individuelle Regelung finden. Es ist empfehlenswert, sich immer eine kleine „Zeitreserve" für schwerste Krisenfälle bereitzuhalten; d. h. im Notfall muss der Therapeut in der Lage sein, seine Grenzen vorübergehend auszuweiten.

Daher ist es sinnvoll, die eigenen Grenzen immer etwas enger zu fassen, als sie tatsächlich sind. Sollten Sie z. B. generell dazu bereit sein, sich von 9.00 bis 19.00 Uhr anrufen zu lassen, sollten Sie sich überlegen, ob Sie die Zeit nicht lieber auf 9.00 bis 18.00 Uhr begrenzen, damit Sie im Notfall auf eine Reserve zurückgreifen können. Einige Kollegen nutzen für die Krisentelefonate ein zweites Handy, das sie außerhalb der vereinbarten Telefonzeiten ausschalten. Es hat sich bewährt, während des Urlaubs nicht erreichbar zu sein. Notfalls sollte eine Vertretung organisiert werden, am besten ein Kollege aus dem Konsultationsteam.

Merke:

Bereiten Sie Ihren Urlaub mit Ihrem Patienten immer gut vor. Informieren Sie Ihren Patienten mindestens vier Wochen vor Ihrem Urlaubsantritt darüber, besser drei Monate vorher. Besprechen Sie mögliche Schwierigkeiten, die während Ihrer Urlaubszeit eintreten können, und erarbeiten Sie Fertigkeiten zum Umgang mit diesen Schwierigkeiten. Erarbeiten Sie einen Notfallplan, der auch die Kontaktdaten der zuständigen Notfallambulanz bereithält. Nutzen Sie nur im Notfall die Möglichkeit einer Vertretung; trauen Sie stattdessen Ihrem Patienten zu, auch ohne Sie zurechtzukommen. Vereinbaren Sie ein hilfreiches Kontingenzmanagement, zum Beispiel, dass Sie dem Patienten etwas aus dem Urlaub mitbringen, sollte es während Ihrer Abwesenheit zu keinen Problemverhaltensweisen kommen.

In einem zweiten Schritt sollte der Therapeut der Patientin den Ablauf eines Krisentelefonats erklären. Im Wesentlichen besteht das Telefonat aus einer Abfolge mehrerer Einzelschritte. Übergeordnet geht es immer um die Vermittlung von Fertigkeiten. Was am Telefon hingegen niemals stattfinden sollte, ist Psychotherapie, wie die Patientin sie aus dem persönlichen Einzelkontakt kennt (mit Ausnahme von vorher vereinbarten telefonischen Therapiesitzungen, die stattfinden können, weil die Patientin beispielsweise an einem bestimmten Termin selbst nicht anwesend sein kann). Damit dauert ein Krisentelefonat in der Regel zwischen 5 und maximal 15 Minuten. Eine Ausnahme stellt ein Telefongespräch mit dem Ziel der Beziehungsklärung dar. Häufig sind die Patienten bei solchen Gesprächen sehr wütend, aber auch sehr verunsichert. Aufgabe des Therapeuten ist es, die Patientin primär durch über den Einsatz von Validierungsstrategien zu beruhigen. Ist ein Fehlverhalten seitens des Therapeuten die Ursache für die Beziehungskrise, sollte der Therapeut sich am Telefon entschuldigen, ggf. eine Wiedergutmachung in Aussicht stellen. Eine weitergehende Analyse der Beziehungsproblematik sollte allerdings erst in der nächsten Therapiesitzung stattfinden.

Schließlich sollte der Therapeut deutlich machen, dass die Patientin nur *vor* einem dysfunktionalen Verhalten anrufen darf; das Telefonat verfolgt das Ziel, dysfunktionale Verhaltensweisen mithilfe des Therapeuten durch funktionale zu ersetzen. Entscheidet sich die Patientin für die alten, dysfunktionalen Verhaltensweisen, findet eine 24-stündige Kontaktsperre statt (vgl. auch Kap. 4.2; Behandlungsvertrag).

Sowohl die Telefonzeiten als auch die Telefonregeln sollten der Patientin zu Beginn der Therapie in aller Klarheit mitgeteilt werden. Fragen sollten ausführlich erörtert werden. Generell gilt: Umso klarer der Therapeut die Regeln vermittelt, desto weniger Schwierigkeiten wird es bei deren Umsetzung geben.

Entsprechend dem Vorgehen bei Krisen (vgl. Kap. 4.2.3) wird bei dem Telefoncoaching ebenfalls zwischen (1) einer „normalen" Krise und (2) einer akuten Gefahr durch Selbstverletzung, Medikamenteneinnahme, Hochrisikoverhalten oder Suizidversuch unterschieden. Der Ablauf eines Telefoncoachings bei „normalen" Krisen ist wie folgt:

1. Der Therapeut bedankt sich für den Anruf.
2. Der Therapeut fragt, wo sich die Patientin gerade aufhält.
3. Der Therapeut klärt, wie hoch die Spannung ist.
4. Der Therapeut fragt nach dem Grund für die hohe Spannung.
5. Der Therapeut validiert die emotionale Not und den Schmerz der Patientin.
6. Der Therapeut erkundigt sich danach, welche Fertigkeiten die Patientin bereits zur Anwendung gebracht hat.
7. Der Therapeut schlägt konkrete Fertigkeiten vor.
8. Der Therapeut holt das Commitment der Patientin ein, dass sie die Fertigkeiten zur Anwendung bringt.
9. Der Therapeut erkundigt sich erneut nach dem Ausmaß der Spannung.
10. Der Therapeut bietet an, dass die Patientin sich noch einmal melden kann, sollte das Problem weiterhin bestehen.

Nachfolgend findet sich ein Beispiel für ein Krisentelefonat.

Beispieldialog: „Normales" Krisentelefonat

(Der Therapeut meldet sich mit seinem Namen.)

P.: Mir geht es schlecht. Ich stehe absolut unter Spannung. Ich habe starken Schneidedruck.

Th.: Gut, dass Sie anrufen. [M1] Wo sind Sie denn gerade? [P8]

P.: Zu Hause.

Th.: Ok. Wie hoch ist denn Ihre Spannung im Moment? [P2]

P.: 90.

Th.: Oha! Das ist sehr hoch. [V3] Super, dass Sie es geschafft haben, mich noch anzurufen! [M1] Haben Sie schon Rasierklingen oder Ähnliches bereitgelegt? [P8]

P.: Nee. Sonst hätte ich Sie nicht mehr angerufen.

Th.: Können Sie kurz berichten, was die Spannung so nach oben gebracht hat? [P1]

P.: Ich hatte Stress mit meinem Freund.

Th.: Was ist genau passiert? [P1]

P.: Ich konnte meinen Freund telefonisch nicht erreichen und hatte Angst, dass er sich mit einer anderen Frau trifft.

Th.: Ich verstehe.

P.: Ich habe ihn immer und immer wieder angerufen und konnte ihn nicht erreichen.

Th.: Und die Spannung wurde dann immer größer? [V3, P8]

P.: Ja, genau.

Th.: Ok. Das heißt, die Idee, dass er Sie betrügt, fühlte sich von Minute zu Minute realer an. [V3]

P.: Ja, genau so ist es.

Th.: Ok. Welche Fertigkeiten haben Sie bereits versucht, anzuwenden? [L3]

P.: Ich habe eine kurze kalte Dusche genommen.

Th.: Super! [M1] Wie kalt war das Wasser und wie lange standen Sie genau unter der Dusche?

P.: Ich hatte das Wasser ganz kalt und stand etwa fünf Minuten unter der Dusche.

Th.: Prima. [M1] Wie hoch war die Spannung vorher? [P2]

P.: So ungefähr 95.

Th.: Und nach dem Duschen? [P2]

P.: Bei 90.

Th.: Aha, das Duschen hat die Spannung also nach unten gebracht, aber nicht unter 70. [V3] Haben Sie noch eine Fertigkeit angewendet? [L3]

P.: Nein.

Th.: Ok. Sie bräuchten also noch weitere Fertigkeiten, um die Spannung weiter nach unten zu bringen? [L3, L8.5]

P.: Ja, genau.

Th.: Welche Fertigkeiten haben Sie denn noch in Ihrem Notfallkoffer? [L3]

P.: Gedanken vorbeiziehen lassen und Chiligummibärchen.

Th.: Prima, das klingt gut. [M1] Welche Fertigkeit wollen Sie denn noch ausprobieren? [L8.5]

P.: Na, ich könnte zuerst meine Spannung mit zwei Chiligummibärchen noch weiter nach unten bringen und dann versuchen, die Gedanken an meinen Freund vorbeiziehen zu lassen.

Th.: Das hört sich nach einer ziemlich guten Idee an. [M1, L6]

(kurze Pause)

Werden Sie denn weiterhin versuchen, Ihren Freund telefonisch zu erreichen? [I2]

P.: Mhhh?

Th.: Ich fürchte, wenn Sie es weiterhin probieren und ihn nicht erreichen, dann wird die Spannung immer wieder von Neuem ansteigen. [C1]

P.: Da haben Sie wahrscheinlich leider Recht.

Th.: Fürchte ich auch! Und Sie werden natürlich versucht sein, genau dies zu tun. [V3, L9]

P.: Ich fürchte, auch da haben Sie Recht.

Th.: Wie können Sie es verhindern? [L3]

P.: Vielleicht eine „Pro- und Contra-Liste" bezüglich des Anrufens machen?

Th.: Das halte ich für eine gute Idee. [M1]

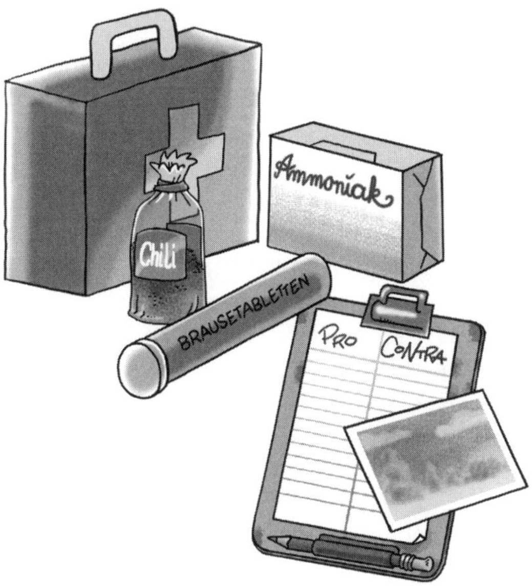

© Klaus Gehrmann

(Am Ende des Telefonats ergibt sich die Schwierigkeit, das Gespräch zu einem raschen Ende zu bringen. Patienten zögern oft, möchten das Gespräch fortsetzen. Aus diesem Grund sollte der Therapeut das Ende des Gesprächs aktiv einleiten.)

Th.: Ich schlage vor, Sie probieren das jetzt aus. [L7] Ich drücke Ihnen die Daumen! [L8.6]

P.: Ja, ist gut.

Th.: Wenn es nicht klappt, können Sie mich ja nochmals anrufen. [L9, L7]

P.: Ok.

Th.: Auf Wiederhören.

P.: Auf Wiederhören.

In der Regel führt das Krisentelefongespräch für sich genommen bereits zu einer deutlichen Reduktion der Anspannung. Aus diesem Grund kommt es nur sehr selten zu einem erneuten Telefonat.

Sollte die Patientin bereits Instrumente zur Selbstverletzung (z. B. Rasierklingen) oder Medikamente bereitliegen haben, oder sich an einem Ort befinden, an dem sie sich umbringen möchte (z. B. Brücke, U-Bahn), ist der Ablauf des Telefoncoachings entsprechend zu verändern:

1. Der Therapeut bedankt sich für den Anruf.
2. Der Therapeut fragt, wo sich die Patientin gerade aufhält.
3. Der Therapeut erkundigt sich, wie hoch die Spannung ist.
4. Der Therapeut fragt kurz (!) nach dem Grund für die hohe Spannung.
5. Der Therapeut validiert die emotionale Not und den Schmerz der Patientin.
6. Der Therapeut instruiert die Patientin, die Instrumente zur Selbstverletzung oder die Medikamente zu entfernen, oder den Ort, an dem sie sich umbringen möchte, zu verlassen.
   a. Der Therapeut validiert dabei fortwährend die Not der Patientin, besteht aber auf die Beseitigung von Waffen bzw. besteht darauf, dass sie den Ort verlässt.
   b. Der Therapeut begleitet hierbei die Patientin telefonisch, lässt sie nicht allein.
   c. Der Therapeut setzt bewusst Distraktoren („Ablenker“) ein, um den Fokus der Patientin zu verändern.
   d. Der Therapeut macht deutlich, wie gerne er mit der Patientin arbeitet und wie sehr er an sie glaubt.
   e. Der Therapeut unterhält sich erst über andere Aspekte, z. B. den Einsatz möglicher Fertigkeiten, wenn die Waffen beseitigt sind bzw. der Ort verlassen wurde.
7. Nachdem die Waffen beseitigt sind bzw. der Ort verlassen wurde, fragt der Therapeut, wie hoch die Spannung ist.
8. Der Therapeut erkundigt sich danach, welche Fertigkeiten die Patientin bereits zur Anwendung gebracht hat.
9. Der Therapeut schlägt konkrete Fertigkeiten vor.
10. Der Therapeut holt das Commitment der Patientin ein, dass sie die Fertigkeiten zur Anwendung bringt.
11. Ist sich der Therapeut unsicher, ob die Patientin sich durch seine telefonische Intervention nun in Sicherheit befindet, erwägt er einen stationären Aufenthalt.
12. Der Therapeut bietet an, dass die Patientin sich noch einmal melden kann, sollte das Problem noch immer bestehen.

Erst wenn die Patientin in der Lage ist, wieder klar zu denken, schlägt der Therapeut konkrete Fertigkeiten zur Problemlösung vor. Ansonsten coacht der Therapeut die Patientin so lange, bis der Spannungsabfall ausreichend ist.

Wirkt die Patientin während des Telefonats intoxikiert (z. B. hat eine deutlich verlangsamte, verwaschene Sprache), sollte die Patientin direkt danach gefragt werden, ob und welche Substanzen sie eingenommen hat. Wie bei Krisengesprächen sollte der Therapeut eher konservativ vorgehen, wenn er die Patientin schlecht einschätzen kann – beispielsweise wenn er sie noch nicht so gut kennt. Darüber hinaus sind die in Kapitel 4.2.3 aufgeführten Grundregeln zum Krisenmanagement zu berücksichtigen.

Ein Telefonat mit einer sehr suizidalen Patientin könnte wie folgt ablaufen:

Beispieldialog: Krisentelefonat bei akuter Suizidalität

(Therapeut meldet sich mit seinem Namen.)

P.: Hier ist Frau S. Ich stehe auf einer Autobahnbrücke und spiele mit dem Gedanken, runterzuspringen.

Th.: Was? Wo sind Sie? [V1, I3, D1]

P.: Auf einer Brücke …

Th.: Sie sagten auf einer Autobahnbrücke. Wissen Sie, wo die Brücke genau ist, oder wie die Brücke gar heißt? [P8]
P.: Nee.
Th.: Gut, dass Sie anrufen. [M1] Es muss Ihnen wirklich schlecht gehen, wenn Sie sich bereits auf der Brücke befinden. [V5] Wie hoch ist denn Ihre Spannung? [P2]
P.: Sehr hoch. Über 100!
Th.: Ok. Super, dass Sie es noch geschafft haben, mich anzurufen. [M1] Wo genau auf der Brücke befinden Sie sich denn? [P8]
P.: In der Mitte, auf dem Geländer.
Th.: Auf dem Geländer ... Halten Sie sich irgendwo fest? [P8]
P.: Ja, an so einer Strebe.
Th.: In welche Richtung schauen Sie gerade? [P8]
P.: Zur Autobahn runter.
Th.: Ok. Was sehen Sie denn, wenn Sie sich nach rechts umdrehen? [P8]
P.: Häuser.
Th.: Ok. Wie weit sind die Häuser entfernt? [P8]
P.: Etwa einen halben Kilometer.
Th.: Und was sehen Sie, wenn Sie sich nach links umdrehen? [P8]
P.: Wald.
Th.: Ah ja. Und aus welcher Richtung sind Sie gekommen? [P8]
P.: Von da, wo die Häuser sind.
Th.: Und was ist hinter Ihnen? [P8]
P.: Eine Straße.
Th.: Fahren da Autos? [P8]
P.: Ja.
Th.: Viele? [P8]
P.: Nee.
Th.: Ist zwischen Ihnen und der Straße noch ein Gehsteig? [P8]
P.: Ja.
Th.: Was haben Sie denn für Schuhe an? [P8, M2, D6]
(Hier setzt der Therapeut gezielt Distraktoren ein.)
P.: Was ist das denn für eine Frage?
Th.: Das interessiert mich, weil ich nicht möchte, dass Sie sich verletzen, wenn Sie jetzt auf den Bürgersteig hinunterspringen. [R3, L7]
P.: Turnschuhe. Aber ich will nicht von dem Geländer runter.
Th.: Doch, machen Sie mal. [L7, L6] Notfalls können Sie ja nachher wieder raufgehen. [I3]
(kurze Pause)
Sind Sie unten? [P8]
P.: Ja, jetzt schon.
Th.: Dann drehen Sie sich mal bitte nach rechts um. [L7]
P.: Warum?
Th.: Machen Sie einfach mal. [L7] Fahren eigentlich immer noch Autos an Ihnen vorbei? [P8, M2, D6]
(Hier setzt der Therapeut erneut gezielt Distraktoren ein.)
P.: Ja.
Th.: Welche Farbe? [P8, M2, D6]
P.: Wer?
Th.: Die Autos.
P.: Rot, blau, silber.
Th.: Ok. Und jetzt laufen Sie mal bitte in Richtung der Häuser los. [L7]
P.: Muss das sein?
Th.: Ja! [I1] Und versuchen Sie mal, so schnell zu laufen, wie es Ihnen möglich ist. [L7] Und verlieren Sie mich bitte dabei nicht. [D6]
P.: Sie sind doch aber gar nicht da.
Th.: Doch! In Ihrer Hand! [I3]
(Kurze Pause, während Patientin läuft.)
Th.: Wo sind Sie denn jetzt? [P8]
P.: Auf halber Strecke.
Th.: Geben Sie noch einmal richtig Gas. [L7] Ich höre Sie noch gar nicht so richtig schnaufen.
(Patientin atmet jetzt hörbar.)
Th.: Wo sind Sie jetzt? [P8]
P.: Am Rand der Brücke.
Th.: Prima. Laufen Sie bitte weiter. [L7]
(kurze Pause)
Und wo sind Sie jetzt? [P8]
P.: Jetzt bin ich bei den Häusern angelangt.
Th.: Prima. [M1] Gehen Sie mal langsam weiter. [L7] Wie hoch ist denn jetzt die Spannung? [P2]
P.: Ein bisschen besser.
Th.: Können Sie wieder einigermaßen klar denken? [P8]
P.: Ich denke schon.
Th.: Sagen Sie mir mal, was genau vorgefallen ist. [P8]

Ab hier entspricht der weitere Ablauf des Telefonats dem „normalen" Krisentelefonat. Am Ende des Telefonats holt der Therapeut ein Non-Suizid-Commitment ein und bietet an, dass die Patientin ihn erneut anrufen kann.

Falls sich die Patientin am Telefon nicht glaubhaft von Suizidalität distanzieren kann, wird sie gebeten, sich freiwillig in ein psychiatrisches Krankenhaus zu begeben. Besteht die Sorge, dass sie das nicht macht, muss die Polizei informiert werden. Der Therapeut benutzt dazu, falls vorhanden, ein zweites Telefon, oder bittet einen Kollegen, die Polizei anzurufen. Solche Fälle sind in der ambulanten Praxis jedoch ausgesprochen selten.

Das Telefonat mit einer Patientin mit hohem Selbstverletzungsdruck könnte sich wie folgt gestalten:

Beispieldialog: Krisentelefonat bei hohem Selbstverletzungsdruck

(Therapeut meldet sich mit seinem Namen.)
P.: Hier ist Frau S. Ich weiß gerade nicht weiter.
Th.: Guten Tag, Frau S. Vielen Dank, dass Sie mich anrufen. [M1] Wo sind Sie gerade? [P8]
P.: Zu Hause.
Th.: Sie wissen gerade nicht weiter? [V3]
P.: Ja, genau.
Th.: Wie hoch ist denn die Spannung? [P2]
P.: Sehr hoch. Ich habe gerade sehr starken Schneidedruck.
Th.: Haben Sie sich schon verletzt? [P8]
P.: Nee. Aber die Rasierklingen liegen schon bereit.
Th.: Super, dass Sie mich vor einer möglichen Selbstverletzung anrufen. [M1] Wo zu Hause halten Sie sich denn gerade auf? [P8]
P.: Im Bad.
Th.: Und wo sind die Rasierklingen? [P8]
P.: Vor mir.
Th.: Wo vor Ihnen? [P8]
P.: Am Rand des Waschbeckens.
Th.: Sind die Rasierklingen noch verpackt oder liegen die offen rum? [P8]
P.: Liegen offen rum.
Th.: Wie viele Rasierklingen sind das denn? [P8]
P.: Zwei.
Th.: Welche Firma? [P8, M2, D6]
(Hier setzt der Therapeut gezielt Distraktoren ein.)
P.: Was spielt das denn für eine Rolle?
Th.: Reines Interesse. Manche bevorzugen eher Wilkinson, andere Gillette … [I3]
P.: Gillette …
Th.: Ok. Können Sie mal ein Stück Klopapier abreißen? [L7, L8.5]
P.: Wozu das denn nun?
Th.: Machen Sie mal. [L7]
P.: Hm …
(Patientin reißt ein Stück Klopapier ab.)
Th.: Und jetzt wickeln Sie mal die Rasierklingen in das Klopapier ein. [L7] Aber ohne sich dabei zu verletzen, bitte! [L5, R3]
P.: Aber dann sind sie ja weg.
Th.: Richtig erkannt. [I1] Machen Sie aber mal trotzdem … [L7]
(kurze Pause)
Haben Sie die Rasierklingen?
P.: Ja.
Th.: Was haben Sie denn gerade an? [P8, I3]
P.: Das geht Sie gar nichts an.
Th.: So meinte ich das nicht. Ich möchte nur wissen, ob Sie so angezogen sind, dass Sie die Wohnung verlassen können. [L2]
P.: Ja.
Th.: Ok. Können Sie mal aus dem Bad rausgehen? [L7, L8.5]
P.: Ok.
Th.: Wo befinden Sie sich jetzt? [P8]
P.: Im Flur.
Th.: Wo stehen Ihre Schuhe? [P8]
P.: Hier neben mir.
Th.: Haben Sie ein paar sportliche Schuhe dort stehen? Sie haben doch immer so schicke rote Sneakers. [V1, D6]
P.: Ja, die stehen auch hier.
Th.: Dann ziehen Sie diese mal an. [L7]
P.: Muss das sein?
Th.: Ja. [I1]
(kurze Pause)
Können Sie jetzt mal zur Wohnungstür gehen? [L7, L8.5]
P.: Ja.
Th.: Ach ja. Und wo ist eigentlich ihr Wohnungsschlüssel? [P8]
P.: Hängt hier neben der Wohnungstür.
Th.: Dann schnappen Sie sich den mal und gehen dann aus der Wohnung raus. [L7] In welchem Stock wohnen Sie eigentlich? [P8]
P.: Im Zweiten.
Th.: Ok. Nehmen Sie mich bitte mit. [D6]
P.: Wie …
Th.: Das Telefon meine ich.
P.: Ok.
Th.: Und jetzt hätte ich gerne, dass Sie mit mir in der Hand nach unten gehen. [L7, D5]

Dort müssen doch sicherlich irgendwo Mülltonnen stehen.
P.: Ja, draußen vor der Haustür.
Th.: Ok. Dann mal los. [L7]
(Patientin geht nach unten und verlässt das Haus.)
Th.: Wohnen Sie eigentlich in einem Altbau? [P8, M2, D6]
P.: Ja.
Th.: Ist das Treppenhaus auch so ein schickes altes? [P8, M2, D6]
P.: Ja. Ein bisschen abgeranzt.
Th.: Sind Sie unten? [P8]
P.: Ja.
Th.: Können Sie mal die Mülltonne öffnen? [L7, L8.5]
P.: Ungern.
Th.: Wiese? Stinkt es? [I3]
P.: Das auch.
Th.: Machen Sie sie trotzdem mal auf. [L7]
P.: Ok.
Th.: Und jetzt schmeißen Sie die Rasierklingen da rein. [L7]
P.: Aber dann habe ich ja keine mehr ...
Th.: Richtig. [I1] Brauchen Sie ja auch nicht mehr; stattdessen haben Sie ja mich angerufen. [C1, M4, I3]
P.: Oh Mann, sind Sie anstrengend!
Th.: Ja, das stimmt. [I3, V6] Los, jetzt reinschmeißen! [L7]
P.: Hm ...
Th.: Und halten Sie das Telefon bitte so, dass ich den Aufprall der Rasierklingen mitbekomme. [L7]
(Patientin schmeißt die Klingen in die Mülltonne.)
Th.: Ok. Jetzt machen Sie die Mülltonne wieder zu und gehen Sie von der mal weg. [L7]
P.: Habe ich schon gemacht.
Th.: Ok. Super. Vielen Dank! [M1] Wie hoch ist die Spannung jetzt? [P8]
P.: Ein bisschen besser.
Th.: Großartig! [M1] Jetzt erzählen Sie mal kurz, was denn genau passiert ist [P1].

Ab hier entspricht der weitere Ablauf des Telefonats wieder dem „normalen" Krisentelefonat. Am Ende des Telefonats klärt der Therapeut noch, ob die Patientin noch weitere Rasierklingen in der Wohnung hat. Sollte dies der Fall sein, soll die Patientin diese nach dem Telefonat ebenfalls entsorgen. Schließlich vereinbart der Therapeut mit der Patientin, dass sie erneut anrufen kann, sollte die Spannung wieder ansteigen.

Merke:

Fordern Sie den Patienten auf, Gegenstände oder Ähnliches, mit welchen der Patient dysfunktionales Verhalten durchführt, zu entfernen. Seien Sie bei Ihrer Forderung hartnäckig.

Ruft die Patientin im Verlauf mehrerer Wochen häufig an, ohne dass sich die Frequenz der Anrufe reduziert, ist das als therapieschädigendes Verhalten zu werten. Dieses Verhalten muss beim nächsten Treffen des Konsultationsteams eingebracht werden. In der nächsten Therapiesitzung sollte mit der Patientin geklärt werden, warum es nicht zu einer Abnahme der Anrufe kommt. Häufig finden wir in diesen Fällen, dass Therapeuten unbeabsichtigt dysfunktionales Verhalten verstärken. Hier ist zu überprüfen, ob die Telefonanrufe zu lange andauern, der Therapeut zu viel „plaudert", die Patientin eigentlich ein Bedürfnis nach Nähe hat oder Ähnliches. Die Patientin sollte gefragt werden, was sie vom Therapeuten benötigt, damit die Anrufe wieder ein normales Ausmaß erreichen.

4.3 Sitzung 21 bis 40

Dos und Don'ts

Dos:
- Validieren Sie den Patienten in seiner Not, alle relevanten und bislang hilfreichen dysfunktionalen Verhaltensweisen aufgeben zu müssen.
- Validieren Sie den Patienten in seiner Angst, sich seinen Emotionen aussetzen zu müssen; zeigen Sie Mitgefühl.
- Machen Sie deutlich, dass Sie gerne mit dem Patienten arbeiten.
- Machen Sie deutlich, dass Sie nur mit dem Patienten weiterarbeiten, wenn er weiterhin bereit ist, relevante dysfunktionale Verhaltensweisen aufzugeben.
- Holen Sie sich Unterstützung im Konsultationsteam, wann immer sinnvoll und notwendig.

Don'ts:
- Seien Sie nicht abstinent; es ist Ihnen nicht egal, ob Sie mit dem Patienten zusammenarbeiten oder nicht.
- Lassen Sie sich nicht von der Not und der Hilflosigkeit des Patienten anstecken („Falling in the pool").

Die Therapiesitzungen 21 bis 40 finden zumeist im Anschluss an die ersten sechs Therapiemonate statt. Es kommt jedoch auch nicht selten vor – vor allem, wenn längere Therapiepausen aufgetreten sind –, dass sich die ersten 40 Therapiesitzungen über einen Zeitraum von 18 Monate erstrecken. In den entsprechenden Therapiesitzungen wird die erarbeitete dynamische Behandlungshierarchie fortgesetzt. Schweres dysfunktionales Verhalten, wie z.B. ausgeprägtes SVV oder Hochrisikoverhalten, sollten mittlerweile weitgehend eingestellt sein. Stattdessen rücken Themen, wie z.B. soziale Beziehungen, Arbeit/Beruf und komorbide Störungen, die bislang nicht vorrangig Teil der Behandlungsagenda waren, zunehmend in den Vordergrund. Gleichzeitig steht die Emotionsarbeit immer mehr im Fokus der Therapie.

Damit stellen die Therapiesitzungen 21 bis 40 in der Regel die Übergangsphase zwischen Phase I und Phase II der Therapie dar (vgl. Kap. 3.2). Es gibt allerdings Faktoren, die einen solchen Prozess deutlich verlangsamen. Hierzu zählen beispielsweise Umgebungsfaktoren, die dysfunktionales Verhalten verstärken, oder schwere komorbide Störungen, wie z.B. eine PTBS mit frühkindlicher Traumatisierung. Häufig ist es daher sinnvoll, aufrechterhaltende Umgebungsfaktoren, wie z.B. Eltern oder Partner, bereits in dieser Phase der Therapie zu thematisieren. In den meisten Fällen hat es sich unserer Erfahrung zufolge als ausgesprochen hilfreich erwiesen, den Partner oder nahe Angehörige zumindest einmalig mit in die Therapie einzuladen. Auch Traumata oder weitere hinderliche Faktoren sollten in dieser Therapiephase thematisiert und möglicherweise sogar mit deren Bearbeitung begonnen werden.

Information:

Ziel der Therapiesitzungen 21 bis 40 ist, den frei werdenden Raum durch das Ausbleiben schwerer und hochfrequenter dysfunktionaler Verhaltensweisen zu nutzen, indem Themen wie soziale Beziehungen, Arbeit und komorbide Störungen in den Fokus der therapeutischen Arbeit genommen werden. Gleichzeitig wird die Emotionsarbeit intensiviert (Übergang Phase I zu Phase II).

Es ist wichtig, die Themen Arbeit/Beruf und soziale Beziehungen frühzeitig aufzugreifen. Gerade diese Themen bedürfen einer langen Vorbereitungszeit. Eine erfolgreiche Therapie ist in den meisten Fällen eigentlich nur denkbar, wenn die Patientin sich in gesunden und haltenden sozialen Beziehungen befindet und sie regelmäßig einer beruflichen Tätigkeit nachgeht. Patienten, die zu Hause vor dem Fernseher vereinsamen, werden – auch bei redlichster Bemühung seitens des Therapeuten – keine zufriedenstellende Lebensqualität erreichen. Es fehlen ihnen die maßgeblichen Quellen der Selbst- und Fremdverstärkung; sie werden sich daher fortwährend anders als andere fühlen – und dies durchaus mit gutem Grund. Häufig ist die Konfrontation mit anderen Menschen sowie mit einer beruflichen Tätigkeit für Patienten mit einer BPS sehr angstbesetzt. Borderline-Patienten fühlen sich auch in Situationen sozialen Einschlusses häufig ausgeschlossen (Staebler et al., 2011) und erwarten, schon kleinsten Anforderungen nicht gewachsen zu sein. Das Aufsuchen von sozialen Kontakten und einer beruflichen Tätigkeit bedeutet für Borderline-Patienten demnach die fortwährende Anwendung der Fertigkeit „Entgegengesetztes Handeln“. Daher bedarf es gerade in diesen Bereichen parallel zu einer mitfühlenden Validierung auch einer klaren und bestimmten Haltung seitens des Therapeuten. Da Psychotherapeuten eher selten über das nötige sozialarbeiterische Hintergrundwissen verfügen, muss an dieser Stelle gegebenenfalls auf entsprechende Hilfe zurückgegriffen werden. Mögliche Anlaufstationen können der sozialpsychiatrische Dienst, das Jobcenter, der Rententräger oder andere berufsorientierende Strukturen sein. Gute Übergangslösungen stellen ehrenamtliche Tätigkeiten, Praktika oder Minijobs dar, die jenseits einer beruflichen Beschäftigung auch soziale Kontakte ermöglichen.

Merke:

Jeder Kontakt mit einem anderen Borderline-Patienten sollte durch drei „gesunde“ Kontakte ausgeglichen werden. Mit dieser Regel soll die zunehmende Ablösung von der Identifikation als Borderline-Patient vorangetrieben werden.

Information:

Die Identitätssuche von Borderline-Patienten verläuft in der Regel in drei Phasen:

- Identitätsunsicherheit: völlige Unklarheit darüber, wer man eigentlich ist.
- Hilfs-Identität: Erleichterung nach der Vermittlung der Diagnose BPS („Endlich weiß ich,

wer ich bin"). Häufig kommt es in dieser Phase zu einer verstärkten Kontaktaufnahme mit anderen Borderline-Patienten.

- Tatsächliche Identität: Genervt sein von „Borderline" und damit einhergehend erfolgt eine Loslösung von anderen Borderline-Patienten bzw. borderline-spezifischen Einrichtungen oder Rahmenbedingungen (z. B. betreutes Wohnen). Beschäftigung mit der Frage „Was bin ich jenseits von Borderline"?

Komorbide Störungen, wie z. B. missbräuchlicher Alkohol- und Drogenkonsum, Essstörungen wie Ess-Brech-Anfälle oder Hungern, dienen häufig ebenfalls der Regulation von starken aversiven Spannungszuständen. Es ist nicht ungewöhnlich, dass parallel zur Reduktion von Verhaltensweisen, wie z. B. SVV, andere dysfunktionale Strategien häufiger werden. Aus diesem Grund ist es wichtig, auch diese Verhaltensweisen frühzeitig zu unterbinden (vgl. auch Kap. 3.2). Häufig entstehen Diskussionen, inwiefern Alkohol- oder Drogenkonsum oder auch eine reduzierte Nahrungsaufnahme funktional oder dysfunktional sind. Es hat sich bewährt, sich hier auf keine Grundsatzdiskussionen einzulassen, sondern diese Fragestellung ausschließlich über die Funktionalität der Verhaltensweise zu entscheiden. Es empfiehlt sich daher, störungsspezifische Dokumentationssysteme zusätzlich zu nutzen (z. B. Essstörungsprotokoll). Eine Verhaltensanalyse kann weitere wichtige Informationen liefern. Stellt sich heraus, dass der Alkoholkonsum beispielsweise zur Regulation von Spannungszuständen genutzt wird, sollte der Alkoholkonsum in diesen Situationen unterbunden werden. Ist der Patientin eine Differenzierung oder der auf unproblematische Situationen reduzierte Alkoholkonsum nicht möglich, sollte sie für einen bestimmten Zeitraum auf jeglichen Alkoholkonsum verzichten.

Information:

Lässt sich eine komorbide Störung (z. B. Essstörung, Substanzabhängigkeit, ADHS, Depression, Bipolare Störung, Schizophrenie) nicht der Borderline-Störung unterordnen, muss diese mit einem zusätzlichen störungsspezifischen Programm behandelt werden. Wann immer möglich, sollte diese Behandlung parallel zur Borderline-Therapie erfolgen. Für zahlreiche komorbide Störungen gibt es spezifische DBT-Modifikationen (vgl. Kap. 5). Verhindert das Ausmaß der komorbiden Störung(en) allerdings eine effektive Behandlung der Borderline-Störung (z. B. ein sehr niedriger BMI im Rahmen einer Essstörung), sollte die komorbide Störung vorrangig behandelt werden.

Es hat sich außerdem bewährt, zusätzliche Problembereiche (Arbeit, soziale Beziehungen, komorbide Störungen) im Wochenprotokoll zu dokumentieren. Beispielsweise kann der Drang, sich sozial zurückzuziehen oder Alkohol zu konsumieren, von der Patientin eingeschätzt werden. In einer weiteren Spalte des Wochenprotokolls hält die Patientin fest, ob sie dem Drang nachgegeben hat oder nicht. Es sollte mit der Patientin im Vorfeld besprochen werden, wann im Anschluss an ein Problemverhalten eine Verhaltensanalyse/Kettenanalyse zu erfolgen hat. Bestehen mehrere Problembereiche, sollte eine Behandlungshierarchie erstellt werden (z. B. 1. Hungern; 2. dysfunktionaler Alkoholkonsum; 3. Vermeiden von sozialen Beziehungen).

vgl. Vorlage „Wochenprotokoll" auf der CD-ROM.

Mit diesem Vorgehen werden Verhaltensweisen, welche den funktionalen Umgang mit den zugrunde liegenden Emotionen bislang verhindert haben, zunehmend abgebaut. Da viele Patienten vor einer Konfrontation mit ihren Emotionen große Ängste haben, kann dieser Prozess jedoch sowohl für die Patientin wie auch den Therapeuten sehr anstrengend werden. Zwar sind schon alternative Fertigkeiten vorhanden, sie sind in ihrer Anwendung jedoch noch nicht automatisiert; das Vertrauen in die Fertigkeiten ist daher noch gering. Es ist nun Aufgabe des Therapeuten, die Patientin fortwährend zu motivieren, den entscheidenden nächsten Schritt zu machen (vgl. zur konkreten Emotionsarbeit auch Kap. 4.4.1).

Metapher: Bergführer

Stellen Sie sich vor, Sie sind ein Bergführer für einen der höchsten und herausforderndsten Berge im Himalaya. Sie werden von einem Bergsteiger gebucht. Die Qualifikationen erscheinen Ihnen ausreichend und er konnte Sie von seinem unbedingten Willen, auch unter schwierigen Bedingungen das Ziel zu erreichen, überzeugen. Gleichzeitig haben Sie aber auch den Eindruck gewonnen, dass er über ein gesundes Einschätzungsvermögen verfügt und im Notfall von seinem Ziel ablässt und mit Ihnen zusammen zurückkehrt, wenn Sie das für nötig erachten. Nach der notwendigen Vorbereitungszeit machen Sie sich nun auf den Weg.

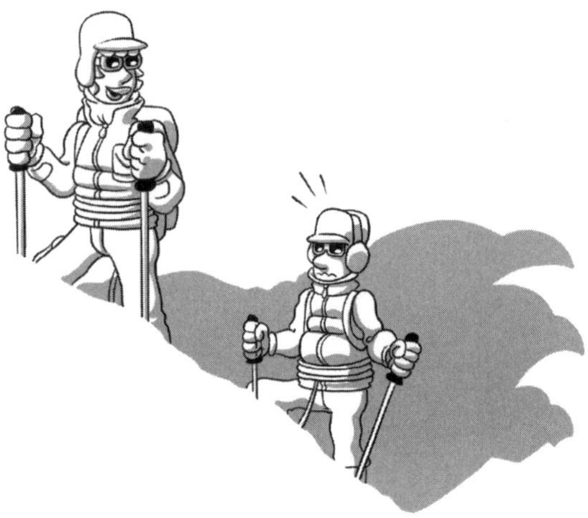

© Klaus Gehrmann

Zu Beginn ist der Weg noch vergleichsweise flach, Sie kommen gut voran, können stellenweise sogar die Natur genießen. Schließlich beginnt der Aufstieg, auch das erscheint Ihnen gut machbar. Das gute anfängliche Vorankommen euphorisiert den Bergsteiger. Mit zunehmender Dauer und Beschwerlichkeit des Aufstiegs, auch aufgrund der zunehmend dünneren Luft, merken Sie jedoch, dass der Bergsteiger sich immer mehr anstrengen muss. Schlechtes Wetter erschwert den Aufstieg zusätzlich. Ihrer Einschätzung nach ist es jedoch nicht notwendig umzukehren. Allerdings bekommt der Bergsteiger immer mehr Angst, stellt sein Unterfangen in Frage. Aufgrund Ihrer Erfahrung sind Ihnen diese emotionalen Einbrüche bekannt, die vor allem in der Mitte des Aufstiegs zu erwarten sind. Wie verhalten Sie sich nun? Kehren Sie um oder versuchen Sie, den Bergsteiger zu motivieren, von seinem Ziel nicht abzulassen, treiben ihn voran?

Beispieldialog: Konfrontation mit Emotionen

Th.: Sie haben Angst, den nächsten Schritt zu machen, oder? Sich Ihren Emotionen zu stellen? [V3]

P.: Ja.

(Pause)

Th.: Hm ... Ja, Sie haben Recht. Das kann auch durchaus ein schmerzhafter Prozess werden, sich mit all dem auseinanderzusetzen, was Sie bislang vermieden haben. [V3]

(Pause)

Da ist Ihre Angst auch durchaus angemessen. [V5]

(Pause; Th. lehnt sich nach hinten) [D1]

Was meinen Sie: Daher lieber die Konfrontation mit Ihren Emotionen sein lassen? [L8.2, L8.5]

(Pause)

Oder sich doch mit dem beschäftigen, was Sie so lange schon vermieden haben, Sie aber trotzdem die ganze Zeit schon schikaniert? [L8.1, L8.5]

P.: Ich weiß nicht ...

(Pause)

Th.: Ist eine schwierige Entscheidung, oder? [V3]

P.: Ja, schon. Wie ich mich auch entscheide, es fühlt sich beides blöd an.

Th.: Ja, das glaube ich Ihnen. Ich möchte, dass Sie wissen, dass ich mich freue, wenn Sie sich dafür entscheiden; ich respektiere es aber auch, wenn Sie sich dagegen entscheiden. [R5, L8]

(Pause)

Aber wissen Sie: Schade fände ich es schon, wenn Sie jetzt aussteigen. [R5] Denn ich arbeite wirklich gerne mit Ihnen [R3] und bin zudem davon überzeugt, dass Sie das Zeug haben, hier wirklich etwas Neues für sich zu schaffen [V7] – selbstverständlich vorausgesetzt, Sie entscheiden sich dafür ... [L9]

... aber, wie gesagt: Es ist Ihre Entscheidung! [D3.5]

Mit fast absoluter Regelhaftigkeit kommt es in jeder Therapie mit Borderline-Patienten zu einer kritischen Phase, in der der Patient zögert, den entscheidenden nächsten Schritt zu machen. Diese Phase tritt besonders häufig im zweiten oder dritten Halbjahr auf. Es ist hilfreich, wenn Sie sich als Therapeut darauf vorbereiten und sich schon im Vorfeld über Ihr Vorgehen im Klaren sind. Auch das Konsultationsteam sollte sich dieser Hürde bewusst sein und sich gegenseitig unterstützen. In keinem Fall sollten Sie davon ablassen, darauf zu drängen, dass Verhaltensweisen, die eine notwendige Emotionsarbeit verhindern, weitestgehend eingestellt werden müssen.

Ziel dieser Therapiephase ist es damit, den Raum für die notwendige Emotionsarbeit in aller Konsequenz zu eröffnen.

Information:

Das dysfunktionales Verhalten des Patienten muss soweit reduziert werden, dass eine effektive Arbeit mit den Emotionen möglich ist. Zur Orientierung: Schweres SVV sollte vier Monate nach Therapiebeginn deutlich reduziert bis eingestellt sein.

Da die Auseinandersetzung mit den Emotionen bei schwer traumatisierten Personen besonders angstbesetzt ist, fällt diesen Patienten die komplette Aufgabe von dysfunktionalen Verhaltensweisen, die bislang zur Emotionsregulation eingesetzt worden sind, besonders schwer. Häufig ergeben sich nach dem ersten halben Behandlungsjahr jedoch Zeitfenster, innerhalb derer kein oder nur noch selten schwerwiegendes dysfunktionales Verhalten auftritt. Bei diesen Patienten ist es nun wichtig, dieses Zeitfenster zu nutzen, um eine Traumaarbeit einzuleiten. Sollte der Beginn der Traumaarbeit zu lange hinausgeschoben werden, besteht die Gefahr, dass die alten dysfunktionalen Verhaltensweisen erneut auftreten – und häufig sogar in einem stärkeren Ausmaß als vorher. Da viele Therapeuten Angst vor der Arbeit mit frühkindlich und chronisch traumatisierten Patienten haben, wird auch von Therapeutenseite die Traumaarbeit häufig vermieden. Das Hinzuziehen eines erfahrenen Supervisors, der sich mit der Behandlung von traumatisierten Patienten gut auskennt, kann daher sinnvoll sein. In Kapitel 3.3.6 findet sich ein Überblick, wie die Traumaarbeit durchgeführt wird. Die konkrete Darstellung der Traumaarbeit ist nicht Bestandteil dieses Buches. Ein detailliertes DBT-PTSD-Manual wird derzeit von der Arbeitsgruppe um Martin Bohus, Regina Steil, Anne Dyer und Kathlen Priebe entwickelt.

Merke:

Warten Sie nicht zu lange mit dem Beginn der Traumaarbeit.

Sollte es nicht gelingen, dass die Patientin relevantes dysfunktionales Verhalten einstellt, kann wie im folgenden Kapitel beschrieben vorgegangen werden.

4.3.1 Der Umgang mit ausbleibenden Therapiefortschritten

Dos und Don'ts

Dos:

- Achten Sie sehr genau auf Ihre Grenzen.
- Sprechen Sie Ihre Grenzen direkt an, sobald Sie diese wahrnehmen.
- Machen Sie klar, was Sie von dem Patienten erwarten.
- Validieren Sie die emotionale Not des Patienten.
- Fragen Sie, was der Patient genau braucht, um das zu erreichen, was Sie von ihm erwarten.
- Machen Sie deutlich, dass Sie mit dem Patienten gerne arbeiten.
- Machen Sie deutlich, dass die Verantwortung, ob die Therapie weitergeht, auch bei dem Patienten liegt.
- Holen Sie sich, wann immer sinnvoll und notwendig, Unterstützung von Ihrem Konsultationsteam.

Don'ts:

- Entschuldigen Sie sich nicht für Ihre Grenzen.
- Lassen Sie sich von der emotionalen Not des Patienten nicht anstecken („Falling in the pool").

Häufig werden zu Beginn der Therapie rasche und deutlich wahrnehmbare Fortschritte erzielt. Zum Beispiel schaffen es viele Patienten, SVV schnell zu reduzieren oder sogar gänzlich einzustellen. Allerdings wird es in vielen Therapien mit Borderline-Patienten einen Zeitpunkt geben, an dem es zu keinen weiteren Therapiefortschritten kommt, ja, an dem es sogar zu Rückschritten kommen kann. Es ist wichtig, diesen Zeitpunkt möglichst frühzeitig wahrzunehmen. Da die behandelnden Einzeltherapeuten häufig dazu neigen, ihre Grenzen über Gebühr auszuweiten, ist die Identifikation des ausbleibenden Therapiefortschrittes insbesondere Aufgabe des Konsultationsteams.

Verhalten von Patienten, welches weitere Therapiefortschritte behindert, entspricht in der Regel Punkt 4 der Behandlungshierarchie und kann im Extremfall aber auch Punkt 2 der Behandlungshierarchie betreffen (vgl. Tab. 1). Ursache für das weitere Ausbleiben des Therapiefortschrittes sind zumeist tiefgreifende Ängste der Patienten. Ist es ihnen mittlerweile gelungen, die gravierenden dysfunktionalen Verhaltensweisen mithilfe von Stresstoleranzfertigkeiten einzudämmen oder gar einzustellen, bedeutet dies noch lange nicht, dass sie sich mit ihren Emotionen und deren Ursachen in ausreichender Art und Weise auseinandersetzen. Da jeder Spannungszustand immer auch eine emotionale Ursache hat, müssen sich die Patienten ihren Emotionen stellen. Viele Borderline-Patienten erleben ihre Emotionen jedoch als höchst bedrohlich, sind geradezu emotionsphobisch (vgl. auch Kap. 4.4.1). Dies trifft ganz besonders auch für „positive" Emotionen wie Freude oder Liebe zu (Santangelo et al., 2014). Die konsequente Fortführung der Therapie über die Regulation von Anspannungszuständen hinaus ist für die meisten Patienten daher sehr anstrengend und fühlt sich geradezu existenziell bedrohlich an. Dies gilt ganz besonders für traumatisierte Patienten.

Merke:

Das größte Problem für Borderline-Patienten sind nicht die hohen Spannungszustände, sondern die Angst vor den eigenen Emotionen.

Es ist nun Aufgabe des Einzeltherapeuten und des Konsultationsteams, die Patientin über diese Schwelle hinweg zu führen. Hier greift insbesondere die sechste der acht DBT-Grundannahmen (vgl. Kap. 3.1): Sei die Not, das Leiden der Patientin noch so groß, es ist nicht die Aufgabe des Therapeuten, sie davon zu befreien, sondern sie beständig mitfühlend dazu zu motivieren, den nächsten notwendigen Schritt zu machen, um ihren zuvor definierten Zielen näherzukommen. Häufig bedeutet dieser Schritt für die Patientin, die Verantwortung für die eigene Person mit aller Konsequenz zu übernehmen. Das ist für die Patientin schwer, sehr schwer sogar. Haben die Patienten in ihren Biografien doch häufig erfahren, dass im entscheidenden Augenblick niemand für sie da war, sie allein gelassen, im Stich gelassen wurden. Somit ist die Hoffnung der Patienten, dass wir Therapeuten ihnen uneingeschränkt zur Seite stehen, sehr nachvollziehbar. Gleichzeitig können wir als Therapeuten das Vergangene nicht wieder gut machen; oder anders formuliert: Wir können unsere Patienten nicht retten, wir können allenfalls helfen. Die zugrunde liegende Dialektik ist demnach: Wir sind für den Patienten da, aber nur so lange, wie unser Hilfsangebot fruchtbar sein kann.

Merke:

Übergeben Sie immer wieder die Verantwortung für die konsequente Anwendung der notwendigen Fertigkeiten an den Patienten. Wir können den Patienten helfen, wir können ihn aber nicht retten.

Es kann schwierig sein, den Moment, in dem sich der Behandler und zusammen mit ihm das Team zunehmend zurückziehen sollten, ausfindig zu machen. Ein klares Indiz ist das Aufkommen von Ärger und Hilflosigkeit auf Seiten des Therapeuten und des Teams. Sind am Anfang Therapeut und Team noch nach vorne gelehnt, mit aufbauenden Anfeuerungen beschäftigt, ziehen sie sich an dieser Stelle zunehmend zurück – und zwar um so mehr, desto weniger die Patientin Eigeneinitiative zeigt. Der Rückzug sollte jedoch niemals eine ärgerliche und frustrierte Reaktion des Behandlerteams darstellen, sondern sollte vielmehr respektvoll den Raum für die eigene Entscheidung, für den Prozess der letztendlichen Übernahme der Eigenverantwortung seitens der Patientin eröffnen. Denn nur dort, wo Raum ist, kann sich das Gegenüber ausbreiten. Es ist hierbei Aufgabe des Konsultationsteams, die Möglichkeiten der Patientin mit dem Schweregrad der Anforderungen abzugleichen.

Merke:

Nehmen Sie Ihre Grenzen und die des Teams sehr ernst. Achten Sie insbesondere auf unangenehme Gefühle bei Ihnen oder den Teammitgliedern, die im Rahmen der Behandlung des Patienten auftreten.

Zeigt sich, dass es trotz aller eingesetzten therapeutischen Strategien zu keinen weiteren Therapiefortschritten kommt, muss die Wirksamkeit der Therapie hinterfragt, gegebenenfalls einige Zeit pausiert und in letzter Konsequenz die Therapie sogar beendet werden. Entscheidenden Einfluss hat bei diesem Prozess die Grundannahme 7: Schafft es die Patientin nicht, trotz aller therapeutischer DBT-Strategien, die wir zum Einsatz bringen, die entscheidenden Schritte vorzunehmen, dann ist dies niemals die Schuld der Patientin (z. B.: „Sie ist nicht ausreichend motiviert."); stattdessen ist es immer ein Versagen des Therapieverfahrens, der DBT, die nicht für jeden Patienten die notwendigen therapeutischen Strategien parat hält. Der zunehmende Rückzug des Behandlerteams kann aber auch bewirken, dass die Angst der Patientin, die Behandlung und damit die Beziehung zum Therapeuten aufgeben zu müssen, größer wird als die Angst vor den eigenen Emotionen. Dies kann dazu führen, dass sich die Patientin noch mehr anstrengt, als sie dies ohnehin schon die ganze Zeit getan hat (Grundannahme 3; vgl. auch Metapher „Schiff" in Kap. 3.1).

Wichtig ist hier ein feinfühlig abgestimmtes Kontingenzmanagement. Nachfolgend finden sich die einzelnen, aufeinander aufbauenden Schritte, die umgesetzt werden können. Einzelne Schritte können je nach Erfordernis auch übersprungen werden. Die Entscheidung über den jeweils nächsten Schritt trifft das Konsultationsteam.

Vorgehen bei stagnierenden Therapiefortschritten

1. Der Therapeut spricht gegenüber der Patientin seine sowie die Wahrnehmung des Teams an, nämlich, dass die Therapie zunehmend stagniert, weitere Therapiefortschritte ausbleiben.
2. Der Therapeut macht der Patientin deutlich, dass das Team angesichts der ausbleibenden Therapiefortschritte anfängt, ärgerlich und frustriert zu sein.
3. Der Therapeut verdeutlicht der Patientin, dass er selbst anfängt, ärgerlich und frustriert zu sein.
4. Der Therapeut macht der Patientin begreiflich, dass das Team sich angesichts der ausbleibenden Therapiefortschritte zunehmend ratlos und hilflos fühlt.
5. Der Therapeut klärt die Patientin darüber auf, dass er sich selbst zunehmend ratlos und hilflos fühlt.
6. Der Therapeut macht der Patientin deutlich, dass die Gefahr besteht, dass die Therapie bei einem weiteren Ausbleiben des Therapieerfolgs sich als wirkungslos, als die falsche Wahl herausstellen könnte.
7. Der Therapeut verdeutlicht der Patientin, dass die Therapie bei einem weiteren Ausbleiben des Therapieerfolgs eine Zeit lang ausgesetzt werden muss. Ziel der Therapiepause wäre, dass die Patientin ausreichend Raum und Zeit erhält, um sich für oder gegen eine Fortführung der Therapie zu entscheiden.
8. Der Therapeut vereinbart mit der Patientin eine Therapiepause. Die Pause sollte minimal zwei Wochen, maximal drei Monate betragen. Es hat sich bewährt, dass noch vor der Therapiepause ein neuer Termin vereinbart wird. Kontakte während der Therapiepause, z. B. das Schreiben von E-Mails, können ermöglicht werden, sollten aber immer mit dem Konsultationsteam vorher abgestimmt werden. Es ist möglich, sollte eine erste, kürzere Therapiepause ohne Erfolg bleiben, eine längere Therapiepause nachfolgen zu lassen.
9. Die Patientin wird in das Konsultationsteam eingeladen. Dort wird ihr die Sorge um die weitere Fortführung der Therapie mitgeteilt und wie sehr das Team daran interessiert ist, dass die Patientin nunmehr eine grundlegende Entscheidung trifft. Wichtig ist, dass das Team der Patientin immer wieder mitteilt, wie gerne es mit der Patientin weiterarbeiten möchte. Diese Vorstellung im Konsultationsteam kann bereits vor der ersten Therapiepause angebracht sein, sollte aber unbedingt spätestens vor einem möglichen Therapieende stattfinden.
10. Der Therapeut macht deutlich, dass in einem nächsten Schritt die Therapie beendet werden müsste.

Fallbeispiel: Lara S. (Forts.)

Frau S. gelang es, sich innerhalb des ersten Behandlungsjahres zunehmend von SVV sowie unkontrollierter Einnahme von Lorazepam zu distanzieren. Beide Verhaltensweisen traten zuletzt nur noch einmal im Quartal auf. Die Patientin ernährt sich weitgehend normal, nimmt ausreichend Flüssigkeit zu sich; auch wenn es – sehr zum Verdruss der Patientin – dadurch zu einer leichten Gewichtszunahme gekommen ist. Sie besucht regelmäßig die Fertigkeitengruppe, verfügt über einen Notfallkoffer und eine funktionierende Skills-Kette. Keine wesentliche Änderung hat sich im Umgang mit Beziehungskrisen ergeben; auch die Arbeitssituation ist unverändert, wenngleich die Möglichkeit einer beruflichen Rehabilitation vom Arbeitsamt bereits angesprochen wurde. Das Gefühl von Einsamkeit ist nach wie vor ausgeprägt. Dysfunktionale Grundannahmen wie „Ich bin wertlos" oder „Ich habe es nicht verdient, dass es mir besser geht" sind nach wie vor für ihr emotionales Befinden bestimmend. Eine traumaspezifische Behandlung ist noch nicht erfolgt. Die Patientin erscheint regelmäßig zu den Sitzungen, wirkt nach wie vor sehr therapiemotiviert. Noch nicht erreichte Therapieziele sind die Wahrnehmung, Identifikation von und der funktionale Umgang mit Emotionen, das Wahrnehmen und Äußern zwischenmenschlicher Bedürfnisse sowie eine Rückführung auf den primären Arbeitsmarkt. Ein ausreichendes Commitment für die Traumabehandlung ist noch nicht vorhanden.

Angesichts der zunehmenden Stagnation im therapeutischen Fortkommen treten auf Seiten des Therapeuten wie des Konsultationsteams zunehmend Ärger und Hilflosigkeit auf. Auch wenn der Therapeut die Patientin bereits mehrfach darauf hinwies, dass sie sich ihren Gefühlen stellen müsse, vermeidet die Patientin dies bislang erfolgreich. Im Konsultationsteam wird daraufhin beschlossen, dass der Therapeut mit der Patientin eine mögliche Therapiepause besprechen soll. Ziel einer solchen Therapiepause sollte sein, dass die Patientin sich für oder gegen eine Arbeit mit ihren Emotionen und damit für oder gegen eine Fortführung der Therapie entscheidet.

In der nachfolgenden Therapiestunde bringt der Therapeut sein Anliegen bei der Erstellung der Agenda ein. Da kein in der Behandlungshierarchie höherrangiges Verhalten vorliegt, wird dieses Anliegen an erster Stelle besprochen.

Th.: Wie bereits erwähnt, haben wir im Konsultationsteam darüber gesprochen, dass wir als Behandlungsteam zunehmend frustriert sind und uns auch hilflos fühlen. [R4, M5] Sie sind zwar mittlerweile sehr kompetent im Einsatz von Stresstoleranzfertigkeiten und können damit die schweren dysfunktionalen Verhaltensweisen, die Sie anfangs noch häufig gezeigt haben, unterbinden. [M1] Und auch auf die Gefahr, mich zu wiederholen: Ich bewundere Sie für Ihre Hartnäckigkeit. [M1, V7] Allerdings haben alle Strategien, die wir besprochen haben, wie Sie mit Ihren zugrunde liegenden Gefühlen besser umgehen können, bislang zu keinem Erfolg geführt. [I2, M3, D1] Und da das für die Therapie sehr schlecht ist, wenn wir uns frustriert und gar hilflos fühlen, müssen wir uns dringend darüber unterhalten. [C1]

(Pause)

Oder lieber nicht? [L8.5]

P.: Von mir aus nicht.

Th.: Sie haben keine Lust drauf, oder? [V3] Gefühle sind ohnehin so ein unangenehmes Thema, oder? [V3]

P.: Eben.

Th.: Wir waren ja schon häufiger an diesem Punkt. Und wie ich Ihnen ja schon häufiger mitgeteilt habe, hat die Therapie keine Chance, wenn Sie sich Ihren Gefühlen nicht wirklich stellen. [L2]

P.: Die sind aber so unangenehm. Ich kann häufig auch nicht verstehen, woher die kommen. Ich fühl mich ja sowieso immer nur scheiße. Das ist immer nur dasselbe.

Th.: Ja, das hatten wir schon. [M5]

(Therapeut lehnt sich nach hinten.) [D1]

Th.: Also lieber weiter die Gefühle vermeiden? [L8.2, L8.5]

P.: Ich weiß nicht.

(Therapeut lehnt sich wieder nach vorne.) [D1]

Th.: Wissen Sie, ich merke, dass es so echt keinen Sinn hat, weiterzuarbeiten. [I1] Ich arbeite einerseits total gerne mit Ihnen; [R3] aber wenn das Ganze nur dazu führt, dass Sie weiterhin um Ihre tatsächlichen Gefühle einen großen Bogen machen, können wir die Therapie eigentlich auch sein lassen. [C1, M3] Denn die Fertigkeiten zur Regulation von hohen Spannungszuständen haben Sie mittlerweile drauf. [M4]

(Pause)

Oder was meinen Sie? [V1, L8.5]

(Therapeut lehnt sich wieder nach hinten.) [D1]

P.: Aber ich mach doch schon alles, was ich kann.

Th.: Das glaube ich Ihnen. [V1] Aber ich bin überzeugt, dass Sie noch mehr können. [V7] Und, dass Sie sogar noch mehr machen müssen, wenn Sie Ihre Ziele tatsächlich erreichen wollen. [L2]

P.: Aber was soll ich denn noch machen?

Th.: Sich mit Ihren Gefühlen auseinandersetzen. [L4]

P.: Das mach ich doch schon. Es bringt nur nichts. Stattdessen geht es mir noch schlechter.

Th.: Ja. Am Anfang ist das sehr unangenehm. [V3] Sie vermeiden Ihre Gefühle ja nicht ohne Grund. [V5]

P.: Also, warum soll ich das dann machen?

Th.: Gute Frage! [M1] Haben Sie eine Idee? [L3]
P.: Nee.
(Pause; Therapeut lehnt sich wieder nach vorne.) [D1]
Th.: Frau S., auch an dem Punkt waren wir schon häufiger, oder? [M5]
(Pause)
Und ich habe Ihnen auch schon häufiger erzählt, dass es zwar am Anfang sehr unangenehm ist, langfristig dafür aber leichter wird. D. h. nicht, dass Sie dann nur noch angenehme Gefühle haben werden. Aber Sie werden lernen, Ihre Gefühle besser zu kontrollieren. [L2]
P.: Und wie soll ich das mit den Gefühlen bitte genau machen?
Th.: Wissen Sie, ich bin davon überzeugt, dass, wenn Sie sich dafür entscheiden, sich wirklich Ihren Gefühlen auseinanderzusetzen, Sie dann genau wissen werden, was Sie mit Ihren Gefühlen machen sollen. [V7, L3] Die Fertigkeiten haben Sie alle schon vermittelt bekommen. Sie wenden Sie nur noch nicht ausreichend an. [L5, I2]
(Therapeut lehnt sich wieder nach hinten.) [D1]
P.: Aber wenn ich mit meinem Freund zusammen bin, dann kommen die immer so schnell, dass ich gar nichts mehr machen kann. Ich nehme die dann auch nicht wahr. Ich mach' doch sowieso immer nur alles falsch. Das hat doch alles keinen Sinn.
Th.: Lieber an den ganzen alten dysfunktionalen Sätzen festhalten? [L8.2] Das kennen Sie, gell?! [V4]
P.: Ja. Es ist ja auch genau so!
Th.: Frau S., das ist der alte Weg. [L5] Und Sie wissen auch, dass, wenn die Gefühle nur stark genug sind, sie Ihnen vorgaukeln, dass das die Realität ist. [L4] Und da es sich bei Ihren Grundannahmen um sehr alte Grundannahmen handelt und die dadurch ausgelösten Gefühle entsprechend sehr stark sind, haben Sie eben den Eindruck, dass das die Realität ist. [V4]
(Pause)
Wollen Sie daran festhalten, oder wollen Sie was Neues kennenlernen? [L8.5]
P.: Hm …
Th.: Wie hm …? [I3]
(Pause)
Alt oder neu? [L8.5, M5]
P.: Eigentlich neu …
Th.: Eigentlich? [I3]
P.: Ja, ich weiß …
Th.: Es gibt so zwei Seiten in Ihnen, oder? Die eine will was Neues und die andere hat sehr viel Angst und hält an dem Alten fest. Oder? [D4]
P.: Ja, so ist.
Th.: Oh ja. [V6] Das ist eine richtig blöde Situation! [V3] Wie Sie es auch machen, es erzeugt nur neue Spannung. [C1]
P.: Ja, so fühlt sich das an.
Th.: Wissen Sie, das tut mir total leid, dass Sie sich jetzt in dieser Situation befinden. [R3] Auch wenn diese Situation leider ein Bestandteil der Therapie ist. [L2]
P.: Was soll ich denn jetzt machen?
Th.: Frau S., ich kann Ihnen da leider nicht wirklich weiter helfen. [M5] Die Entscheidung können nur Sie treffen. [L2, L8.5] Was ich allerdings weiß, ist, dass es Zeit wird, dass Sie sich entscheiden. [R5, L8.6]
(Pause)
Ich schlage daher vor, dass wir bis zu unserem Termin nächste Woche eine Art Therapiepause vereinbaren und Sie sich das noch einmal genau überlegen. [D1] Sollten Sie sich nicht entscheiden können, dann würde ich vorschlagen, dass wir die Therapie unterbrechen, bis Sie zu einer Entscheidung kommen. [C1, M3] Und sollten Sie sich gegen eine Veränderung entscheiden, so würde ich das zwar sehr bedauern – Sie wissen, dass ich Sie sehr schätze und gerne mit Ihnen zusammen arbeite [R3] –, aber ich werde das respektieren. [R4] Es ist Ihre Entscheidung! [L8.5]

Am Ende der Therapiestunde verließ die Patientin die Praxis, indem sie die Tür geräuschvoll zuschlug. Noch am selben Tag meldete sie sich per SMS und fragte nach, ob das Non-Suizid-Commitment auch während der Therapiepause gilt. Um die dysfunktionale Kontaktaufnahme nicht zu verstärken, reagierte der Therapeut nicht auf diese SMS. Am Abend desselben Tages schrieb die Patientin eine zweite SMS, in welcher sie sich für die erste SMS entschuldigte. Auf diese SMS reagierte der Therapeut, indem er sich kurz für die zweite SMS bedankte.

4.4 Sitzung 41 bis 60 (zweites Behandlungsjahr)

Dos und Don'ts

Dos:
- Fokussieren Sie mit zunehmender Therapiedauer immer mehr die Emotionen und Bedürfnisse des Patienten.
- Validieren Sie den Patienten in seiner Angst, sich seinen Emotionen aussetzen zu müssen; zeigen Sie Mitgefühl.
- Übergeben Sie die Durchführung der konkreten Problemlösung zunehmend in die Eigenverantwortung des Patienten.
- Treten schwere dysfunktionale Verhaltensweisen einmalig auf, validieren Sie vor allem die Not des Patienten.
- Treten schwere dysfunktionale Verhaltensweisen mehrmalig auf, sollte der Patient darin unterstützt werden, diese möglichst rasch wieder einzustellen.
- Beginnen Sie im letzten Therapiedrittel mit der Auflösung der therapeutischen Beziehung.

Don'ts:
- Geraten Sie nicht in Panik, wenn gelegentlich noch einmal schweres dysfunktionales Verhalten auftritt.
- Vermeiden Sie die Bearbeitung emotional hoch belastender Themen in den letzten Therapiestunden.

Stellen die Therapiestunden zwischen der 21. und 40. Therapiestunde die Übergangsphase zwischen Phase I und Phase II der Therapie dar, beginnt um die 41. Therapiestunde herum häufig Phase II der DBT. Zeitlich gesehen, liegt die 40. Therapiestunde zwischen dem 12. und 18. Monat der Therapie und die 60. Therapiestunde zwischen dem 18. und 24. Monat. Schweres dysfunktionales Verhalten sollte mittlerweile nur noch in extremen Ausnahmefällen auftreten, alternative Fertigkeiten sollten weitestgehend automatisiert sein. Das Ende des Besuchs der Fertigkeitengruppe steht häufig kurz bevor. Die Vorbereitung und gegebenenfalls auch Bearbeitung von weiteren relevanten Aspekten des Lebens, allen voran berufliche und soziale Themen sowie auch die Funktionalität und Auswirkungen von komorbiden Störungen, sollten deutlich vorangetrieben sein. Weitergehendes dysfunktionales Verhalten, wie z. B. Ess-Brech-Anfälle, Substanzmissbrauch, Promiskuität, unkontrolliertes Geldausgeben oder Hochrisikoverhalten, welches eine weitergehende Auseinandersetzung mit den zugrunde liegenden Emotionen bislang verhindert hat, befinden sich mittlerweile unter Kontrolle. Da allerdings alte dysfunktionale Verhaltensweisen zeitlich noch nicht lange zurückliegen und meistens als Verhaltensmöglichkeit noch sehr präsent sind (und auch gelegentlich noch vorkommen), ist es häufig hilfreich, das Wochenprotokoll weiterhin führen zu lassen und als Strukturierungshilfe für die Therapiestunde zu nutzen. Sind die Prozesse allerdings schon deutlich fortgeschritten, kann auf das Wochenprotokoll nunmehr verzichtet werden. Entsprechend ist eine Hierarchisierung der Problembereiche nicht mehr vonnöten; die subjektive Belastungseinschätzung ist für die Erstellung der Agenda ausreichend.

Im Zentrum der zweiten Therapiephase steht die konkrete Arbeit an den Emotionen der Patientin. Sind die oben beschriebenen Voraussetzungen erfüllt, startet Phase II offiziell mit dem klaren Commitment der Patientin, mit der intensivierten Arbeit an den Emotionen zu beginnen. Dies kann auch gleichbedeutend mit dem Beginn der Traumaarbeit sein. Denn was ist Traumaarbeit anderes als Emotionsarbeit? Dies bedeutet allerdings nicht, dass die Emotionen der Patientin bislang außer Acht gelassen wurden. Ganz im Gegenteil: Emotionen sind immer Thema innerhalb der DBT. Im Unterschied zum bisherigen Vorgehen werden die Emotionen der Patientin allerdings nunmehr in das Behandlungszentrum gerückt.

Information:

Ziel der Therapiesitzungen 41 bis 60 ist die Akzeptanz und die Integration von bislang vermiedenen Emotionen (Phase II).

Da Emotionen die Grundlage einer jeden Identität darstellen, beginnt in dieser Phase der Therapie häufig die Loslösung von der „Borderline-Identität“ (vgl. auch Kap. 4.3). Es rückt zunehmend die Frage in den Vordergrund: „Wer bin ich jenseits von Borderline?“ Die Antwort findet die Patientin bei ihren (primären) Emotionen (vgl. Kap. 4.4.1). Damit stellt die Emotionsarbeit gleichzeitig auch immer eine Suche nach sich selbst dar. Für den Therapeuten beginnt mit dieser Phase der Therapie häufig eine sehr spannende und aufregende Zeit: Denn auch er ist natürlich interessiert, welche Person tatsächlich hinter seiner Borderline-Patientin steckt. Eine Patientin hat entsprechend einmal gesagt: „Ich bin so viel mehr als nur Borderline. Und ich würde mir wünschen, dass andere das sehen könnten."

Es kommt nicht selten vor, dass im Rahmen der Auseinandersetzungen mit belastenden und bislang vermiedenen Emotionen alte dysfunktionale Verhaltensmuster erneut auftreten. Dem sollte mit Gelassenheit und Souveränität begegnet werden. Ist dies einmalig der Fall, reicht eine kurze informelle Verhaltensanalyse; die Validierung der Not der Patientin steht im Vordergrund. Alternative Verhaltensweisen sollten kurz aktualisiert werden. Dies kann auch ein guter Zeitpunkt sein, ein zusätzliches Therapiegespräch stattfinden zu lassen oder die telefonische Erreichbarkeit vorübergehend auszuweiten. Sollte altes dysfunktionales Verhalten jedoch wieder vermehrt auftreten, ist es wichtig, dieses mit aller Deutlichkeit zu unterbinden. Die Gefahr ist ansonsten groß, dass sich alte Verhaltensweisen wieder automatisieren. Hier kann es sogar sinnvoll sein, erneut das Wochenprotokoll zum Einsatz zu bringen; auch ausführliche Verhaltens- und Lösungsanalysen können wieder genutzt werden. In jedem Fall bedarf es einem erneuten Commitment, altes dysfunktionales Verhalten wieder einzustellen, um sich den belastenden Emotionen zuzuwenden. Um krisenhaftes Verhalten nicht zu verstärken, kann es gegebenenfalls auch indiziert sein, anstatt die Kontakte häufiger werden zu lassen, diese eher zu reduzieren. In jedem Fall sollte das genaue Vorgehen mit dem Konsultationsteam abgesprochen sein.

Gerade wenn die Bearbeitung traumatischer Prozesse Bestandteil der Therapie ist, kann Phase II auch deutlich länger andauern. Dies ist besonders dann der Fall, wenn schwere dysfunktionale Verhaltensweisen wieder verstärkt auftreten. Sollten längere Therapiepausen nötig sein, kann es insgesamt auch zu Verzögerungen kommen.

Generell sollten Veränderungsprozesse zunehmend unabhängig von der therapeutischen Beziehung stattfinden, d.h. es sollte noch mehr in die Eigenverantwortung der Patientin übergeben werden. Zu Beginn der Therapie koppelt der Therapeut beispielsweise das Aufgeben des SVV noch an seine Person:

„Wenn Sie es nicht für sich aufgeben wollen, dann machen Sie es bitte für mich."

In einem fortgeschritteneren Therapiezeitpunkt sollten Veränderungen zunehmend intrinsisch motiviert stattfinden:

„Ich denke, dass sollten Sie nun unabhängig von mir entscheiden, ob Sie sich nochmals verletzen wollen oder nicht. Leider ist es ja ohnehin so, dass ich Ihnen nur noch maximal 20 Stunden zur Verfügung stehen kann."

Damit wird auch der Prozess der Ablösung vom Therapeuten vorangetrieben (vgl. auch Kap. 4.5.1).

Information:

In der DBT sollte generell ein Drittel der Therapiezeit dem Einleiten und der Umsetzung des Therapieendes eingeräumt werden.

Nachfolgend findet sich eine detaillierte Beschreibung der Emotionsarbeit im Rahmen des DBT.

4.4.1 Die Arbeit mit den Emotionen des Patienten

Dos und Don'ts

Dos:
- Achten Sie sehr genau auf die Gestik und Mimik des Patienten. Häufig „verstecken" sich die (primären) Emotionen und können nur an Kleinigkeiten erkannt werden.
- Bieten Sie viel Raum, lehnen Sie sich nach hinten.
- Nehmen Sie Tempo raus.
- Validieren Sie, wann immer möglich. Suchen Sie aktiv nach validen Aspekten.
- Fokussieren und validieren Sie die primäre Emotion.
- Fühlen Sie sich in die Situation und die Gefühle des Patienten ein (Empathie).
- Zeigen Sie Mitgefühl mit Ihrem Patienten, vor allem, wenn die Not und das Leiden besonders groß sind.

Don'ts:
- Drängen Sie nicht zu früh auf eine Veränderung der Emotionen.
- Validieren Sie nicht Invalides (z.B. den Selbsthass).
- Invalidieren Sie niemals primäre Emotionen.
- Achten Sie darauf, sich nicht zu sehr von den Gefühlen des Patienten anstecken zu lassen („Falling in the pool").

Die DBT ist im Grunde ihres Herzens eine emotionsfokussierte Therapie. Dieser Grundsatz beantwortet auch die häufig gestellte Frage, was innerhalb der DBT jenseits der Bearbeitung von schwerem dysfunktionalen Verhalten im Rahmen der dynamischen Behandlungshierarchie Therapiethema ist: Wann immer eine Emotion sichtbar oder spürbar wird, sollte diese angesprochen und der Umgang mit derselben besprochen werden (vgl. Kap. 3.5.1). Da, wie in Kapitel 4.3.1 ausgeführt, viele Borderline-Patienten sehr emotionsphobisch sind, entspricht die Arbeit mit den Emotionen zumeist einer Expositionstherapie – oder anderes formuliert: Die Arbeit mit den Emotionen entspricht auch immer einer Exposition mit sich selbst.

Metapher: Wasserball

Vielleicht erinnern Sie sich, wie Sie als Kind mit einem aufblasbaren Wasserball im Wasser gespielt haben. Und sicherlich haben Sie auch häufiger ausprobiert, den Wasserball unter Wasser zu drücken. Aber egal wie tief Sie versucht haben, den Ball unter Wasser zu drücken, sobald Sie Ihre Hände vom Ball genommen haben, schoss der Ball wieder an die Wasseroberfläche. Nicht selten landete er dabei mitten im erschrockenen Gesicht. Zu Ihrem Erstaunen stellten Sie sogar fest: Umso tiefer Sie den Ball nach unten drückten, desto kräftiger schoss er wieder aus dem Wasser heraus. Gleichzeitig mussten Sie immer mehr Kraft aufwenden, umso tiefer Sie den Ball nach unten drücken wollten. Auch wenn Sie sich unter Wasser auf den Ball gesetzt haben – er bahnte ich immer wieder seinen Weg nach oben.

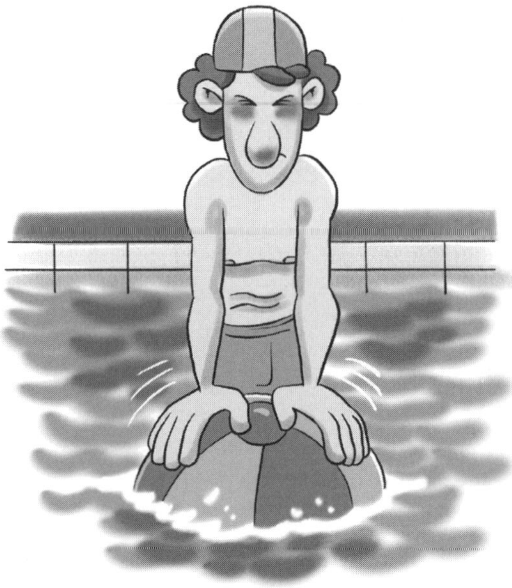

© Klaus Gehrmann

Genauso verhält es sich mit den Emotionen: Das ständige Wegdrücken von Emotionen verbraucht viel Kraft; und egal, was Sie sich einfallen lassen, die Emotionen drängen immer wieder nach oben. Leider zumeist zu den unpassendsten Momenten.

Die Vermittlung von Fertigkeiten zur Verbesserung der Emotionswahrnehmung, -identifkation und -regulation ist wesentlicher Bestandteil der ersten Therapiephase; die Fertigkeitenvermittlung findet im Anschluss an die Regulation aversiver Spannungszuständen statt. Hat die emotionale Erregung durch den Einsatz von Stresstoleranzfertigkeiten ein Niveau erreicht, auf dem die Patientin wieder handlungsfähig ist, geht es darum, sich den Ursachen der aufgetretenen Spannungszustände zuzuwenden. Häufig geht es um zwischenmenschliche Probleme, es kann sich aber auch um Rückerinnerungen handeln oder um aktuelle Gedanken über sich oder die Welt. Um welche Ursache es sich auch immer handelt: Emotionen spielen immer eine wesentliche Rolle. Dieser Logik ist auch der Aufbau von Skills-Ketten geschuldet (vgl. Kap. 4.2., Sitzung 9ff.). Lernt die Patientin keinen funktionalen Umgang mit den Emotionen, wird es langfristig zu keiner Veränderung in ihrer Lebensqualität kommen. Die Vermittlung sowie das Üben von basalen Emotionsregulationsstrategien in der ersten Therapiephase stellen damit die Grundlage für die zweite Therapiephase dar. Alle hierzu benötigten Fertigkeiten werden im Fertigkeitentraining gelernt (vgl. Bohus & Wolf, 2013). Die zweite Therapiephase setzt die geübte Anwendung der erlernten Emotionsregulationsstrategien voraus. Ziel der zweiten Therapiephase ist die Akzeptanz sowie Veränderung von schwerem emotionalen Leid. Oder anders formuliert: Ziel der zweiten Therapiephase ist die Überführung emotionalen Leidens in emotionalen Schmerz durch wohlwollende und mitfühlende Akzeptanz. Es geht demnach nicht darum, ein schmerzhaftes Gefühl wegzumachen, sondern darum, funktional damit umzugehen. Die vertiefte Auseinandersetzung mit den Folgen der PTBS ist daher häufig Fokus der zweiten Therapiephase.

Information:

Der „Zustand des Überlebens", den viele Patienten beklagen, wird erst durch das Erlernen eines adäquaten Umgangs mit den eigenen

Emotionen zu einen „Zustand des Lebens“. Aus diesem Grund wird über die Dauer der Therapie die Arbeit mit den Emotionen des Patienten immer umfangreicher und intensiver.

Die Arbeit an den Emotionen findet in der DBT zu drei Anlässen statt:

- *Wahrnehmen und Markieren.* Immer, wenn in der Therapiestunde eine therapierelevante Emotion sichtbar oder spürbar ist, wird diese angesprochen und damit markiert. Das Ausmaß, in welchem die Emotion anschließend thematisiert wird, wie auch der Fokus, der in der Besprechung gesetzt wird, ist abhängig von der Phase, in welcher sich die Therapie befindet. Beispielsweise wird zu Beginn der Therapie eher Wert auf eine korrekte Beschreibung und Zuordnung (z. B. Woran erkenne ich die Emotion? Um welche Emotion handelt es sich? Was ist die Funktion der Emotion? Handelt es sich um eine primäre oder sekundäre Emotion – vgl. hierzu den folgenden Kasten mit Basisinformationen für den Therapeuten) der Emotionen gelegt, später auf das Identifizieren der Ursachen, noch später auf das teilnehmende Erleben und Aushaltenkönnen einer Emotion.
- *Beschreiben (erste Therapiephase).* Je mehr die Patientin in der Lage ist, unkontrollierbare Zustände durch Stresstoleranzfertigkeiten zu regulieren, desto mehr rückt die Arbeit mit den Emotionen der Patientin in den Vordergrund. Das bedeutet: Liegt kein schweres Problemverhalten entsprechend der zuvor erstellten Behandlungshierarchie vor, wird ein wesentlicher Teil der zur Verfügung stehenden Zeit zur Emotionswahrnehmung und -beschreibung genutzt. Wann immer möglich, wird das Erleben der funktionalen, primären Emotion ermöglicht.
- *Teilnehmen (zweite Therapiephase).* Der Fokus der zweiten Therapiephase ist explizit die Arbeit mit den Emotionen der Patientin. Ziel ist die Entwicklung einer annehmenden und mitfühlenden Haltung gegenüber den eigenen vergangenen und aktuellen primären Emotionen und damit die Integration (bislang) nicht zugelassener Emotionen durch deren wohlwollende Aktivierung. Die fortwährende Blockierung sekundärer Emotionen bei gleichzeitiger Konfrontation mit den primären Emotionen erfüllt die Kriterien einer formalen Exposition: Psychoedukation, Einholen eines Commitments zur Exposition, Blockierung von Vermeidungsverhalten, Durchführen der Exposition mit der Ziel der Habituation.

Diese Einteilung entspricht im Wesentlichen dem von Leslie Greenberg (2002; vgl. auch Lammers, 2007) vorgeschlagenen zweistufigen Prozess emotionsfokussierter Therapie: Die erste klärungsorientierte Stufe hat zum Ziel, bei den eigenen Emotionen anzukommen und diese zu akzeptieren. Die Patientin wird fortwährend ermutigt, die Emotionen achtsam wahrzunehmen, zu beschreiben und zuzulassen. Der Unterschied zwischen und Nutzen von primären und sekundären Emotionen wird herausgearbeitet. In der zweiten, bewältigungsorientierten Stufe steht die Emotionsexposition im Zentrum der Arbeit. Primäre Emotionen sollen darüber ihren Ausdruck finden, sekundäre Emotionen abgebaut werden.

Übergeordnetes Ziel in der DBT ist damit die Integration der primären Emotionen durch Akzeptanz, sowohl der angenehmen als auch der unangenehmen Emotionen. Über diese Integration ergibt sich eine dialektische Ausgewogenheit, weg von Falsch und Richtig, hin zu dem, was in einem bestimmten Moment ist.

Basisinformationen für den Therapeuten

- Eine Emotion meint komplexe Reaktionsmuster auf interne und externe Reize. Emotionen haben das Ziel, den Menschen zu bestimmten Handlungen zu motivieren (z. B. bei Angst zum Weglaufen; bei Wut zum Angreifen; bei Scham zur Verhinderung von Verhalten, welches zu einer möglichen Ausgrenzung führt; bei Schuld zum Entschuldigen/zur Wiedergutmachung; etc.).
- Eine Emotion besteht aus einem Netzwerk an unterschiedlichen Parametern: Gedanke, Körperreaktion, Ausdruck (Gestik/Mimik), Handlungsimpuls, Wahrnehmung, Gefühl. Gefühle sind Bestandteile von Emotionen und beschreiben das subjektive Erleben einer Emotion (Wut, Freude, Liebe, etc.).
- Stimmungen sind längerfristig andauernde, unspezifische Hintergrundemotionen, die ihren Bezug zum Auslöser verloren haben. Stimmungen haben auf die Intensität und auch auf die Ausgestaltung von Emotionen einen Einfluss (z. B. werde ich auf einer Äußerung meiner Partnerin anders reagieren, wenn ich generell schlecht gelaunt bin).
- Es gibt primäre und sekundäre Emotionen. Beispielsweise kann die primäre emotionale Reaktion auf die ungerechte Behandlung des Vaters Wut sein; diese durfte jedoch nie zugelassen werden, wurde immer bestraft, mit

der Vorhaltung, dass der Vater zu respektieren sei und immer Recht hat. Daraufhin entwickelte die Patientin Schuldgefühle als Reaktion auf ihre Wut. Langfristig wird sie die Wut nicht mehr wahrnehmen, stattdessen nur noch die Schuldgefühle. Greift der Therapeut nun ausschließlich die Schuldgefühle der Patientin auf, wird es zu keiner wirklichen emotionalen Erleichterung, zu keiner tatsächlichen Veränderung kommen. Die Wut mit all ihrer Energie bleibt in sich verschlossen. Wichtig für die therapeutische Arbeit ist daher, die Wut und das Gefühl der Ungerechtigkeit herauszuarbeiten und zu validieren, gleichzeitig die sekundären Emotionen zu blockieren und zu verändern. Dieser Prozess kann durchaus viel Zeit benötigen, je nachdem, wie „verboten“ das Gefühl von Wut ist. Wichtig bleibt jedoch das Ziel, die primäre Emotion in den Fokus der Arbeit zu stellen. Ein wichtiges Mittel, das Vorhandensein primärer Emotionen zu identifizieren, ist eine sehr sensible und genaue Beobachtungsgabe des Therapeuten. Gerade die primären Emotionen verstecken sich häufig, z. B. hinter Selbsthass, Scham und Schuld. Wenn der Therapeut jedoch ganz genau beobachtet, erkennt man die primäre Emotion, z. B. an einer Träne, an einer Unstimmigkeit in der Mimik, an einem kurzen Zucken des Auges, an einer nicht zur vorgetragenen Geschichte passenden Körperhaltung. Sekundäre Emotionen können zusätzlich daran erkannt werden, dass es trotz der Arbeit an dieser Emotion – z. B. an der Emotion Schuld – zu keiner Veränderung kommt, diese stattdessen immer wieder auftaucht und Thema bleibt.

Die folgenden Basisinformationen über Emotionen sollten den Patienten vermittelt werden:

- Emotionen haben bestimmte Funktionen: Emotionen motivieren uns zu bestimmten Handlungen, über Emotionen kommunizieren wir untereinander, über Emotionen fühlen wir uns lebendig.
- Emotionen befähigen uns, auf wechselnde Umstände angemessen reagieren zu können.
- Emotionen sind Botschafter, die man empfangen muss und denen man zuhören muss. Wenn den Emotionen nicht zugehört wird, gibt es – in Übereinstimmung zum real existierenden Botschaftersystem – einen Konflikt, im Extremfall Krieg.

  Es gibt funktionale und dysfunktionale Botschafter: Die dysfunktionalen entsprechen den sekundären Emotionen. Sie vernebeln die tatsächlichen Hintergründe; nur die funktionalen Botschafter besitzen die eigentliche Information.
- Es gibt angenehme und unangenehme Emotionen: Angenehme Emotionen motivieren uns, mehr davon erleben zu wollen, unangenehme Emotionen motivieren uns, weniger davon erleben zu wollen.

  Es gibt keine „guten“ und „schlechten“ Emotionen. Jede Emotion hat ihre Funktionalität.
- Emotionen haben immer einen Auslöser, d. h. es gibt sie nie ohne Grund.
- Emotionen dauern in der Regel nur kurz an – es sei denn, man will sie nicht haben.
- Emotionen verursachen einen „Realitätsdruck“: Umso stärker die Emotion, desto mehr sind wir der Überzeugung, dass die Emotion die Realität abbildet.
- Ist die emotionale Erregung zu hoch, verlieren wir zunehmend die Fertigkeit, klar zu denken (vgl. auch Kap. 2):
  - Es handelt sich daher um einen schlechten Zeitpunkt, um sich weiterhin mit konkreten Inhalten, die einen Bezug zu den Emotionen aufweisen, zu beschäftigen (z. B. mit dem Freund, mit sich selbst etc.).
  - Dagegen ist es jedoch ein guter Zeitpunkt, um sich mit Stresstoleranzfertigkeiten wieder auf ein emotionales Erregungsniveau herunter zu regulieren, auf dem man wieder klar denken kann und wieder handlungsfähig ist.
- Es ist nicht in jedem Fall sinnvoll, dem Handlungsimpuls einer Emotion zu folgen. Dies hängt von folgenden Fragestellungen ab:
  - Ist die Emotion der Situation angemessen (z. B. ist die Wut, die ich aktuell empfinde, wirklich auf das Verhalten meines Chefs zurückzuführen oder rührt sie von einem vorausgegangen Streit mit meinem Partner)?
  - Ist die Emotion so stark, dass ich sie noch kontrollieren kann?
  - Ist es sinnvoll, die Emotion jetzt auszuleben (z. B. kann es besser sein, eine durchaus angemessene Wut auf den Chef nicht zu benennen, um den Arbeitsplatz nicht zu gefährden)?

  Wird eine der drei Fragen mit „nein“ beantwortet, sollte die Fertigkeit „entgegengesetztes Handeln“ angewandt werden. Näheres hierzu findet sich im Manual von Bohus und Wolf (2013).
- Allein das Benennen von schwierigen Emotionen führt bereits zu einer Reduktion der Aktivität in der Amygdala und damit zu einer ver-

ringerten emotionalen Erregung (Creswell et al., 2007).

Häufig sind die Patienten zu Beginn der Emotionsarbeit sehr verunsichert, fragen sich, was sie nun mit der aktivierten Emotion machen sollen. Manche Patienten sind auch der Meinung, dass das Gefühl als solches nicht berechtigt ist, wenn sie dem Handlungsimpuls eines Gefühls nicht folgen.

In einem ersten Schritt sollte diese Verunsicherung immer validiert werden, z. B.:

> „Klar, dass Sie sich unsicher fühlen. Das würde mir genauso gehen, wenn ich noch keine Strategien für den Umgang mit Emotionen habe."

In einem zweiten Schritt sollte die Patientin über die Möglichkeiten der Emotionsregulation informiert werden: Emotion zulassen und ausleben oder Emotion zulassen und entgegengesetzt handeln. Wobei entgegengesetztes Handeln nicht der Emotion als solches sondern nur der (sofortigen) Umsetzung des Handlungsimpulses seine Berechtigung abspricht.

Information:

Die zentralen therapeutischen Strategien, die bei der Emotionsarbeit zum Einsatz kommen, sind Validierungsstrategien (Koerner, 2013; vgl. auch Kap. 3.5.7).

Der Einsatz von Validierungsstrategien verfolgt das Ziel, Selbstvalidierungen häufiger und Selbstinvalidierungen seltener werden zu lassen. Hierüber kommt es langfristig zu einer emotionalen Beruhigung. Gleichzeitig fördert Validierung adaptive Emotionen. Mit dem Einsatz dieser Strategien gestaltet der Therapeut einen imaginativen Raum, den die aufkommenden Emotionen der Patientin benötigen. Dies kann er besonders deutlich machen, indem er sich weit zurücklehnt. Auch der Therapeut kommt über diese Körperhaltung zu einer Haltung wohlwollender Akzeptanz; Veränderungsprozesse sind bei der fortgeschrittenen Emotionsarbeit nachrangig. Um den Prozess für die Patientin erträglicher zu gestalten, sollte der Therapeut den imaginativen Raum zusätzlich mit Mitgefühl ausgestalten. Hierzu kann es sinnvoll sein, dass der Therapeut sich wieder nach vorne lehnt, deutlich macht, dass die Patientin nicht allein ist, dass sie in ihrer Not angenommen und respektiert wird. Es geht also um eine Einladung, ein Willkommen-heißen, um eine angstfreie und mitfühlende Atmosphäre, die eine ggf. seit langem notwendige Begegnung mit sich selbst ermöglicht. Die Akzeptanz von Emotionen stellt die Voraussetzung für persönliche Weiterentwicklung dar. Diese Haltung und den dadurch angestoßenen Prozess symbolisiert die Metapher „Haus" (angelehnt an „Das Gasthaus" von Jalaluddin Rumi, 1207–1273).

Metapher: Haus

Stellen Sie sich vor, Sie befinden sich in Ihrem Haus, im Wohnzimmer. Sie sitzen in Ihrem Lieblingssessel vor dem offenen Kamin, das Feuer knistert. Es herrscht eine sehr angenehme Atmosphäre; vielleicht lesen Sie ein schönes Buch und trinken einen warmen wohlschmeckenden Tee oder ein anderes Getränke Ihrer Wahl.

Draußen herrscht ein sehr ungemütliches Wetter, es ist kalt und es regnet. Der Wind drückt gegen die Fenster, Sie hören das Prasseln des Regens.

Plötzlich klopft es. Sie stehen auf, gehen zur Tür und öffnen diese.

Vor der Tür steht jemand, den Sie am allerwenigsten erwartet haben: Vor der Tür stehen Sie selbst.

Nun überlegen Sie, wie häufig Sie die Tür wieder zuschlagen, mit der festen Überzeugung, so nicht sein zu wollen/sein zu dürfen, so nicht aussehen zu wollen/zu dürfen, so nicht denken zu wollen/zu dürfen, sich so nicht fühlen zu wollen/zu dürfen. Hand aufs Herz: Wie viel Zeit am Tag verbringen Sie damit, sich anders zu wünschen, als Sie tatsächlich sind? Was passiert mit

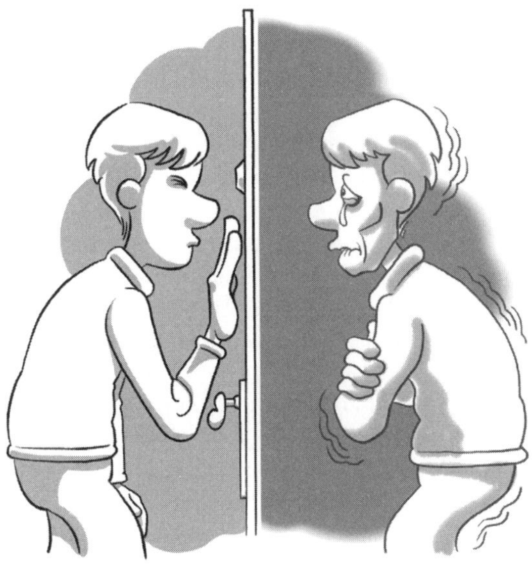

© Klaus Gehrmann

dem Anteil von Ihnen, dem Sie den Eintritt in Ihr Haus verwehren? Wird er fortgehen?

Sie wissen sicherlich die Antwort. Natürlich wird der Anteil nicht fortgehen. Stattdessen wird er umso lauter, je mehr Sie ihn ablehnen. Er wird versuchen, auf sich aufmerksam zu machen, indem er immer wieder und immer lauter an die Tür klopft. Er will gesehen werden in seiner Not und Bedürftigkeit – und er wird erst damit aufhören, wenn Sie Ihm die Aufmerksamkeit schenken, die ihm gebührt.

Akzeptanz bedeutet, dass Sie die Tür weit aufmachen, Ihr Gegenüber willkommen heißen. Vielleicht sagen Sie ihm: „Schön, dass du da bist! Setz dich an mein Feuer und erzähl!"

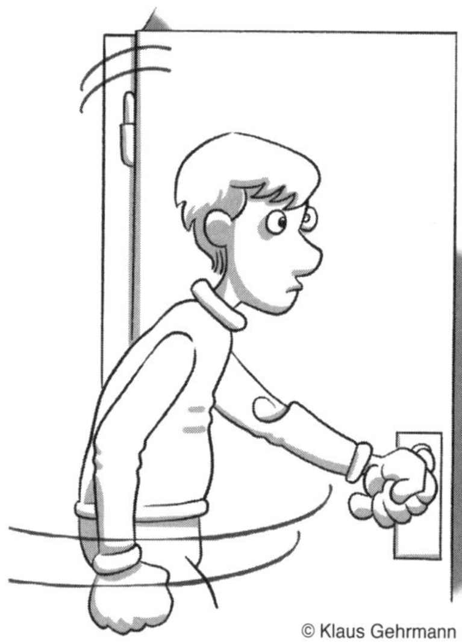

© Klaus Gehrmann

Je nach Ausmaß der Angst vor dem, was sich vor der Tür befindet, kann die Phase der Annäherung angepasst werden. Beispielsweise muss die Tür nicht gleich geöffnet werden, ein Blick durch den Türspion ist vielleicht erst einmal völlig ausreichend. Die bei der Konfrontation auftretenden Gefühle werden dabei benannt und validiert. Vielleicht ist es sogar notwendig, noch einmal ein paar Schritte zurückzugehen, um mit neuer Kraft und neuem Mut einen neuen Anlauf zu starten. Dabei begleitet der Therapeut die Patientin wohlwollend und mitfühlend. Gleichzeitig bleibt aber immer klar, dass die Tür irgendwann geöffnet werden sollte. Wobei der Zeitpunkt von der Patientin bestimmt wird. Die zugrunde liegende Dialektik ist demnach: wohlwollende Begleitung (Akzeptanz) vs. bestimmtes Drängen auf die notwendige Konfrontation mit den Emotionen (Veränderung).

Merke:

Geben Sie den primären Emotionen des Patienten Raum, lehnen sie sich zurück. Versuchen Sie nicht, dem Impuls, die entstehende Spannung zu reduzieren oder gar wegzumachen, zu folgen. Begleiten Sie stattdessen den Patienten in seiner Not, seien Sie präsent und mitfühlend.

Der folgende Gesprächsausschnitt findet zu einem frühen Zeitpunkt der Therapie statt. Die Patientin ist noch nicht in der Lage, manche ihrer Gefühle adäquat wahrzunehmen und zu identifizieren. Viele ihrer Gefühle lehnt sie ab, empfindet sie als unangebracht. Ziel in dieser Phase der Therapie ist es, die Patientin dazu zu motivieren, sich ihren Gefühlen zuzuwenden, diese zu identifizieren und möglichen Ursachen zuzuordnen. Gleichzeitig versucht der Therapeut, den primären Emotionen Raum zu geben.

Beispieldialog: Gefühl identifizieren und einer Ursache zuordnen

Th.: Wie geht es Ihnen? [V1, S2]
P.: Ok.
Th.: Was heißt ok? [P2]
P.: Geht schon.
Th.: Was heißt das genau? [P2]
P.: Wie immer halt.
Th.: –5 bedeutet, dass es Ihnen sehr schlecht geht, 0 bedeutet, dass es Ihnen neutral geht, +5 bedeutet, dass es Ihnen hervorragend geht. Wo befinden Sie sich gerade? [P2]
P.: –4
Th.: Ui! Das ist aber gar nicht so ok, oder? [V3, V6]
P.: Hm.
Th.: Gibt es einen bestimmten Grund, dass es Ihnen so schlecht geht? [P8]
P.: Nee.
Th.: Da wären Sie aber die erste, der so was grundlos passiert. [I2] Schauen Sie noch einmal genauer hin. [L7]
P.: Es ist wirklich nichts Besonderes vorgefallen.
Th.: Gar nichts?
P.: Hm … vielleicht … ich habe gestern meine Tage bekommen.
Th.: Und da sagen Sie, es ist nichts vorgefallen? [V6] Wenn ich das richtig erinnere,

ist das seit einem Jahr das erste Mal, oder? [V1]

P.: Ja. Ich hatte gehofft, dass ich davon für immer verschont bleibe.

Th.: Was ist denn genau so schwierig für Sie dabei? [P1]

P.: Es erinnert mich an die Geschichte mit meinem Vater.

Th.: An was genau? [P1]

P.: Das Blut … die Schmerzen …

Th.: Oh, ich verstehe. Es erinnert Sie an den Missbrauch seitens Ihres Vaters? [V2]

P.: Ja.

(Therapeut lehnt sich zurück.) [D1]

Th.: Das sind sehr unangenehme Erinnerungen und Gefühle, oder? [V3]

P.: Hm …

(Pause)

Th.: Da ist es doch eigentlich nachvollziehbar, dass das für Sie jetzt eine unangenehme Situation ist, dass Sie wieder Ihre Menstruation bekommen haben. Dass es Ihnen deswegen schlecht geht. [V5] Oder?

P.: Anderen geht es deswegen doch auch nicht schlecht.

Th.: Kann sein. [I1] Die haben aber vielleicht auch nicht das erlebt, was Sie erlebt haben. [V4] Oder?

P.: Ich stell mich nur an …

Th.: Sind Sie wütend auf sich? [V3, P1]

(Hier benennt der Therapeut die sekundäre Emotion.)

P.: Ja. Ich mach doch immer nur alles falsch! Dafür hasse ich mich!

Th.: Sie invalidieren sich. [I2, C2] Hilft Ihnen das? Geht es Ihnen damit besser? Kommen Sie Ihren Therapiezielen näher? [C3]

(Hier blockiert der Therapeut die sekundäre Emotion um Raum für die primäre Emotion zu geben.)

P.: Nee. Ich weiß schon.

Th.: Sollen wir mal stattdessen schauen, welche Gefühle genau bei Ihnen aufgetreten sind und was diese Ihnen mitteilen wollen? [R3, L8.5]

P.: Ist nicht so wichtig.

(Therapeut lehnt sich nach vorne.) [D1]

Th.: Das sehe ich ein wenig anders. [I1, M3] Wenn die Gefühle so stark sind, dass sie eine –4 haben, dann haben die Ihnen etwas Dringendes mitzuteilen. [L4]

(Pause; der Therapeut versucht jetzt, ein Commitment von der Patientin einzuholen, sich den primären Emotionen zuzuwenden.)

Th.: Was passiert denn, wenn Sie die Gefühle ignorieren? [L3, I2]

P.: Sie gehen nicht weg.

Th.: Genau! Werden die Gefühle stärker oder schwächer? [L3, I2]

P.: Hm … stärker …

Th.: Genau! Wollen Sie das? [C1, L8.5]

P.: Nee. Eigentlich nicht.

(Therapeut lehnt sich wieder zurück.) [D1]

Th.: Mal hinschauen? [L8.5]

P.: Ok.

Th.: Welche Gefühle sind durch das Auftreten der Menstruation ausgelöst worden? [P2, E1] Wahrscheinlich waren Sie ja darauf gar nicht vorbereitet, oder? [V6]

P.: Ja, ich war entsetzt. Und ich hatte Angst … und Ekel …

(Therapeut lehnt sich noch mehr nach hinten, streckt die Beine aus.) [D1]

Th.: Entsetzen, Angst und Ekel. [V2]

P.: Ja.

Th.: Oh weh. [R3] Das sind alles keine so angenehmen Gefühle, oder? [V3]

P.: Nee. Aber es geschieht mir recht!

Th.: Was meinen Sie damit? [C2]

P.: Dass ich es nicht anders verdient habe.

Th.: Die Menstruation oder die Gefühle? [P1]

P.: Beides.

(Therapeut lehnt sich wieder nach vorne.) [D1]

Th.: Was machen Sie gerade? [I2, M3] Hilft es Ihnen, wenn Sie so mit sich umgehen? [C3] Das sind alte Überzeugungen, die Ihnen Ihr Vater eingebläut hat. [P5]

P.: Ja, ich weiß schon. Sind aber trotzdem da.

(Therapeut lehnt sich wieder nach hinten.) [D1]

Th.: Wie würden Sie einer Freundin gegenüber reagieren, die Ihnen dasselbe erzählt, was Sie mir gerade erzählt haben? [L3]

P.: Ich weiß nicht …

Th.: Würden Sie sie auch beschimpfen? [L3]

P.: Nee.

Th.: Hätten Sie Verständnis für Ihre Situation und Ihre Gefühle? [L3]

P.: Irgendwie schon.

Th.: Was würden Sie ihr sagen wollen? [L3]

P.: Das mir das leid tut, dass es ihr so schlecht geht.

Th.: Dass es Ihnen leid tut … [C2, M1]

P.: Ja.
Th.: Würden Sie auch was machen wollen? [L3] Sie vielleicht in den Arm nehmen oder so was? [L4]
P.: Vielleicht.
Th.: Können Sie jetzt mal versuchen, sich selbst mit einer ähnlichen Haltung zu begegnen? [L7] Da ist jemand, dem ist schweres Leid als Kind zugefügt worden. [V4, D5] Jetzt erlebt diese Person etwas, was Sie an damals erinnert, was Ihr Schmerzen bereitet, unangenehme Gefühle auslöst. [V5, D5]

Der, wie im Beispiel dargestellt, durch das Gespräch angestoßene Prozess eröffnet langsam, aber sicher den schwierigen Weg zu den eigenen Emotionen und damit zu sich selbst. Sekundäre Emotionen und die dazugehörigen dysfunktionalen Grundannahmen werden blockiert, gleichzeitig werden primäre Emotionen herausgearbeitet. Dieser Weg muss immer und immer wieder begangen werden. Trotz gelegentlicher Rückschritte ist es Aufgabe des Therapeuten und des Teams, die Patientin immer wieder dazu zu ermutigen, eine Begegnung mit ihren primären Gefühlen zuzulassen. Dabei sollte diese Begegnung zunehmend mit einer wohlwollenden und selbst-mitfühlenden Haltung stattfinden.

Nachfolgend findet sich ein Gesprächsausschnitt, in dem der Therapeut zu einem späteren Therapiezeitpunkt mit den Emotionen der Patientin arbeitet. Es ist deutlich, dass die Patientin zu ihren Emotionen bereits einen besseren Zugang hat. Ziel ist, über das Wahrnehmen, Beschreiben und Identifizieren der Emotionen und durch den Einsatz von Validierungsstrategien den Emotionen der Patientin einen immer umfangreicheren und gleichzeitig wohlwollend-akzeptierenden Raum zu gewähren. Zusätzlich wird die Funktion der Emotion herausgearbeitet.

Beispieldialog: Benennen, beschreiben und einordnen eines Gefühls

P.: Mir ist die Vorstellung, morgen zu diesem blöden Vorstellungstermin gehen zu müssen, sehr unangenehm.
Th.: … sehr unangenehm. [V2] Welches Gefühl steht denn dahinter? [P2]
P.: Könnte Angst sein.
Th.: Angst vor was? [P1]
(Therapeut lehnt sich zurück; Patientin überlegt.) [D1]
P.: Dass ich versagen könnte.
Th.: Woran erkennen Sie denn die Angst? [P2] *(Metapher „Haus": Patientin schaut durch den Türspion.)*
P.: Dass ich am liebsten nicht hingehen möchte.
Th.: Ja, in der Tat, das hört sich nach Angst an. [V2] Erkennen Sie das Gefühl noch an was anderem? [P2]
P.: Dass ich Gedanken habe wie: „Oh Gott! Das wird schief gehen!"
Th.: Und auf der Körperebene? Merken Sie da auch was? [P2]
P.: Ich bekomme Herzrasen, wenn ich an das Vorstellungsgespräch denke.
Th.: Das hört sich alles sehr nach Angst an. [V2] Was könnte Ihrer Meinung nach denn schlimmstenfalls passieren? [P1]
P.: Dass die alle denken: „Was will die blöde Kuh denn hier? Die ist dafür doch völlig ungeeignet!"
Th.: Oh weh! [V6] Das wäre in der Tat sehr unangenehm, oder? [V3]
P.: Ja. Das will ich auf keinen Fall.
Th.: Ich glaube, wenn ich solche Befürchtungen hätte, würde ich auch Angst haben. Und ich hätte auch den Impuls, nicht hinzugehen. [V5, V6]
(Die Patientin empfindet jetzt die Angst; der Therapeut ist sehr anwesend und bekundet dies durch seinen offenen und fürsorglichen Blick. [R2, R3] Er lässt das Gefühl eine Zeit lang im Raum stehen und macht keine weiteren Interventionen. [E1, D6] Metapher „Haus": Die Tür ist weit geöffnet.)
Th.: Kein angenehmes Gefühl, oder? [V3]
P.: Nee, kann man nicht behaupten.
Th.: Können Sie der Angst auch was Positives abgewinnen? [D3.4]
P.: Nee. Die ist einfach nur unangenehm.
Th.: Zu was motiviert Sie denn die Angst noch, außer nur nicht hinzugehen? [P2]
(Patientin überlegt.)
P.: Keine Ahnung.
Th.: Sorgt die Angst dafür, dass Sie sich für das Gespräch morgen eher vorbereiten oder nicht vorbereiten. [D3.4]
P.: Ah ja, das stimmt. Dass ich mich eher vorbereite.

Im Rahmen eines solchen Gesprächs begleitet der Therapeut die Patientin, hilft ihr, Zugang zu ihren primären Emotionen zu bekommen. Solange die Emotionen für die Patientin kontrollierbar sind, bleibt er zurückgelehnt. Dadurch macht der Therapeut deutlich, dass die Emotionen willkommen sind und er signalisiert der Patientin Vertrauen, Zuversicht und Angstfreiheit.

Bei sehr intensiven Emotionen, über die die Patientin die Kontrolle zu verlieren droht, kann es allerdings sinnvoll sein, sich wieder nach vorne zu lehnen, zu bekunden:

„Ich bin da!"
„Wir machen das zusammen!"

Über seine Körperbewegung blockiert der Therapeut die weitere „Ausbreitung" der Emotion. Dadurch ist der Therapeut fortwährend in Bewegung, balanciert die emotionalen Regungen der Patientin aus.

Merke:

Gerade die gemeinsame Emotionsarbeit gleicht einem imaginären Tanz („Playing Jazz"; vgl. auch Kap. 3.5.9). Dies ist besonders bei Patienten wichtig, die aus Angst zu Unbeweglichkeit neigen. Bleiben Sie beweglich, hören Sie auf Ihr „Wise-mind".

Beispieldialog: Umgang mit sehr starken Emotionen

P.: Morgen kommt mein Vater zu Besuch!
Th.: Oh weh! [V6] Das hatten Sie ja schon angekündigt. Und Sie erwähnten schon damals, dass Sie sehr viel Angst vor diesem Kontakt haben. [V1]
P.: Ich halte das alles nicht mehr aus! Alles wird wieder hochkommen und ich werde mich dann völlig daneben benehmen.
(Die Stimme der Patientin wird deutlich lauter, die Augen weit aufgerissen.)
P.: Ich kann das nicht!
(Therapeut lehnt sich nach vorne.) [D1]
Th.: Frau S., schauen Sie mich mal an! [L7]
(Patientin schaut den Therapeuten an.)
Th.: Sie haben Angst, oder? [V3] Die spüren Sie gerade. [V5, L2]
P.: Ja.
Th.: Es ist völlig normal, dass Sie Angst haben. [V5] Sie haben Ihren Vater lange nicht gesehen, er ist der Grund dafür, dass Sie Fürchterliches in der Vergangenheit erfahren haben. [V4]
(Metapher „Haus": Der Therapeut begleitet die Patientin auf dem Weg zur Tür und validiert die dabei auftretenden Emotionen.)
P.: Ja.
Th.: Haben Sie denn auch Angst, dass er nochmals übergriffig wird? [P1]
P.: Irgendwie schon.
Th.: Dann kommt zusätzlich zu der alten Angst noch eine aktuelle Angst hinzu. [V5, P2]
(Patientin schaut den Therapeut verwirrt, aber auch erwartungsvoll an; Therapeut lehnt sich wieder zurück.) [D1]
Th.: Sollen wir den Termin mit Ihrem Vater mal vorbesprechen? Und schauen, was Sie machen können, um sich sicherer zu fühlen? [L3, L8.5, D6]

Merke:

Umso emotional erregter der Patient ist, desto aktiver sollten Sie werden. Verliert der Patient den Zugang zu seinen Emotionen, übernehmen Sie die Kontrolle über die Situation. Zeigen Sie Problemlösemöglichkeiten direkt auf. Setzen Sie Distraktoren ein. Bleiben Sie gleichzeitig ruhig, gelassen und mitfühlend.

Der letzte Gesprächsausschnitt zeigt den Umgang mit einer Enttäuschung der Patientin, mit dem Ziel, im Rahmen einer akzeptierenden, wohlwollenden und mitfühlenden Atmosphäre die Emotionen der Patientin lebendig werden zu lassen und darüber zu einer Integration zu verhelfen. Im Rückgriff auf die Metapher „Haus" bedeutet dies: Der Therapeut und die Patientin öffnen gemeinsam die Tür des Hauses und bitten die Emotion herein.

Beispieldialog: Emotionsaktivierung und -exposition

P.: Da hat die blöde Sachbearbeiterin vom Arbeitsamt mir doch tatsächlich gesagt, dass ich für diese Art von Tätigkeiten nicht geeignet bin.
Th.: Ach Mensch, Frau S., das tut mir total leid. [V6] Dabei haben Sie sich solche Hoffnungen gemacht. [V1]
P.: Ja genau. Wie will die denn das beurteilen können!
Th.: Ja, da maßt sich die Sachbearbeiterin einiges an! [V5]

(Die Patientin fängt an zu weinen. *Der Therapeut ist sehr aufmerksam, [R2] zugewandt, hat einen mitfühlenden Tonfall. [R3])*

P.: Was soll ich denn jetzt machen? Ich habe doch keine Alternativen!

Th.: Das haben Sie als Ihre einzige Möglichkeit gesehen, oder? [V2, D1]

P.: Ja.

Th.: Das ist dann natürlich ganz besonders bitter! [V5]

Der Therapeut belässt die Patientin nun in diesem Gefühl, begleitet sie, ohne dem Impuls nachzugeben, das Gefühl verändern oder gar auflösen zu wollen. [E1, D4] Fühlt sich die Patientin in ihrer Not ausreichend gesehen und angenommen, entsteht in der Regel automatisch der Impuls, eine Lösung für die Situation zu finden – sofern dies dann überhaupt noch nötig ist.

Alle Gesprächsausschnitte stellen die Arbeit mit Emotionen in den Vordergrund, setzen jedoch in Abhängigkeit von der Therapiephase unterschiedliche Fokusse. Im ersten Gesprächsausschnitt ging es darum, Gefühle überhaupt erst einmal zu markieren, zu identifizieren und einer Ursache zuzuordnen. Zusätzlich ging es um die Vermittlung von basalen Informationen über die Funktionsweise von Emotionen. Im zweiten Gesprächsausschnitt ging es überwiegend um die Benennung, Beschreibung und korrekte Einordnung eines Gefühls, welches darüber dann auch zugelassen werden konnte. Im dritten Gesprächsausschnitt wurde dargelegt, wie bei zu starken Emotionen vorgegangen werden soll. Im letzten Gesprächsausschnitt war die konkrete Emotionsaktivierung und Emotionsexposition Fokus der therapeutischen Arbeit.

Die unterschiedlichen Vorgehensweisen können in jeder Therapiephase zur Anwendung kommen. Wann welcher Fokus gewählt wird, bestimmt vielmehr, inwieweit die Patientin bereits einen Zugang zu bestimmten Emotionen und damit die Möglichkeit von Kontrolle besitzt. In der Regel wird der Anteil der Emotionsaktivierung und damit Emotionsexposition mit der Dauer der Therapie immer umfangreicher. Je nach dem Ausmaß an Schwierigkeiten, die die Patientin mit einer Emotion hat, wird die entsprechende Emotion hierbei kürzer oder länger aktiviert. Wichtig ist, dem Impuls zu wiederstehen, für die Patientin sehr unangenehme primäre Emotionen, wie z. B. Trauer, Hilflosigkeit, Einsamkeit oder Verzweiflung, abschwächen oder gar unterbinden zu wollen. Dies würde einer Invalidierung der Patientin gleichkommen, deutlich machen, dass der Therapeut ihr nicht zutraut, dass sie solcherart Emotionen aushalten kann und dass sie womöglich sogar unangebracht sind. Übergeordnet würde der Patientin damit vermittelt werden, dass Anteile ihrer Person nicht willkommen, falsch sind. Es kann hilfreich sein, sich als Therapeut klarzumachen, dass uns hier nur die Rolle der wohlwollenden Begleitung bleibt, und der Respekt vor der Geschichte der Patientin, die wir nicht ändern können.

4.4.2 Der Umgang mit Schuld und Scham

Häufig leiden Patienten mit einer BPS unter ausgeprägten Schuld- und Schamgefühlen. Aus diesem Grund gehen wir nachfolgend auf diese beiden Emotionen etwas näher ein – ohne den Anspruch, diese hier erschöpfend zu behandeln. Wer sich vertiefend mit der Thematik auseinandersetzen möchte, sei auf die Bücher von Bohus und Wolf (2013), Germer (2012), Gross (2006) sowie Brähler (2015) verwiesen.

Bevor wir auf den Umgang mit der jeweiligen Emotion eingehen, stellen wir kurz die Funktion der Emotionen heraus. Gerade bei Schuld und Scham erscheint es uns besonders wichtig, dass der Patient über eine rationale Grundlage zum Verständnis seiner emotionalen Reaktionen verfügt.

Merke:

Widerstehen Sie dem Impuls, Scham- oder Schuldgefühle des Patienten kleinzureden oder zu beschwichtigen. Hören Sie stattdessen genau zu und versuchen Sie, zu verstehen, woher diese Gefühle kommen.

Das grundlegendste aller emotionalen Bedürfnisse ist, geliebt und anerkannt zu werden. Dieses universelle Bedürfnis verbindet alle Menschen. Die elterliche Herausforderung ist, dieses Bedürfnis nach Liebe und Anerkennung unabhängig von dem tatsächlichen kindlichen Verhalten zu befriedigen. Gelingt dies nicht, entsteht ein chronischer Mangelzustand. Dabei korrespondiert das Ausmaß des Bedürfnisses nach Liebe und Anerkennung mit dem Grad an Mangel in der Kindheit. Es ist eine einfache Gleichung: Je weniger Liebe und Anerkennung in der Kindheit, desto größer ist die fortwährende Suche im Adoleszenten- und Erwachsenenalter. Dabei wird die Befriedigung dieses Bedürfnisses stets im Außen gesucht, woher diese auch ursprünglich zu erwarten war.

Bleibt dieses Bedürfnis in der Kindheit ungestillt, entsteht eine Vielzahl von Folgeproblemen. Die Verantwortung für den Mangel an Liebe und Anerkennung sucht das Kind (und später auch der Erwachsene) zumeist bei sich selbst (z. B. „Ich bin falsch, sonst würde ich Liebe und Anerkennung bekommen."). Dies liegt auch häufig daran, dass die primären Bezugspersonen deren Mangel an Liebe und Anerkennung ihrem Kind gegenüber explizit auf Verhaltensweisen, Eigenarten oder gar die bloße Existenz des Kindes zurückführen („So wie deine Eltern dich anschauen, so wirst du dich selbst anschauen."). In der Folge fühlt sich das Kind andersartig und minderwertig, einhergehend von einem tiefen Gefühl der Scham.

Das Gefühl von Scham tritt demnach immer dann auf, wenn der Eindruck entsteht, sich falsch verhalten zu haben – mit der antizipatorischen Angst der Zurückweisung (sozialer Ausschluss). Die Angst vor einer Beschämung schützt folglich vor der Erfahrung, nicht geliebt und stattdessen ausgestoßen zu werden. Gesellschaftlich sorgt Scham dafür, dass wir uns so verhalten, dass wir Bestandteil einer sozialen Gemeinschaft bleiben. Verstoßen wir gegen die vermeintlichen oder tatsächlichen Regeln dieser Gemeinschaft, tritt Scham auf. Dasselbe ist der Fall, wenn ohne erkennbares Fehlverhalten Liebe und Anerkennung ausbleibt – „irgendetwas werde ich schon falsch gemacht haben". Scham wird als zutiefst unangenehmes Gefühl der Bloßstellung, der Andersartigkeit, der Minderwertigkeit und der Ausgrenzung empfunden. Es entsteht ein Gefühl von höchster Verletzlichkeit und Schutzlosigkeit. Das Gefühl des Falschseins führt zu Selbstanklage und fortwährender Abwertung („Ich bin ein dummer Mensch", „Ich bin falsch", „Ich bin nicht liebenswert"). Der Handlungsimpuls bei Scham ist Rückzug und Vermeidung; es entsteht der übermächtige Wunsch, unsichtbar zu werden, im „Erdboden zu verschwinden". Die ultimative Umsetzung dieses Handlungsimpulses ist der Suizid.

Häufig ist das Gefühl der Scham sowohl für den Betroffenen selbst als auch den Therapeuten nicht so klar ersichtlich. Der wahrscheinliche Grund hierfür ist, dass die meisten Menschen versuchen, das Gefühl der Scham zu vermeiden, sie möchten es weder sich selbst gegenüber noch anderen gegenüber offenbaren. Daher führen frühe Gefühle der Beschämung zum Vermeiden des eigenen emotionalen Erlebens. Die gesamte Empfindsamkeit gegenüber sich selbst wird heruntergefahren. Stattdessen treten häufig Folgegefühle, sekundäre Gefühle auf, zumeist Wut und Hass auf andere – oder auch gegenüber sich selbst. Genau dieser Umstand verlangt von dem Therapeuten ein gehöriges Maß an Einfühlungsvermögen, theoretischem Verständnis und therapeutischer Erfahrung.

In einem ersten Schritt ist es wichtig, das Gefühl Scham zu identifizieren, wahrzunehmen und anzuerkennen. Es kann hilfreich sein, insbesondere bei Wut und Hass genauer hinzuschauen, der Hypothese folgend, ob das dahinter liegende, primäre Gefühl Scham sein könnte. Ein hilfreiches Arbeitsinstrument hierfür ist das Gefühlsprotokoll VEIN AHA (vgl. Bohus & Wolf, 2013). In einem zweiten Schritt geht es um die Akzeptanz der ursächlich fehlenden Liebe und Anerkennung, die der Patient vorrangig in der Kindheit nicht erhalten hat. Es beginnt ein schmerzhafter Prozess, in dem der Patient verstehen muss, dass er diese Liebe und Anerkennung von seinen primären Bezugspersonen nicht erhalten hat und in seiner grundlegend nährenden Funktion auch nicht mehr erhalten wird. Und dass dieses Bedürfnis in seiner tiefgreifenden Erfahrung auch durch niemanden anderen, auch nicht durch den Therapeuten, befriedigt werden wird. Das tut weh und ist nur schwer zu akzeptieren; ist es doch ein basales Grundbedürfnis, auf dessen Befriedung eigentlich ein jeder ein Recht hat. Aus der Frage heraus, wie das Bedürfnis denn dann zu befriedigen ist, entsteht die Erkenntnis, dass es nur die Person selbst sein kann, die sich das zukommen lassen kann, was sie so dringend wünscht: mitfühlende Zuwendung bei gleichzeitiger Anerkennung des eigenen Leidens. Schließlich kann es sinnvoll sein, der Scham entgegengesetzt zu handeln und sich anderen Personen gegenüber zu offenbaren. Und wenn dies gelingt, kann an die Stelle von Scham ein gesunder Stolz treten – Stolz auf den Mut, der Scham die Stirn geboten zu haben und sich so angenommen zu haben, wie man ist. Das Gefühl Stolz ist folglich der Gegenspieler zum Gefühl Scham. Selbstmitgefühl ist der Vermittler zwischen diesen beiden Gefühlen. In Kapitel 4.5 wird näher auf Selbstmitgefühl eingegangen.

Information:

Schuld tritt auf, wenn ich etwas Verwerfliches/ Schlechtes getan habe, Scham tritt auf, wenn ich verwerflich/schlecht bin.

Schuldgefühle können nur entstehen, wenn ich der Annahme bin, dass ich Einfluss auf etwas habe bzw. gehabt habe. Damit steht Schuld in enger Verbindung mit Verantwortung: Für Dinge oder Situationen, für die ich Verantwortung empfinde, werde ich im Falle eines ungünstigen Verlaufs Schuld empfinden. Der Handlungsimpuls bei Schuld ist Wiedergutmachung, die Entschuldigung.

Es gibt die rationale und die irrationale Schuld. Die rationale Schuld entsteht aufgrund eines Vergehens, dass ich tatsächlich begangen habe und für das ich auch Verantwortung trage. Die irrationale Schuld ist Schuld, die kein tatsächliches Vergehen als Ursache hat. Diese Schuld entspringt vielmehr einem Gefühl von Hilflosigkeit und Ohnmacht. Da Hilflosigkeit und Ohnmacht schwer zu ertragen sind, ist es häufig „bekömmlicher", sich in der Verantwortung für ein bestimmtes Unglück zu sehen, beispielsweise für den Tod eines Angehörigen oder für das Unglück (z. B. den sexuellen Missbrauch), das einem selbst wiederfahren ist. Durch das irrationale Schuldgefühl entsteht der Eindruck, doch eine Handlungsoption, d. h. Kontrolle, gehabt zu haben. Und genau diese Annahme unterdrückt Hilflosigkeit und Ohnmacht.

Die Grenze zwischen Schuld und Scham ist fließend. Wird aus dem Empfinden, sich schuldig gemacht zu haben, die Überzeugung, sich mit seinem Verhalten außerhalb der Gesellschaft gestellt zu haben, tritt zusätzlich Scham auf. Aus diesem Grund löst sich mit der Bearbeitung der Schuld häufig auch die Schamproblematik auf – zumindest diejenige, die sich auf ein spezifisches Ereignis bezieht.

Im Folgenden ein Beispiel für irrationale Schuld:

Beispiel: Irrationale Schuld

Stellen Sie sich vor, Sie fühlen sich schuldig, weil in einem Familienurlaub Ihr 12-jähriger Sohn von einer Welle erfasst wurde und ertrank, während Sie am Strand waren. Stellen Sie sich nun vor, wie es sich anfühlen würde, wenn nun jemand zu Ihnen sagen würde: „Du hast doch gar keine Schuld. Das bringt dich doch jetzt nicht weiter, dir ständig Vorwürfe zu machen. Es wird jetzt langsam mal wieder Zeit, dass du dich um dich selbst kümmerst."

Was wäre die Folge von diesen Sätzen? Wären die Schuldgefühle schwächer oder stärker? Es ist wichtig, sich in einem ersten Schritt die Funktion der Schuldgefühle klar zu machen: Schuldgefühle suggerieren in unserem Beispiel Verantwortung und damit prinzipielle Kontrolle. Gefühle der Hilflosigkeit und Ohnmacht werden reduziert. Gleichzeitig hält das Schuldgefühl die Verbindung zum Sohn aufrecht: „Wenn ich mich nicht mehr schuldig fühlen würde, würde ich ja meinen Sohn aufgeben!" Damit schützt das Schuldgefühl im Todesfall auch vor dem Gefühl der Trauer und des Abschiednehmens. Aus diesem Grund handelt es sich in diesem Fall bei der Schuld um ein sekundäres Gefühl.

Derselbe Mechanismus findet sich auch bei Missbrauchssituationen: Auch wenn objektiv keine Verantwortung und damit Schuld besteht, fühlen sich Betroffene häufig schuldig. Sie entgehen damit dem Gefühl der Hilflosigkeit und Ohnmacht und gleichzeitig kann die Liebe zum missbrauchenden Vater aufrechterhalten werden.

Die Bearbeitung der irrationalen Schuld wird mit folgender Eingangsfrage begonnen:

„Warum haben Sie damals so gehandelt, wie Sie gehandelt haben?"

Der Betroffene wird damit aufgefordert, selbst Argumente für sein damaliges Verhalten zu entwickeln. Weitere Fragen könnten sich anschließen:

- „Warum sind Sie nicht ins Wasser gesprungen?"
- „Warum sind Sie vor Ihrem Vater nicht weggelaufen?"
- „Warum haben Sie nicht um Hilfe gerufen?"
- „War denn das Ereignis für Sie nicht vorhersehbar?"

Der Prozess der kognitiven Umstrukturierung macht damit den Weg für das dahinterliegende primäre Gefühl der Hilflosigkeit und Ohnmacht frei. Anschließend geht es darum, diese schmerzhaften

Gefühle zusammen mit dem Patienten mitfühlend zu begleiten.

Im Unterscheid zur irrationalen Schuld wird bei der berechtigten Schuld nach Möglichkeiten der Wiedergutmachung gesucht. Mitunter ist jedoch eine angemessene Wiedergutmachung nicht möglich. In jedem Fall folgt dem Prozess der Akzeptanz die schmerzhafte Auseinandersetzung mit dem eigenen Vergehen. Und auch hier ist Mitgefühl die Qualität, die Linderung verspricht, ohne die tatsächliche Schuld deswegen infrage zu stellen.

4.5 Sitzung 61 bis 80 (drittes Behandlungsjahr)

Dos und Don'ts

Dos:
- Übergeben Sie weiterhin immer mehr Verantwortung an den Patienten.
- Fokussieren Sie neben den Emotionen und Bedürfnissen des Patienten zunehmend eine mitfühlende Haltung sich selbst gegenüber.
- Fokussieren Sie zunehmend all das, was der Patient in der Therapie schon erreicht hat.
- Fördern und fordern Sie die Eigenständigkeit des Patienten, wann immer möglich; schaffen Sie Möglichkeiten zum Ausbau des Selbstwertes.
- Validieren Sie Ängste und Befürchtungen des Patienten, die angesichts des immer näher rückenden Therapieendes auftreten.

Don'ts:
- Geraten Sie nicht in Panik, wenn gelegentlich noch einmal schweres dysfunktionales Verhalten auftritt.
- Vermeiden Sie die Bearbeitung emotional hoch belastender Themen in den letzten Therapiestunden.

In einer solch fortgeschrittenen Phase der Therapie rückt die Arbeit an der Selbstachtung, der Wertschätzung gegenüber anderen und sich selbst, der Selbstfürsorge sowie dem achtsamen Selbstmitgefühl zunehmend in den Vordergrund. Damit befindet sich die Therapie immer mehr in der letzten, dritten Therapiephase (vgl. Kap. 3.2). In der Regel arbeiten der Therapeut und die Patientin seit etwa zwei Jahren zusammen. Übergeordnetes Ziel dieser Therapiephase ist die wohlwollende Annahme der eigenen sowie Begegnung mit der eigenen Person. Stellt die zweite Therapiephase die Frage nach dem „Wer bin ich eigentlich jenseits von Borderline?“ in den Vordergrund, wird in der dritten Therapiephase die Antwort auf diese Frage gegeben – bei gleichzeitiger wohlwollender Begegnung mit der „neuen“ Identität (vgl. hierzu auch Kap. 4.3).

Zur Bereicherung der fortwährenden Arbeit mit den Emotionen der Patientin können nun zusätzliche Programme Eingang in die Therapie finden. Zur Steigerung der Selbstachtung empfiehlt sich als Grundlage beispielsweise das Buch von Potreck-Rose und Jacob (2015). Sehr empfehlenswert ist auch das Buch von Potreck-Rose und Jacob, welches 2014 erschienen ist. Zur Steigerung des achtsamen Selbstmitgefühls (MCS – Mindful Self-Compassion) empfiehlt sich das Programm von Germer (2012), ergänzt durch die Arbeit von Gilbert (2013).

Information:

Ziel der Therapiesitzungen 61 bis 80 ist die Steigerung der Selbstachtung, der Wertschätzung gegenüber anderen und sich selbst, der Selbstfürsorge sowie des achtsamen Selbstmitgefühls (Phase III). Schließlich verfolgt diese Therapiephase das Ziel, das Therapieende vorzubereiten und umzusetzen.

Da sich die Anwendung achtsamen Selbstmitgefühls als sehr effektiv erwiesen hat, soll im Folgenden kurz darauf eingegangen werden. Zum Beispiel konnten Hofmann und Kollegen (2011) zeigen, dass Selbstmitgefühl einen positiven Einfluss auf psychisches Wohlbefinden und Sozialverhalten hat. Neff und Germer (2012) fanden heraus, dass ein Training in Selbstmitgefühl weniger belastende Gefühle mit sich bringt. Gilbert und Procter (2006) konnten nachweisen, dass Compassionate Mind Training (CMT) auch bei Patienten mit Borderline-typischen Symptomen zu einer deutlichen Verringerung der depressiven bzw. Angstsymptomatik, Selbstkritik, Ausmaß an Schamgefühl bei gleichzeitiger Verbesserung des Selbstmitgefühls führt. Die Ergebnisse konnten in einer neueren Studie weitgehend bestätigt werden (Feliu-Soler et al., 2016). Zum genaueren Studium der Vorgehensweise wird auf die entsprechende Literatur verwiesen.

Achtsames Selbstmitgefühl meint, in den Momenten, in denen wir leiden, für uns selbst zu sorgen, wie wir es für einen geliebten Menschen tun würden. Selbstmitgefühl bedeutet demnach, sich in einer Situation des Schmerzes und Leidens selbst zu beruhigen und zu trösten. Damit ist Selbstmitgefühl das Gegenteil von Selbstabwertung. Achtsamkeit bedeutet, den Schmerz und ggf. das Leiden wahrzunehmen, ihm Raum zu geben; Selbstmitgefühl befüllt diesen Raum mit einer wohlwollenden und liebevollen Haltung.

Die Praxis des achtsamen Mitgefühls verfolgt hierbei nicht das Ziel, dass es einem besser geht, sondern sie wird praktiziert, *weil* es einem schlecht geht. Wir begegnen den Schmerzen und den Wunden, die das Leben der Patientin zugefügt hat, mit Mitgefühl. Dabei werden diese Wunden nicht aktiv aufgesucht, sondern sie werden versorgt, wann immer sie zum Vorschein kommen.

Information:

Übergeordnetes Ziel des Praktizierens von achtsamem Mitgefühl ist, sich als Mensch in all seinen Unzulänglichkeiten wohlwollend anzunehmen, zu akzeptieren; festzustellen, dass die Dinge perfekt sind, weil sie nicht perfekt sind.

Es gibt viele Möglichkeiten, achtsames Selbstmitgefühl in die Therapie einfließen zu lassen. Allein die mitfühlende Haltung des Therapeuten hat implizit fortwährend einen Einfluss auf die Therapie und sollte von Anfang praktiziert werden. Beispielsweise stellt das Herausarbeiten der Wichtigkeit von Sprache, in der wir mit uns selbst kommunizieren, eine sehr schöne und gleichzeitig effektive Möglichkeit dar, achtsames Selbstmitgefühl von Anfang an zur Anwendung zu bringen.

Christopher Germer fragte einmal in einer Fortbildung, wie viele Personen sich schon einmal einen Knochen ihres Körpers gebrochen hatten und bei wem dieser gebrochene Knochen wieder erfolgreich zusammengewachsen ist. Jeder, der sich einmal einen Knochen gebrochen hatte, meldete sich. Anschließend erkundigte sich Christopher Germer danach, wie viele Personen bereits einmal durch Worte von anderen verletzt worden sind, woraufhin sich alle Teilnehmer meldeten. Und auch hier fragte er, bei wie vielen die davon getragene Verletzung wieder vollständig verheilt war. Diesmal meldeten sich vergleichsweise wenige Personen. Hier zeigte sich eindrucksvoll, wie sehr Worte verletzen können. Dies betrifft sowohl den Inhalt als auch den Tonfall des Gesprochenen. Es sollte also auf die Wahl der Worte und Sätze, die man zu sich und zu anderen sagt, sehr viel Wert gelegt werden. Insbesondere selbstabwertende Äußerungen sollten aktiv unterbrochen und durch wohlwollende, mitfühlende Äußerungen ersetzt werden. Gleichzeitig sollte auch auf den Tonfall, in dem diese neuen Äußerungen formuliert sind, genau geachtet werden. Nur ein annehmender und mitfühlender Tonfall bringt die ganze Wirkung der neuen Formulierung zur Entfaltung.

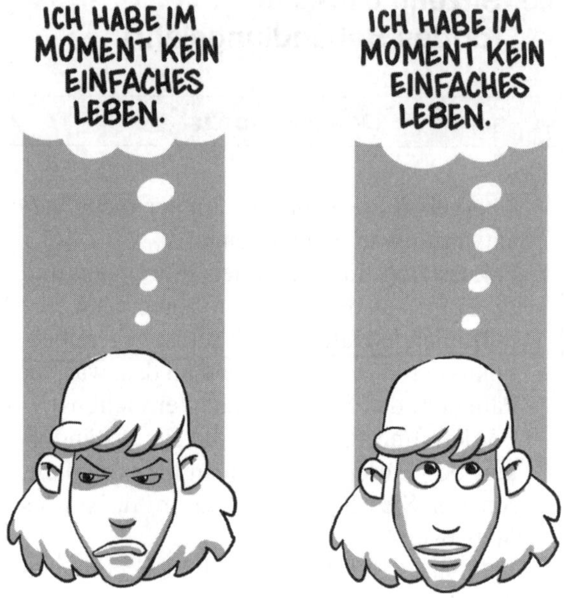

© Klaus Gehrmann

Nachfolgend findet sich ein Beispiel zur Arbeit an einem achtsamen Selbstmitgefühl. Es geht um die Art und Weise, wie die Patientin über sich selbst redet. Voraussetzung für dieses Vorgehen ist, dass die Patientin bereits einen Zugang zu ihren Bedürfnissen hat. Dies kann häufig erst in der zweiten Therapiephase erwartet werden. Gerade Bedürfnisse nach Zuneigung, Anerkennung und Liebe werden anfänglich von den Patienten kategorisch negiert und als bedrohlich empfunden.

Es hat sich als hilfreich erwiesen, der kritischen, invalidierenden inneren Instanz einen „Arbeitsnamen" zuzuordnen; dies erleichtert die Identifizierung und den Umgang mit dieser Instanz. Wir nennen nachfolgend diese kritische Instanz den „gnadenlosen Richter"; eine andere Namensgebung ist aber genauso denkbar.

Achtsames Selbstmitgefühl

Die Arbeit ist in sieben Abschnitte unterteilt:

1. Wahrnehmen und Benennen des „gnadenlosen Richters" sowie Validierung der Ursache für den „gnadenlosen Richter".
2. Hinterfragen des „gnadenlosen Richters".
3. Identifikation der zugrunde liegenden Bedürfnisse und Wünsche.
4. Anerkennung der Funktion des „gnadenlosen Richters".
5. Entwickeln von Selbstmitgefühl angesichts der Auswirkungen durch den „gnadenlosen Richter".
6. Umwandlung der Bedürfnisse in Metta-Sätze.
7. Anwendung der Metta-Sätze.

Anmerkung:

In der Metta-Meditation wird eine freundliche und wohlwollende Haltung gegenüber allen Lebewesen, einschließlich sich selbst, geübt. In der Meditation werden Sätze der liebenden Güte (Metta) an sich selbst und andere gesendet. Mögliche Formulierungen sind: „Möge es mir gut gehen", „Möge ich glücklich sein", „Möge ich mit mir zufrieden sein, so wie ich bin".

Beispieldialog: Arbeit an einem achtsamen Selbstmitgefühl

P.: Ich bin es einfach nicht wert, ein besseres, zufriedenes Leben zu führen.

(Nachfolgend identifiziert und benennt der Therapeut den „gnadenlosen Richter" und validiert die Ursache für den „gnadenlosen Richter".)

Th.: Oh! Was für ein Satz! [V6] Hat sich Ihr „gnadenloser Richter" wieder gemeldet? [C2] Was löst dieser Satz bei Ihnen aus? [C1]

P.: Er fühlt sich stimmig an.

Th.: Das glaube ich Ihnen. Sie haben diesen Satz wahrscheinlich in dieser oder in ähnlicher Form schon von klein auf gehört, oder? [V4]

P.: Ja.

Th.: … bis er irgendwann zu Ihrer eigenen Wahrheit wurde. [C1]

P.: So ist es.

(Der Therapeut hinterfragt den „gnadenlosen Richter".)

Th.: Aber haben Sie auch den Eindruck, dass dieser Satz Ihnen guttut? [C3, I2, D2]

P.: Hm …

Th.: Dass Sie damit Ihrem Ziel, ein zufriedener Mensch zu werden, näherkommen? Oder Sie sich gar Ihren Werten, die wir eingangs erarbeitet haben, weiter annähern, z. B. eine eigenständige, junge Frau zu sein? [C3, I2]

P.: Eigentlich nicht.

Th.: Ok. Haben Sie Interesse an einem kleinen Experiment? [L8.5]

P.: Hm …

Th.: Ja oder nein? [L8.5]

P.: Ok.

(Der Therapeut versucht nun, die zugrunde liegenden Bedürfnisse zu identifizieren.)

Th.: Können Sie sich mal die Frage stellen, was Sie genau brauchen, um ein zufriedener Mensch zu sein. Was sind genau Ihre Bedürfnisse? [P2]

P.: Das weiß ich nicht so genau …

Th.: Lassen Sie sich Zeit. Schauen Sie genau hin. [L7]

P.: Sie meinen das, über was wir schon mal gesprochen haben. Anerkennung durch andere? Liebe? Wertschätzung?

Th.: Ja, genau! [M1] Das sind sehr universale Bedürfnisse, d. h. sehr normale und nachvollziehbare Bedürfnisse, wie sie jeder andere Mensch auch hat. [L4]

P.: Nur habe ich sie nie bekommen.

Th.: Das stimmt. [V6]

(Pause)

Was meinen Sie, warum wir uns darüber unterhalten? Jetzt? [C3, D1]

P.: Damit ich anders mit mir umgehe?

Th.: Genau! Und was meinen Sie, wie Sie mit Ihren Bedürfnissen bislang umgegangen sind? [P2]

P.: Gar nicht. Ich habe ja kein Recht drauf.

Th.: Hm … Na, Sie gehen schon mit Ihren Bedürfnissen um. Allerdings nicht so, dass diese befriedigt werden. [I2] Was machen Sie nämlich mit Ihren Bedürfnissen? [P2]

P.: Ich lehne Sie ab?

Th.: Ja, genau! Sie halten Sie auf Distanz, Sie verurteilen sie sogar. [I2] Werden sie deswegen weniger? [L5, I2, M2]

P.: Nee. Eigentlich nicht.

(Ab hier beginnt der Therapeut die Funktion des „gnadenlosen Richters" zu erarbeiten.)

Th.: Was wäre denn passiert, wenn Sie diesen Bedürfnissen damals nachgegangen wären? Wenn Sie sich z. B. Anerkennung und Wertschätzung gegeben hätten? Oder diese gar eingefordert hätten? [P5]

P.: Das wäre nicht gegangen.

Th.: Warum nicht? [P1]

P.: Ich hätte mich gegen meinen Vater aufgelehnt.

Th.: Hätten Sie das nicht gedurft? [P8]

P.: Ich glaube, er hätte mich umgebracht. Oder die ganze Familie.

Th.: Sie haben also lieber Ihre Bedürfnisse verraten, sich als wertlos eingeordnet, als diese Gefahr einzugehen? [V4, P5]

P.: Ja, genau!

(Pause; jetzt versucht der Therapeut bei der Patientin Selbstmitgefühl angesichts der Auswirkungen des „gnadenlosen Richters" zu entwickeln.)

Th.: Das macht mich traurig, wenn ich mir das so vorstelle und hineinfühle. [R5] Was haben Sie alles dafür aufgegeben! Und wie sind Sie stattdessen mit sich umgegangen! [V6, R3, D3]

(Pause)

Was kommen bei Ihnen für Gefühle? [P2]

P.: Hm … Ich weiß nicht …

Th.: Können Sie sich vorstellen, eine Freundin erzählt Ihnen das? [L3]

P.: Ja.

Th.: Können Sie sich in die Freundin und was sie alles dafür aufgegeben hat, hineinfühlen? [L3]

P.: Ja.

Th.: Was für ein Gefühl tritt bei Ihnen auf? [P2]

P.: Ja, auch Traurigkeit.

Th.: Hmhm … [V1, M1]

(Pause; Therapeut lehnt sich nach hinten.) [E1, D1]

Th.: Das nennt man Mitgefühl. [L4] Können Sie dasselbe Gefühl nun auf sich selbst anwenden? Selbstmitgefühl aufkommen lassen? [L7] Angesichts dieses kleinen Mädchens, das ganz normale Bedürfnisse hat, diese aber nicht ausleben darf und stattdessen lernt, ganz harsch und gnadenlos mit sich umzugehen? [D5]

(Pause; die Patientin schaut traurig.)

Th.: So ist das. Traurig. [V6]

(Pause) [E1]

Haben Sie eine Idee, wie Sie heute, jetzt, mit Ihren Bedürfnissen umgehen könnten? [L3]

P.: Ich weiß nicht …

(Pause)

Th.: Soll ich Ihnen einen Tipp geben? [L8.5]

P.: Ja.

(Nun bereitet der Therapeut die Umwandlung der Bedürfnisse in Metta-Sätze vor.)

Th.: Vielleicht könnten Sie Folgendes versuchen: Nehmen Sie Ihre Bedürfnisse wahr und versuchen Sie, diese anzuerkennen. [L4] Und vielleicht können Sie Ihren Bedürfnissen sogar mit ein wenig Mitgefühl begegnen. [L7]

P.: Oh …

Th.: Und könnten Sie zu sich dabei Folgendes sagen: „Möge ich geliebt werden. Möge ich Anerkennung bekommen. Möge ich wertgeschätzt werden." [L7, C4] Wenn Sie wollen, können wir das gerne einmal zusammen durchführen. [L4] Aber nur, wenn Sie das wirklich wollen. [L8.5] Denn das könnte sich ganz anders anfühlen, als das, was Sie bislang erfahren haben. Und – fast noch schlimmer: Es könnte dazu führen, dass sich bei Ihnen noch mehr verändert, als dies ohnehin schon der Fall ist. [L8.2, I3]

P.: Probieren können wir das ja mal.

Der Therapeut bittet nun die Patientin, die Augen zu schließen. Anschließend bittet er sie, sich als die junge Frau vorzustellen, die sie ist, mit Ihren ganz normalen Bedürfnissen. Dann bittet er die Patientin, ganz leicht zu lächeln; damit stellt der Therapeut sicher, dass die Patientin die formulierten Sätze nicht in einen harschen Tonfall umformuliert. Schließlich sagt der Therapeut die erwähnten Sätze, jeweils zweimal, mit jeweils etwa fünf Sekunden Pause zwischen den einzelnen Sätzen. Anschließend bespricht der Therapeut die Er-

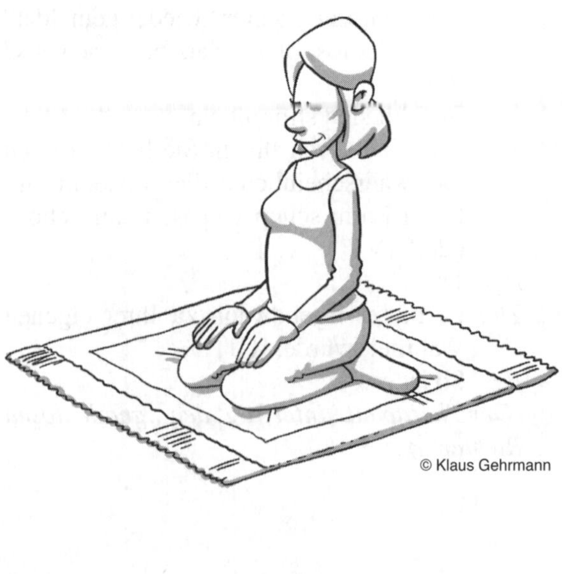

fahrungen mit der Patientin. Als Hausaufgabe erhält sie den Auftrag, diese Übung mindestens dreimal pro Tag durchzuführen. Der Therapeut betont insbesondere, dass die Patientin bei der Formulierung der Sätze auf ein leichtes Lächeln achten soll.

Es kann nicht erwartet werden, den „gnadenlosen Richter“ zum Schweigen zu bringen. Aber es kann mit diesem Vorgehen ein neuer Raum neben diesem „gnadenlosen Richter“ erschaffen werden, ein Raum, in dem etwas Neues entstehen kann. Dieser neue Raum muss nicht immer kommentiert werden. Manchmal drückt ein mitfühlendes Schweigen deutlich mehr aus als jedes formulierte Wort; womit zudem sichergestellt wird, dass der zu befüllende Raum auch wirklich der Raum der Patientin und nicht der des Therapeuten ist.

4.5.1 Das Therapieende

Dos und Don'ts

Dos:

- Beginnen Sie rechtzeitig mit dem Ansprechen des anstehenden Therapieendes.
- Beginnen Sie rechtzeitig mit der Auflösung der therapeutischen Beziehung – ein Drittel der Therapiezeit dient der Beendigung der Therapie.
- Fragen Sie nach bisherigen Erfahrungen beim Abschiednehmen.
- Validieren Sie die Emotionen des Patienten, die im Rahmen des Abschiedes auftreten.
- Haben Sie Mitgefühl und fordern Sie den Patienten aktiv zu Selbstmitgefühl auf.
- Übergeben Sie noch mehr Verantwortung an den Patienten; das Finden wie auch Umsetzen der jeweiligen Problemlösung ist Aufgabe des Patienten.
- Vertrauen Sie dem Patienten, dass er auch ohne Sie zurechtkommt. Geben Sie diesem Vertrauen Ausdruck.
- Nutzen Sie die Möglichkeit, die Zeiträume zwischen den letzten Therapiestunden auszudehnen.
- Bieten Sie ein Kontingenzmanagement an, wenn der Patient einen kompetenten und erwachsenen Abschied ermöglicht. Verlängern Sie die Therapie nur, wenn der Patient sehr deutlich von der DBT profitiert hat.
- Die letzten beiden Therapiestunden dienen der abschließenden Reflexion der Therapie.
- Ermöglichen Sie Kontakt auch nach dem offiziellen Ende der Therapie – sofern sich das mit Ihren persönlichen Grenzen vereinbaren lässt.

Don'ts:

- Verstärken Sie am Ende der Therapie niemals dysfunktionales Verhalten über vermehrte Zuwendung, auch nicht über eine Verlängerung der Therapie.
- Geraten Sie nicht in Panik, wenn gelegentlich noch einmal schweres dysfunktionales Verhalten auftritt.
- Vermeiden Sie die Bearbeitung emotional hoch belastender Themen in den letzten Therapiestunden.

Das Therapieende ist eine sehr entscheidende Phase der Therapie. Sie kann sowohl für die Patientin als auch den Therapeuten eine sehr emotionale Zeit sein. Erreichte Erfolge können hier herausgearbeitet werden, Einzelaspekte können besonders fokussiert und damit in ihrer Bedeutung herausgestellt werden. Im besten Fall hat die Patientin ihre Borderline-Störung hinter sich gelassen, wird in ein „neues Leben“ entlassen – auch wenn sie nach wie vor emotional „Ferrari fährt“. Im schlechtesten Fall bricht die Patientin die Therapie vorzeitig ab, um den schwierigen Prozess des Abschiednehmens zu vermeiden. Schweres dysfunktionales Verhalten kann gelegentlich nochmals auftreten; eine klare Haltung seitens des Therapeuten ist gerade in der Abschiedsphase wichtiger denn je.

Merke:

Das Therapieende ist in der DBT von Anfang an Thema. Bereits in der ersten Sitzung sollten Sie die Endlichkeit und die voraussichtliche Dauer der Therapie ansprechen. Erwähnen Sie die von der Krankenkasse reglementierte Anzahl von maximal 80 Therapiesitzungen.

Wie bereits erwähnt, gibt es in der DBT eine sehr wichtige Regel: Ein Drittel der Therapiezeit dient der Auflösung der therapeutischen Beziehung. Diese lange Zeitspanne ist vor allem der engen therapeutischen Beziehung geschuldet, die in der DBT eingegangen wird (vgl. auch Kap. 3.6). Prozesse, die anfänglich an die therapeutische Beziehung gekoppelt sind, werden hierbei zunehmend in die Eigenverantwortung der Patientin überführt. Gleichzeitig wird den Emotionen, die im Rahmen des Abschiedsprozesses auftreten, ausreichend Raum gegeben.

Beispieldialog: Bevorstehendes Therapieende

Th.: Ist Ihnen klar, dass wir nunmehr nur noch 15 Stunden haben? [S7]
P.: Ja. Ich weiß gar nicht, was ich ohne Sie machen soll. Ich traue mir das noch nicht zu, mein Leben allein zu bewältigen.
Th.: Haben Sie Angst vor dem Therapieende bzw. dass Sie dann allein dastehen? [V3, P2]
P.: Ja, große sogar.
Th.: Das ist auch kein einfacher Schritt. Die meisten Patienten haben Angst vor dem Therapieende. [V5]
(Pause; Therapeut lehnt sich zurück.) [D1]
Th.: Haben Sie Ideen, wie wir das Therapieende mehr in Ihrem Sinne gestalten können? [V1, L3]
P.: Wie meinen Sie das?
Th.: Es gibt da unterschiedliche Möglichkeiten. Wollen Sie diese hören? [L8.5]
P.: Nur mal her damit.
Th.: Es gäbe beispielsweise die Möglichkeit, die Therapiestunden gegen Ende in einem größeren zeitlichen Abstand stattfinden zu lassen. So könnten sich 15 Therapiestunden z. B. über ein Jahr hinziehen. Auch gibt es die Möglichkeit, dass wir uns im Anschluss an das offizielle Therapieende noch gelegentlich sehen, z. B. einmal im Quartal zu einem therapeutischen Gespräch. [S7] Denn es interessiert mich natürlich auch, wie es Ihnen dann weiterhin geht. [R3]

Merke:

Es kann hilfreich sein, wenn Sie genauer erfragen, welche Erfahrung der Patient bislang mit dem Abschiednehmen gemacht hat. Viele Patienten vermeiden beispielsweise das konkrete Abschiednehmen, weil der Prozess für sie zu schmerzhaft ist. Dies sollte von Ihnen rechtzeitig thematisiert und mögliche Probleme vorweggenommen werden.

In Abhängigkeit von den Erfahrungen und Erwartungen der Patientin sollte der Abschiedsprozess konkret geplant werden. Um die damit in Zusammenhang stehenden Emotionen zu aktualisieren und einer Bearbeitung zugänglich zu machen, hat es sich bewährt, das Therapieende im letzten Therapiedrittel jede oder zumindest jede zweite Stunde kurz anzusprechen und nach den konkreten Emotionen diesbezüglich zu fragen.

Profitiert die Patientin sehr von der Therapie und besteht nach wie vor eine inhaltliche Notwendigkeit, die Therapie fortzuführen (z. B. zur Fortführung einer Traumatherapie), kann bei einer über die Krankenkasse finanzierten Therapie versucht werden, über den Regelstundensatz hinaus Sitzungen zu beantragen. Viele Gutachter sind einer außerordentlichen Verlängerung bei der Behandlung von Borderline-Patienten durchaus offen gegenüber. Da eine solche Verlängerung allerdings keinesfalls sicher ist, empfehlen wir, die Möglichkeit einer solchen Verlängerung nicht bereits zu Beginn der Therapie zu thematisieren. Zudem kann die Beantragung einer solchen Therapieverlängerung als effektives Kontingenzmanagement eingesetzt werden, z. B.:

„Für den Fall, dass Sie sich weiterhin so konsequent mit Ihren Emotionen auseinandersetzen, wäre ich bereit, mit Ihnen gemeinsam bei der Kasse um eine letztmalige Verlängerung der Therapie anzufragen."

In der vorletzten oder letzten Therapiestunde ist es möglich, die therapeutische Situation zu verlassen und beispielsweise gemeinsam einen Kaffee trinken zu gehen. Der Therapeut begleitet die Patientin mit diesem Schritt zurück in die „normale Welt". Thematisch sollten die Patientin und der Therapeut die Therapie nochmals Revue passieren lassen. Folgende Punkte sollten besonders fokussiert werden:

- Wie fühlte sich die erste Begegnung an? Welche Erwartungen und Ängste hatte die Patientin?
- Was waren die Werte und Ziele der Patientin? Was würde heute auf dem Grabstein stehen (vgl. Grabsteinübung in Kap. 4.1). Welche der Ziele wurden wie erreicht und welchen Werten hat sich die Patientin damit genähert? Sind neue Werte und Ziele im Laufe der Therapie dazu gekommen?
- Welche Funktionen hatte das Fertigkeitentraining?
- Nachfolgende Aspekte sollten berücksichtigt werden:
  - Veränderungen im Umgang mit starken emotionalen Erregungszuständen/Spannungszuständen.

  - Veränderungen im Umgang mit Emotionen.
  - Veränderungen im Umgang mit zwischenmenschlichen Aspekten.
  - Veränderungen in der beruflichen Situation.
  - Veränderungen bei den individuellen Einzelzielen.
- Gab es besondere Meilensteine, Schlüsselsituationen?
- Gibt es eine Kernbotschaft, die die Patientin aus der Therapie mitnimmt?
- Wie war die therapeutische Beziehung am Anfang, wie während der Therapie, wie ist sie jetzt am Ende der Therapie?
- Wer bin ich jenseits von Borderline?

Der Therapeut sollte auch seinen Eindruck über den Therapieverlauf formulieren – vorausgesetzt, die Patientin wünscht dies.

„Haben Sie Interesse, dass ich Ihnen auch meine Wahrnehmung über den Therapieverlauf wiedergebe?"

Merke:

Es ist sinnvoll, wenn Sie mögliche Schwierigkeiten, die sich nach dem Ende der Therapie ergeben könnten, vorwegnehmen. Besprechen Sie im Vorfeld mit dem Patienten konkrete Fertigkeiten.

Sollten zu Beginn der Therapie Fragebögen zum Einsatz gekommen sein (vgl. Kap. 4.1, zweite Therapiesitzung), kann dies ein guter Zeitpunkt sein, diese nochmals von der Patientin ausfüllen zu lassen. Veränderungen sollten gemeinsam besprochen werden. Ebenfalls ist es denkbar, dass die BPS-Kriterien des SKID-II (Fydrich et al., 1997) nochmals erhoben werden. Es ist häufig so, dass das Vollbild einer BPS am Ende der Therapie nicht mehr besteht (Stiglmayr et al., 2015). Ein solches Ergebnis kann auf eine sehr schöne Art und Weise deutlich machen, dass die Patientin ihre Hilfs-Identität („Ich bin nur Borderline-Patientin") durch ihre wahre Identität ersetzt hat (z. B.: „Ich bin ein bisschen Borderline und …").

Bewährt hat sich auch ein symbolisches Abschiedsgeschenk. Dies kann z. B. ein Stein sein oder ein kleines Buch (z. B. das Buch „Das Einmaleins der Achtsamkeit" von Wilker, 2014). Auch ein persönlich erstelltes Zertifikat oder ein Abschiedsbrief kann sehr wertvoll sein.

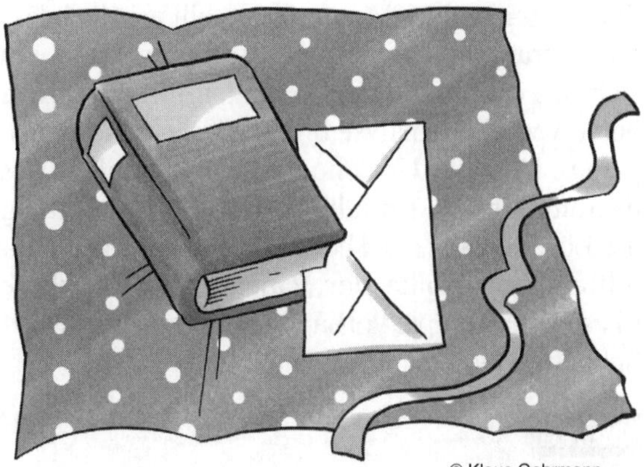

Viele Patienten erkundigen sich danach, ob sie nach dem Therapieende noch E-Mails schreiben dürfen oder ob sie im Notfall noch einmal vorbeikommen können. Wir haben die Erfahrung gemacht, dass es den Prozess der Ablösung häufig vereinfacht, wenn gelegentlich noch ein Kontakt stattfindet. Empfehlenswert sind z. B. vierteljährliche bis halbjährliche Sitzungen zur Wiederauffrischung; diese können im Rahmen einer Kassenleistung als psychotherapeutisches Gespräch abgerechnet werden. Zudem sind auch die Therapeuten zumeist sehr am weiteren Lebensverlauf der Patienten interessiert. Von Telefonkontakten nach dem offiziellen Therapieende raten wir allerdings ab. Entscheidend bei der Regelung der weiteren Kontakte ist, dass der Therapeut sich sehr klar über das ist, was er sich vorstellen kann und was nicht. Er sollte seine Grenzen und Erwartungen in aller Deutlichkeit ansprechen. Auch sollte er die Patientin nach deren Vorstellungen fragen.

Schließlich kann es bei manchen Patienten indiziert sein, sie nochmals in das Konsultationsteam einzuladen, um die Erfolge zu berichten. Auch bei diesem Vorgehen hat es sich bewährt, den Abschied ein wenig zu zelebrieren (z. B. alle trinken gemeinsam Kaffee; das Konsultationsteam überreicht ein gemeinsames symbolisches Geschenk oder Zertifikat). Der erneute Besuch des Konsultationsteams sollte jedoch nur stattfinden, wenn die Patientin dies wünscht.

Es kommt häufig vor, dass es in der Abschiedsphase noch einmal zu schwerwiegendem Problemverhalten kommt. Dies ist zumeist nur vorübergehender Natur, es sei denn, der Therapeut verstärkt dysfunktionales Verhalten. In keinem Fall sollte dysfunktionales Verhalten (z. B. starke Suizidalität, die im Rahmen des Abschieds auftritt) durch eine Verlängerung der Therapie belohnt werden.

Stattdessen sollte in Aussicht gestellt werden, dass die Therapie möglicherweise früher endet, wenn sich das dysfunktionale Verhalten fortsetzt. Eine kurze Verhaltensanalyse bringt Klarheit und Transparenz über die Ursache und Funktionalität des dysfunktionalen Verhaltens. Bei der Erarbeitung der Lösung kann der Therapeut durchaus noch behilflich sein, sollte der Patientin die für diese Phase der Therapie vorhandene Eigenverantwortlichkeit jedoch nicht beschneiden.

Merke:

Verstärken Sie dysfunktionales Verhalten des Patienten niemals über das Angebot einer Verlängerung der Therapie

4.6 Der Umgang mit besonderen Situationen

Nachfolgend findet sich eine Auswahl an Problemsituationen, die in der Arbeit mit Borderline-Patienten gelegentlich vorkommen können. Wir wollen versuchen, hierfür kurze Handlungsanweisungen darzustellen.

4.6.1 Der Umgang mit Schweigen

Hierbei gilt es zu unterscheiden, ob es sich um produktives oder unproduktives Schweigen handelt. Produktives Schweigen meint, dass sich die Patientin während der Phase des Schweigens mit den Inhalten und Prozessen auseinandersetzt. Sie ist emotional beteiligt und präsent. Unproduktives Schweigen hingegen hat für die Therapie keinen Nutzen, sondern ist Vermeidungsverhalten gleichzusetzen. Zumeist geht es um die Vermeidung von bestimmten Emotionen.

Letzteres ist generell abzugrenzen von starker Dissoziation, in welcher die Patientin zu keiner Reaktion mehr fähig ist. Dissoziiert die Patientin, sollte ein anderes als das nachfolgend beschriebene Vorgehen gewählt werden (vgl. hierzu Kap. 4.6.2).

Es kommt nur selten vor, dass die Patientin komplett schweigt, zumeist kommen vereinzelte Äußerungen, die Patientin wirkt insgesamt verschlossen und einsilbig. Wir beschreiben trotzdem den Extremfall, nämlich, dass die Patientin gar nichts mehr sagt.

Unproduktives Schweigen der Patientin führt bei uns Therapeuten zumeist zu einem Moment der Verunsicherung. Hält der Zustand länger an, schlägt dieser in Ärger und schließlich in Hilflosigkeit um. Schließlich ist es auch möglich, dass starke Wut auftritt. Da diese Zustände, vor allem wenn sie länger bestehen, für die Therapie nicht hilfreich sind, ist es notwendig, diese rechtzeitig anzusprechen und das Schweigen zu beenden.

Merke:

Als grobe Orientierung sollte dysfunktionales Schweigen nicht länger als 15 bis maximal 30 Sekunden zugelassen werden. Sprechen Sie den Patienten direkt an und verbalisieren Sie ggf. Ihre Verunsicherung.

Beispiel: Umgang mit Schweigen

Th.: Frau S.? Was ist los bei Ihnen? [P1, V1]
P.: *(Schweigen.)*
(Pause)
Th.: Ich merke gerade, dass ich zunehmend verunsichert bin, wenn Sie so lange nichts sagen. [M5, R5, R4] Wollen Sie das? [C1]

Schweigt die Patientin weiterhin, sollte überprüft werden, ob die Patientin dissoziiert. Solange die Patientin reagibel bleibt, kann allerdings davon ausgegangen werden, dass die Patientin in keinem relevanten Ausmaß dissoziiert; am besten bemerkt man das an der Gestik und Mimik der Patientin. Helfen auch weitere Angebote des Therapeuten nicht weiter, muss der Therapeut aktiver in die Situation eingreifen (siehe Beispiel):

- „Kann es sein, dass Sie gerade unter großen Druck stehen und deswegen schweigen?"
- „Gibt es irgendetwas, was ich für Sie tun kann, damit Sie diesen Zustand beenden können?"

Beispiel: Umgang mit Schweigen (Forts.)

Th.: Frau S., ich habe den Eindruck, dass es nicht so richtig produktiv ist, wenn ich mich hier abmühe und Sie weiterhin im Schweigen verbleiben. [M5, R5, I2] Ich schlage daher vor, dass Sie kurz das Zimmer verlassen und sich draußen dann überlegen, wie es hier heute weitergehen könnte. [M3, L7] Ich schlage vor, dass Sie vielleicht in fünf Minuten wieder zurückkommen?

Verlässt die Patientin das Zimmer nicht, kann es angebracht sein, dass stattdessen der Therapeut das Zimmer verlässt, mit der Ankündigung, dass er in fünf Minuten wieder zurückkehrt.

Schweigt die Patientin nach Ablauf der Zeit weiterhin, sollte die Therapiestunde vorzeitig beendet werden.

Beispiel: Umgang mit Schweigen (Forts.)

Th.: Frau. S., ich habe gerade nicht den Eindruck, dass das heute irgendetwas bringt, was wir hier machen. [I2] Bevor ich mich jetzt in der Gänze hilflos fühle, schlage ich vor, dass wir die Therapiesitzung vorzeitig beenden. [R5, M5, M3] Wir haben ja schon einen neuen Termin für nächste Woche. Es würde mich sehr freuen, wenn wir dann wieder miteinander reden können. [R5, M1]

Schweigt die Patientin auch in der nächsten Stunde, sollte über eine Therapiepause nachgedacht werden. Dieses Vorgehen sollte allerdings im Vorfeld mit dem Konsultationsteam abgesprochen werden. In Kapitel 4.3.1 findet sich eine genauere Beschreibung für den Umgang mit Verhalten, welches weitere Therapiefortschritte gefährdet bzw. behindert.

4.6.2 Der Umgang mit Dissoziation

Studienergebnisse konnten zeigen, dass Dissoziation aktive Lernprozesse behindert (Ebner-Priemer et al., 2009). Entsprechend fanden Kleindienst und Mitarbeiter (2011), dass Patienten, die stark dissoziieren, von der DBT deutlich weniger profitieren. Aus diesem Grund ist ein proaktiver Umgang mit Dissoziation von Seiten des Therapeuten sehr wichtig.

Generell sollte zu Beginn der Therapie unter Einsatz der DSS (Stiglmayr et al., 2010; Priebe et al., 2014) das Ausmaß der Dissoziation bei der Patientin abgeklärt worden sein. Ergeben sich Hinweise auf eine verstärke Dissoziationsneigung oder gar auf eine zusätzliche dissoziative Störung, kann der Einsatz des SKID-D (Gast et al., 2000) für diagnostische Sicherheit sorgen.

Akute Dissoziation kann zumeist auf zwei Ursachen zurückgeführt werden. Entweder die Dissoziation hängt mit einer starken aktuellen emotionalen Erregung zusammen (Stiglmayr et al., 2005) oder sie tritt traumaassoziiert auf. Letzteres ist häufig im Rahmen von traumazentrierter Therapie der Fall (vgl. Kap. 3.3.6), kann aber auch durch eine Äußerung oder andere Verhaltensweisen des Therapeuten sowie durch aktuelle Therapieinhalte ausgelöst werden.

Merke:

Unterbrechen Sie akute Dissoziationen des Patienten. Je stärker die Dissoziation, umso aktiver müssen Sie eingreifen.

Dissoziiert die Patientin in der Stunde, sollte der Therapeut die Patientin direkt ansprechen:

- „Sind Sie noch da?"
- „Dissoziieren Sie gerade?"

Dissoziation lässt sich gut an einer zunehmend eingeschränkten Reagibilität der Patientin feststellen. Beispielsweise reagiert die Patientin nur noch verzögert, schaut nach unten, wirkt generell weit entfernt, im Extremfall reagiert sie gar nicht mehr. Hilfreiche Beispiele zur Identifikation dissoziativer Zustände finden sich im Buch von Priebe et al. (2014). Zur Orientierung und auch zur Verifizierung akuter Dissoziation kann auch die DSS-akut zum Einsatz kommen (Stiglmayr et al., 2003); dies ist jedoch nur möglich,

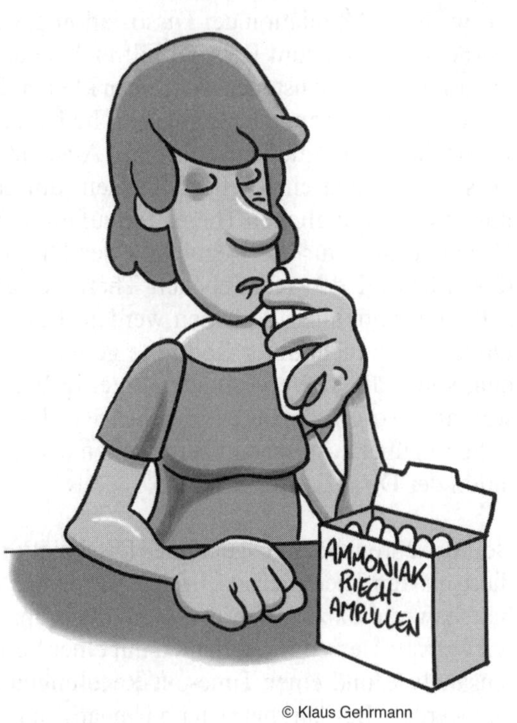

solange die Patientin zumindest noch teilweise reagieren kann. Generell gilt, dass bei einem Dissoziationsausmaß von 30 bis 40 (auf einer Skala von 0 bis 100; 100 bedeutet maximale Dissoziation) ein aktiver Umgang mit der Dissoziation gefunden werden sollte.

Es ist empfehlenswert, mit der Patientin das konkrete Vorgehen im Vorfeld abzusprechen. Dies ist besonders wichtig, sollte der Therapeut planen, die Patientin zur Beendigung der Dissoziation zu berühren (z.B. am Arm, an der Schulter). Liegt hierzu keine Absprache vor, sollte von einem solchen Vorgehen Abstand genommen werden. Stattdessen kann auf den Einsatz von Ammoniak, lautes Klatschen, direkte Ansprache unter Nennung des Namens zurückgegriffen werden. Die Patientin sollte vor allem aufgefordert werden, nach oben zu schauen, am besten den Blickkontakt mit dem Therapeuten zu suchen.

Merke:

Schenken Sie der Dissoziation nicht zu viel Aufmerksamkeit. Die Fokussierung auf den Patienten führt zumeist dazu, dass die Dissoziation eher stärker wird. Wenden Sie daher eher kurze, aber „knackige" Interventionen an.

Ist es gelungen, dass sich die Patientin wieder im Kontakt mit ihrer Umgebung befindet, sollten gemeinsam weitere Fertigkeiten zur Reduktion bzw. zur weiteren Regulation der Dissoziation gesucht werden. Es kann zum Beispiel hilfreich sein, gemeinsam kurz aufzustehen, sich einen kleinen Ball zuzuwerfen oder ein paar gymnastische Übungen zu machen. Anschließend sollte das Ausmaß der Dissoziation neu eingeschätzt werden, um dann mit dem ursprünglichen Thema fortzufahren. Die Verantwortung für die Regulation der Dissoziation während der verbliebenen Therapiestunde sollte der Patientin überlassen werden. Kann die Dissoziation nicht unter Kontrolle gebracht werden, sollte die Therapiestunde vorzeitig beendet werden – sofern davon auszugehen ist, dass die Patientin über ausreichend Fertigkeiten zur Regulation der Dissoziation verfügt.

Bei fortschreitender ausgeprägter Dissoziation ist diese als den Therapiefortschritt gefährdende Verhaltensweise einzustufen und kann dann ähnlich wie selbstverletzendes Verhalten mit einer Verhaltensanalyse und einer Time-out-Regelungen belegt werden. Bewährt hat sich im Umgang mit Dissoziation auch ein klares Kontingenzmanagement (z.B. frühzeitige Beendigung der Therapiestunden, Ausfall von einzelnen Therapiestunden). Da die Patienten allerdings häufig die Überzeugung haben, Dissoziation nicht kontrollieren zu können und damit aversives Kontingenzmanagement als willkürliche Bestrafung empfinden, ist es besonders wichtig, das Vorgehen mit der Patientin im Vorfeld im Detail abzusprechen.

Beispieldialog: Umgang mit Dissoziation

Th.: Frau S., das Ausmaß der Dissoziation hat in letzter Zeit sehr überhandgenommen, oder? [P1, M3]
P.: Hm ...
Th.: Ich habe den Eindruck, dass Therapiefortschritte dadurch ernsthaft gefährdet werden. Manchmal geht doch ein Gutteil der Therapiestunden für die Regulation von dissoziativen Zuständen drauf. [C1]
P.: Ich kann ja auch nichts dafür. Ich kann das ja nicht kontrollieren.
Th.: Sie haben den Eindruck, dass die Dissoziation eher Sie kontrolliert, als umgekehrt? [V2]
P.: Ja, genau so ist.
Th.: Das ist dann natürlich in der Tat ein Problem. [V3]
P.: Sie sagen es.
Th.: Sollen wir mal gemeinsam überlegen, was Ihnen und damit der Therapie helfen könnte? [L3, R3, L8.5] Vielleicht fällt uns ja was ein.
P.: Wenn Sie was „auf Lager" haben ...
Th.: Wir können ja mal schauen. Ich habe in der Regel die Erfahrung gemacht, dass ein gut abgesprochenes Kontingenzmanagement hilfreich sein kann. [R5]
P.: Ein was?
Th.: Ein Kontingenzmanagement. Das heißt: die Regulation von Verhalten über die eintretenden Konsequenzen. [L1] Haben Sie schon mal ein Haustier gehabt? [P8, D5]
P.: Ja, wir hatten früher einen Hund.
Th.: War das Ihr Hund? [P8]
P.: Ja.
Th.: Wie hieß denn Ihr Hund? [P8]
P.: Moritz. Er war eine Mischung aus Pudel und Schnauzer.
Th.: War er Ihnen wichtig? [P8]
P.: Ja, sehr. Ich hatte manchmal den Eindruck, dass er der einzige war, der mich verstanden hat.

Th.: Ah, ich verstehe. Wie haben Sie denn Moritz beigebracht, dass er sich so verhalten soll, wie Sie das gerne möchten. Wie haben Sie ihm z. B. beigebracht, nicht einfach über die Straße zu rennen? [L3]
P.: Ich habe ihm dafür, dass er vor der Straße Sitz macht, ein Leckerli gegeben.
Th.: Und was passierte dann? [P8]
P.: Nach ein paar Mal hat er vor der Straße Sitz gemacht.
Th.: Sehr gut. Dann sind Sie ja eigentlich schon Expertin für den Einsatz von Kontingenzmanagement, [M1] denn Sie haben das Verhalten Ihres Hundes über Konsequenzen positiv beeinflusst. In Ihrem Fall darüber, dass Sie ihm etwas zu Essen gegeben haben, wenn er das gemacht hat, was Sie wollten. [L4]
P.: Und was hat das jetzt mit mir zu tun? Sie wollen doch nicht sagen, dass ich ein Hund bin?
Th.: *(Therapeut lacht.)* Nee, natürlich nicht. Aber ähnlich wie bei Tieren ist auch bei uns Menschen Verhalten über Konsequenzen beeinflussbar. [L1]
(Pause)
P.: Sie meinen, die Dissoziation?
Th.: So ist es. [I1]
P.: Wollen Sie mir jetzt auch etwas zu Essen geben?
Th.: Was hätten Sie denn gerne? [I3]
(Beide lachen; Pause)
Th.: Und jetzt kommt meine Frage: Haben Sie eine Idee, was wir für eine Konsequenz eintreten lassen könnten, damit Sie das Verhalten „Dissoziation" nicht weiter ausführen? [L3]
(Therapeut lehnt sich nach hinten.) [D1]

Für eine vertiefte Auseinandersetzung mit dem Thema Dissoziation sei auf das Buch von Priebe et al. (2014) verwiesen. Dort findet sich auch ein Behandlungsleitfaden zum Umgang mit Dissoziation inklusive zahlreicher Beispiele.

4.6.3 Der Umgang mit starker Wut

Gelegentlich kommt es vor, dass Patienten sehr wütend auf Ihren Therapeuten sind. Bei Patienten mit einer BPS kann dies aufgrund der Emotionsregulationsstörung ein sehr starkes Ausmaß erreichen und folglich zu sehr explosivem Verhalten führen.

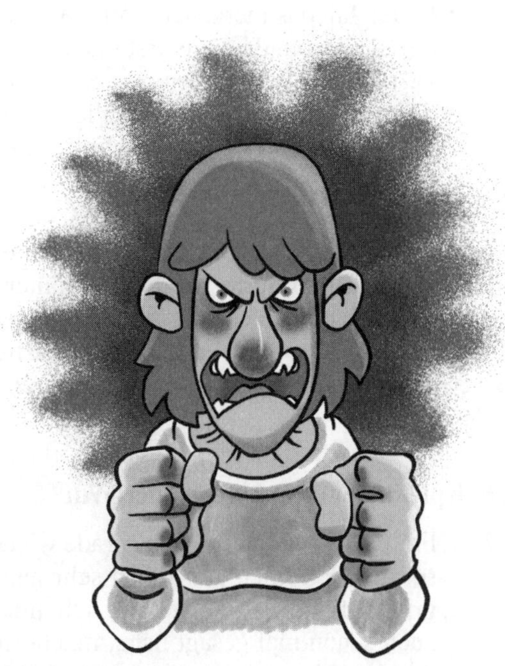

Merke:

Ist der Patient sehr wütend auf Sie, sollten Sie sich auf alle Fälle deeskalierend verhalten. Validieren Sie in einem ersten Schritt die Wut des Patienten.

Beispieldialog: Validierung der Wut der Patientin

Th.: Ui! [V6] Sie sind aber gerade sehr sauer auf mich, oder? [V3, S3]
P.: Das kann man wohl sagen!
Th.: Das tut mir leid! [R3] Helfen Sie mir mal: Was mache ich denn gerade falsch? [P8, R6]

Dieses Verhalten führt in der Regel sehr rasch zu einer Beruhigung der Situation. Solange die Patientin nicht wieder die Kontrolle über ihre Emotionen zurückerlangt hat, sollte in keinem Fall einer inhaltlichen Auseinandersetzung nachgegangen werden. Daher kann auch die Frage nach der aktuellen Spannung sehr hilfreich sein.

Beispieldialog: Frage nach der aktuellen Spannung

Th.: Wie hoch ist denn gerade Ihre Spannung? [P2]
P.: Sehr hoch, kurz vor dem Explodieren. Das merken Sie doch!

Th.: In der Tat, das merke ich! [V6] Was halten Sie davon, dass wir erst mal ein paar Fertigkeiten besprechen, wie Sie wieder runterkommen und dann schauen wir mal, was Sie so wütend macht. [L3, R3, D2]

Ist das explosive, wütende Verhalten der Patientin eine bereits definierte Problemverhaltensweise, sollte diese auch entsprechend angesprochen werden. Sollte das Verhalten zusätzlich Angst machen, sollte auch das angesprochen werden.

Beispieldialog: Ansprechen der Wut

Th.: Frau S., Sie verhalten sich gerade wieder so, dass ich mich von Ihnen sehr angegriffen fühle. [R5] Und wie ich Ihnen auch schon mal gesagt habe, macht mir das Verhalten zudem Angst. [R5, M5, M3]

P.: Das ist doch nicht mein Problem!

Th.: Wollen Sie, dass ich mich verletzt fühle und Angst vor Ihrem Verhalten habe? [C1, L8.5]

P.: Ist mir doch egal …

Th.: Frau S., ich nehme an, dass ich wieder irgendetwas gemacht habe, was Sie verletzt hat. [V3] Ich weiß zwar nicht genau, was von meinem Verhalten bei Ihnen diese starke Wut ausgelöst hat, aber irgendetwas muss ich wohl gemacht haben. [R6]

P.: Psychokacke!

Th.: Ja, das stimmt wohl! So ist das bei einem Psychotherapeuten. [I3, D6]

Sehr hilfreich kann es sein, die Patientin zu fragen, ob dieses explosive, wütende Verhalten nur im Rahmen der Therapie vorkommt, oder ob sie dieses Verhalten auch außerhalb der Therapie zeigt. Sind der Patientin Wutausbrüche auch im privaten oder beruflichen Kontext bekannt, bietet es sich an, nach den Auswirkungen, z. B. auf ihren Freundeskreis, zu fragen. Anschließend sollte das Verhalten als Problemverhalten definiert werden, mit der Aufforderung, dieses in dem Wochenprotokoll entsprechend zu dokumentieren. Kann keine rasche Verhaltensänderung erreicht werden, ist zum besseren Verständnis des Problemverhaltens der zusätzliche Einsatz von Verhaltensanalysen notwendig. Je nachdem, welche Auswirkungen das Verhalten auf die Umgebung hat, sollte auf eine angemessene Wiedergutmachung geachtet werden.

Kapitel 5

Die Wirksamkeit der Dialektisch-Behavioralen Therapie (DBT)

Die DBT ist die erste Psychotherapie zur Behandlung einer Borderline-Persönlichkeitsstörung (BPS), deren Wirksamkeit durch randomisiert-kontrollierte klinische Studien (RCTs) belegt werden konnte (Carter et al., 2010; Feigenbaum et al., 2012; Linehan et al., 1991, 1993, 2006; Koons et al., 2001; McMain et al., 2009, 2012; Turner, 2000; Van den Bosch et al., 2005; *Übersicht:* Stoffers et al., 2012). Stoffers und Mitarbeiter schlussfolgern im Jahr 2012 im Rahmen ihrer Metaanalyse, dass DBT zur Behandlung der BPS das bis dato einzige Verfahren ist, welches auf mehrere RCTs zurückgreifen kann. In den S2-Leitlinien für Persönlichkeitsstörungen deutscher Fachgesellschaften (DGPPN, 2009) wird die DBT entsprechend als das Verfahren mit dem vergleichsweise höchsten Evidenzgrad geführt.

Bis auf die Studien von Feigenbaum et al. (2012) und McMain et al. (2009) wurden ausschließlich weibliche Patienten in die Studien eingeschlossen. In fünf Studien wurde der DBT (Carter et al., 2010; Feigenbaum et al., 2012; Linehan et al., 1991; Koons et al., 2001, van den Bosch, 2005 bzw. Verheul et al, 2003) eine Standardbehandlung (TAU) gegenübergestellt. In der Studie von Turner (2000) wurde DBT mit einer klientenzentrierten Therapie verglichen und in der Studie von Linehan et al. (2006) mit einer Behandlung durch Experten. McMain et al. (2009) stellten der DBT eine spezifische, nach den Richtlinien der American Psychiatric Association (APA) zur Behandlung von Borderline-Patienten (APA, 2001) entwickelten Therapie gegenüber. Der untersuchte Behandlungszeitraum erstreckte sich zwischen sechs Monaten und einem Jahr.

In der ersten Studie von Linehan et al. aus dem Jahr 1991 ergab der Prä-Post-Vergleich über ein Jahr, dass die mit DBT behandelten Patientinnen bereits nach vier Monaten eine signifikant geringere Anzahl an Selbstverletzungen aufwiesen. Die Anzahl der stationären Tage betrug im DBT-Zweig 8,46 Tage, in der unspezifischen Psychotherapie 38,86 Tage. Die Wahrscheinlichkeit, dass die Therapie innerhalb des ersten Behandlungsjahres frühzeitig beendet wurde (Drop-out-Rate), betrug bei den mit DBT behandelten Patientinnen 16 %, bei der Kontrollgruppe 50 %. Stationäre Aufenthalte waren in der DBT-Gruppe deutlich seltener. Zusammenfassend konnten diese sowie auch alle anderen Studien zeigen, dass die Behandlung mit DBT zu einer deutlichen Reduktion der Anzahl an Suizidversuchen, zu einer Reduktion an selbstverletzenden Verhaltensweisen und an Therapieabbrüchen sowie des Ausmaßes und der Schwere der Selbstverletzungen führt – erfasst anhand des entstandenen medizinischen Risikos sowie der Häufigkeit stationärer Aufenthalte.

In einer Metaanalyse (Kliem et al., 2010) wird für die Verbesserung der sozialen Anpassung sogar eine Effektstärke von 1,09 berichtet. Einzig die Drop-out-Raten schwanken deutlich in Abhängigkeit von der durchgeführten Studie und betragen zwischen 16 % (Linehan et al., 1991), 25 % (Linehan et al., 2006), 39 % (McMain et al., 2009) und 56 % (Feigenbaum et al., 2012). Für die niedrigen Abbruchraten in den Studien von Linehan und Mitarbeitern machen McMain et al. (2009) die fehlende Verfügbarkeit von alternativen finanzierten Behandlungsmöglichkeiten verantwortlich. Unklar bleibt die hohe Abbruchrate in der Studie von Feigenbaum et al. (2012). Da in der Studie aufgrund fehlender Adhärenz-Ratings nicht überprüft werden kann, ob tatsächlich DBT zur Anwendung kam, kann nicht ausgeschlossen werden, dass die hohe Abbruchquote auf die nicht adhärente Anwendung von DBT zurückzuführen ist.

Mit Ausnahme einer Studie zeigte sich die DBT signifikant wirkungsvoller als die Vergleichsgruppe. Nur in der Studie von McMain (2009) waren beide therapeutischen Verfahren hinsichtlich aller wesentlichen Erfolgsparameter ähnlich effektiv. Dies ist ein Hinweis darauf, dass es neben der DBT durchaus therapeutische Verfahren gibt, die zur Anwendung empfohlen werden können (siehe hierzu auch Grundannahme 7, Kap. 3.1). Vergleichsstudien mit anderen evaluierten Therapieverfahren, die ebenfalls ein spezifisches Behandlungsprogramm zur Behandlung einer BPS beinhalten (Schemafokussierte Therapie, SFT, Giesen-Bloo et al., 2006; Mentalisierungsbasierte Therapie, MBT, Bateman & Fonagy, 2009; Übertragungsfokussierte Therapie,

TFP, Clarkin et al., 2007), liegen mit einer Ausnahme bislang nicht vor. In der Studie von Clarkin et al. (2007) wurde DBT mit TFP vergleichen. Die Ergebnisse sind allerdings nicht verwertbar, da die für die DBT relevanten Erfolgsparameter wie Suizidversuche, SVV, stationäre Aufenthalte oder Drop-out-Rate nicht mituntersucht wurden. Ebenfalls finden sich keine Aussagen zum Ausmaß an DBT-Adhärenz.

Da die Generalisierbarkeit der Ergebnisse von RCTs auf reale Versorgungsbedingungen begrenzt ist, fokussieren in den letzten Jahren zunehmend mehr Studien die Wirksamkeit der DBT unter Bedingungen, die hinsichtlich Ein- und Ausschlusskriterien, Zuweisungskriterien, therapeutischen Rahmenbedingungen/Setting oder Therapeutenauswahl weniger einschränkend sind. Die versorgungsbezogenen Behandlungsstudien entsprechen dabei im Sinne von „Effectiveness-Studien" dem Modell der Phase-3-Forschung, in der die Übertragbarkeit von Befunden aus kontrollierten Studien auf die Versorgungspraxis geprüft wird (z. B. Rounsaville, Carroll & Onken, 2001). Die Überprüfung eines Therapieverfahrens unter naturalistischen Bedingungen schließt die Anwendung eines RCT-Designs aus, da hierbei keine freie Therapeuten- und Verfahrenswahl möglich ist.

Jüngst wurde im Rahmen des Berliner Borderline-Versorgungsnetzwerkes eine Studie zur Wirksamkeit der DBT unter realen Versorgungsbedingungen durchgeführt (Berliner Borderline-Versorgungsstudie, BBV; Stiglmayr et al., 2015). Die Prä-Post-Ergebnisse über ein Jahr konnten eine deutliche Reduktion des SVV, der Anzahl der stationären Aufenthalte (durchschnittlich 51 Tage in den 12 Monaten vor Behandlungsbeginn vs. durchschnittlich 7 Tage während des Behandlungsjahres), der Schwere der Borderline-Symptomatik und der allgemeinen Psychopathologie zeigen. 77 % der Patienten erfüllten nach einem Jahr nicht mehr die Kriterien einer BPS nach DSM-IV-R (APA, 2000). Die Drop-out-Rate betrug 32,9 % und war damit vergleichbar mit der von McMain et al. (2009). Darüber hinaus konnte gezeigt werden, dass es bei Therapeuten, die zeitgleich an einem Konsultationsteam teilgenommen haben, zu signifikant weniger Therapieabbrüchen kam.

Die Ergebnisse der Berliner Arbeitsgruppe decken sich mit den Ergebnissen anderer Studien, die ebenfalls die Wirksamkeit der DBT unter realen Versorgungsbedingungen untersuchten (Brassington & Krawitz, 2006; Comtois et al., 2007; Friedrich et al., 2003; Hjalmarsson et al, 2008; Pasieczny & Conner, 2011). Darüber hinaus sind die Ergebnisse hinsichtlich Effektstärken, Therapiedosis, Schwere der Störung und DBT-Adhärenz (4,17; vgl. Kap. 3.8) mit denen von RCTs vergleichbar.

Wird der Einfluss von DBT auf die Höhe der Krankheitskosten überprüft, fanden Linehan und Heard (1999), dass in den USA unter Anwendung der DBT über einen Erhebungszeitraum von einem Jahr etwa die Hälfte der Kosten (ca. $ 9.000; in die Berechnungen gingen nur direkte Kosten ein) pro Patientin eingespart werden konnten. In der erwähnten BBV-Studie konnten die Kosten um 9.268 € auf 18.758 € pro Patient im ersten Behandlungsjahr mit DBT reduziert werden (Wagner et al., 2014). Die direkten Kosten beliefen sich noch auf 10.542 €, die indirekten auf 8.234 € (in den 12 Monaten vor Behandlungsbeginn: direkte Kosten: 19.038 €, indirekte Kosten: 8.988 €). Im ersten Follow-up-Jahr reduzierten sich die Kosten weiter auf insgesamt 14.750 € (direkte Kosten: 6.549 €; indirekte Kosten 8.201 €). Die Kostenreduktion über den zweijährigen Erfassungszeitraum ist vor allem auf deutlich verringerte direkte Kosten zurückzuführen ist. Die Einsparung bei den vollstationären bzw. teilstationären Ausgaben beläuft sich auf 82 % (14.167 € vs. 1.719 €); gleichzeitig erhöhen sich allerdings die Kosten für die ambulante Therapie von 895 € in den 12 Monaten vor Behandlungsbeginn (keine DBT) auf 5.532 € im ersten Behandlungsjahr (DBT), im Follow-up-Zeitraum auf 2.632 € (DBT). Bis auf einen Patienten suchten alle Patienten, die am Ende des ersten Behandlungsjahres noch an der Studie teilnahmen, auch im Follow-up-Zeitraum DBT auf, allerdings mit einer geringeren Anzahl an Therapiesitzungen. Zusammenfassend werden mit jedem investierten Euro zwei Euro gespart. Hervorzuheben ist, dass es an der Anzahl der Patienten, die zu Beginn des Behandlungszeitraums ohne Beschäftigung sind (64 %), im Verlauf des zweijährigen Erfassungszeitraumes zu keinerlei Veränderung kommt. Aus diesem Grund bleiben die indirekten Kosten über die zwei Jahre nahezu unverändert. Gerade auch aufgrund dieses Ergebnisses hat sich in den letzten Jahren in der DBT ein Paradigmenwechsel vollzogen: In der Behandlungshierarchie wird die Rückführung auf den primären Arbeitsmarkt nunmehr deutlich höher verortet (vgl. auch Kap. 3.2).

Da es sich bei der DBT um ein manualgestütztes modulares Therapieverfahren handelt, hat die DBT zahlreiche Modifikationen und Anpassungen an andere therapeutische Settings und Störungen erfahren. Die prominentesten sind:

- DBT bei Suchterkrankungen (z. B. Linehan et al., 1999, 2002; Daig et al., 2011),
- DBT bei Essstörungen (z. B. Telch et al., 2001; Safer et al., 2001, 2010; Sipos et al., 2011),
- DBT bei Depressionen (z. B. Lynch et al., 2003, 2007),
- DBT bei ADHS (Hesslinger et al., 2004; Philipsen et al., 2010),
- DBT bei Menschen mit einer geistigen Behinderung (Elstner et al., 2012),
- DBT bei Störungen im Jugendalter (Miller et al., 2007; Fleischhaker et al., 2010; MacPherson et al., 2013),
- DBT im stationären Setting (z. B. Bohus et al., 2000, 2004),
- DBT in der Forensik (McCann et al., 2000; Trupin et al., 2002; Dimeff & Koerner, 2007; Oermann et al., 2013),
- DBT zur Rückführung auf den primären Arbeitsmarkt (DBT-ACES; Comtois et al., 2010; Burmeister et al., 2013),
- DBT bei Familien und Paaren (Fruzzetti, 2006),
- DBT bei PTBS (Steil et al., 2011, Bohus et al, 2013).

Die wichtigsten Neuerungen in den letzten Jahren sind sicherlich DBT für Patienten mit einer schweren PTBS (DBT-PTSD; Bohus et al., 2011) sowie DBT zur Rückführung auf den primären Arbeitsmarkt (DBT-ACES; Comtois et al., 2010). Eine kurze Beschreibung der DBT-PTSD findet sich in Kapitel 3.3.6. Die Ergebnisse einer Pilotstudie mit 29 stationär behandelten Frauen mit PTBS nach Kindesmissbrauch sprechen für eine gute Wirksamkeit und Akzeptanz des DBT-PTSD-Behandlungsprogramms (Steil et al., 2011). In einer kürzlich abgeschlossenen randomisiert kontrollierten Studie konnten die Ergebnisse bestätigt werden (Bohus et al., 2013).

DBT-ACES („Accepting the Challenges of Exiting the System“) schließt sich an eine DBT-Standardbehandlung an und verfolgt explizit das Ziel, den Patienten dabei zu unterstützen, eine strukturierte und belohnende Arbeitstätigkeit aufzunehmen. Die Verbesserung der wirtschaftlichen und sozialen Unabhängigkeit führt zu einer deutlichen Steigerung der Lebensqualität. Damit greift DBT-ACES genau die Lebensbereiche auf, die bislang in der Standard-DBT zu wenig Beachtung gefunden haben. In einer deutschen Studie von Burmeister et al. (2013) konnte gezeigt werden, dass sich der Anteil der Patienten, die einem Beruf oder einer Ausbildung nachgingen, durch den Einsatz von DBT-ACES innerhalb eines Jahres von 14 % auf 21 % erhöhen ließ.

Kapitel 6

Psychopharmakotherapie bei einer Borderline-Persönlichkeitsstörung

Der klinische Alltag zeigt, dass die meisten Patienten mit einer Borderline-Persönlichkeitsstörung (BPS) medikamentös behandelt werden (Übersicht in Lieb et al., 2004, 2010; Stoffers et al. 2010, Stoffers & Lieb, 2015, Bridler et al., 2015), obwohl die Datenbasis für diese Praxis alles andere als umfangreich ist. Viele Patienten kommen mit den unterschiedlichsten Zusammenstellungen von Medikamenten zur Behandlung, die ihnen von wohlmeinenden Ärzten über Jahre hinweg verordnet und die aufgrund der latenten Angst vor einer Verschlechterung des psychischen Befindens nie mehr abgesetzt wurden. Die goldene klinische Faustregel lautet: Medikamente sollten Borderline-Patienten nur dann verordnet werden, wenn sie absolut notwendig sind!

Im Rahmen der Behandlung einer BPS kann eine Pharmakotherapie zur Behandlung komorbider Erkrankungen sinnvoll sein (z. B. zur Behandlung einer depressiven Episode oder von Schlafstörungen). Häufig werden Psychopharmaka jedoch auch zur Behandlung der Kernsymptomatik der BPS eingesetzt, obwohl eine Psychotherapie hier Mittel der ersten Wahl ist. Randomisiert-kontrollierte Therapiestudien (RCTs) haben klar gezeigt, dass es kein Medikament zur Behandlung der BPS per se gibt, vielmehr zeichnen sich die Medikamente durch eine mehr oder weniger charakteristische Wirksamkeit in bestimmten Bereichen der Psychopathologie aus. Während in Deutschland eine zeitlich begrenzte Medikation in Einzelfällen als sinnvolle Unterstützung angesehen wird, wird in anderen Ländern (v. a. England) die Evidenzlage viel kritischer gesehen und so werden Medikamente bei einer BPS grundsätzlich nicht empfohlen. Grundsätzlich sollte sobald wie möglich ein effektives Psychotherapieverfahren eingeleitet werden, wodurch sich in der Regel die Medikation reduzieren oder im besten Fall ganz verhindern lässt.

Offiziell sind keine Medikamente zur Behandlung der BPS zugelassen, sodass sich die Behandlung im Bereich des Off-label-Use bewegt. Eine medikamentöse Therapie der BPS lässt sich im Einzelfall jedoch rechtfertigen, da es sich erstens um ein schweres Krankheitsbild handelt, zweitens keine Medikamente zugelassen sind und drittens aus RCT-Studien Evidenzen für die Wirksamkeit verschiedener Medikamente vorliegen. Die aktuelle Studienlage ist in einem Cochrane-Review der Arbeitsgruppe um K. Lieb (Stoffers et al., 2010; Lieb et al., 2010) und in den Leitlinien der World Federation of the Societies of Biological Psychiatry (WFSBP; Herpertz et al., 2007) zusammengefasst.

In den letzten Jahren wurden mehrere placebokontrollierte Studien durchgeführt, die Wirksamkeitsnachweise – insbesondere für die Stimmungsstabilisierer Lamotrigin, Valproinsäure und Topiramat sowie für das Antipsychotikum der 2. Generation Aripiprazol – in verschiedenen Symptombereichen erbrachten (Stoffers et al., 2010; Lieb et al., 2010). Für Olanzapin konnten in der Metaanalyse von Stoffers et al. (2010) nur schwache Effekte und ein leichter Anstieg der Suizidalität nachgewiesen werden, sodass es in der Zusammenschau mit der häufigen Gewichtszunahme und der Gefahr eines metabolischen Syndroms nicht mehr empfohlen werden kann. Auch bei Quetiapin wurden häufig Therapieabbrüche wegen Müdigkeit und Appetitsteigerung beobachtet (Black et al., 2014), sodass die Gabe dieses am häufigsten zur BPS-Behandlung eingesetzten Medikaments (Bridler et al., 2015) kritisch gesehen werden muss.

Für die häufig gegebenen Serotonin Wiederaufnahme-Hemmer (SSRIs) ließen sich in der Zusammenschau der publizierten Studien keine signifikanten Effekte nachweisen, weshalb sie nicht mehr gegeben werden sollten, es sei denn zur Behandlung einer komorbiden Depression oder einer manifesten Angsterkrankung. Hier sollte zudem immer das Problem der SSRI-induzierten Schlafstörungen mitbedacht werden. Dazu passt auch, dass Simpson et al. (2004) bei gleichzeitiger Behandlung mit DBT keinen Effekt einer zusätzlichen Medikation mit Fluoxetin fanden. Stimmungsstabilisierer sind ggf. dann zu empfehlen, wenn komorbid eine rezidivierende affektive Störung vorliegt. Topiramat könnte hier aufgrund seiner gewichtsreduzierenden Wirkung interessant sein.

Unter den Antipsychotika der 2. Generation zeigt insbesondere Aripiprazo (Abilify®) ein relativ breites Wirkspektrum und ist daher und auch wegen der besseren Verträglichkeit klassischen Antipsychotika vorzuziehen. Allerdings stammen diese Befunde nur aus einer kontrollierten Studie mit auffällig hohen Effektstärken, die repliziert werden müsste (Nickel et al., 2006). Für die Nahrungssupplementierung mit Omega-3-Fettsäuren fanden sich vorsichtige positive Effekte im Sinne einer Reduktion von Suizidalität und Depressivität, jedoch fußen diese Befunde auf jeweils nur einer Studie.

Für die Wirksamkeit der oft praktizierten Polypharmakotherapie gibt es bisher keine Evidenzen. Der Einsatz von Benzodiazepinen birgt bei Borderline-Patienten ein erhebliches Suchtpotenzial und sollte auf wenige begründete kurzfristige Einzelfälle beschränkt werden. „Sedierende Maßnahmen“ sollten also möglichst zeitlich begrenzt und wenn überhaupt in der Anfangsphase eingesetzt werden, bis der Patient im Rahmen der Psychotherapie wirksames Selbstmanagement erlernt hat, das im günstigsten Fall eine weitere medikamentöse Therapie überflüssig macht.

Ein wichtiges Argument für den Einsatz von Psychopharmaka ist die Behandlung von Schlafstörungen, die ein generelles und häufig übersehenes Problem von Borderline-Patienten darstellen (Philipsen et al., 2005; Schredl et al., 2012). Hier bieten sich schlafanstoßende Antidepressiva als Mittel der ersten Wahl an. Auf die Gabe von Mirtazapin sollte trotz guter schlafanstoßender Wirkung aufgrund der deutlichen Gewichtszunahme verzichtet werden. Auch Hypnotika sollten aufgrund des hohen Suchtpotenzials gerade bei Borderline-Patienten auf der Negativliste stehen. Patienten mit komorbider PTBS – und das sind immerhin fast 60 % der Betroffenen – sollten nach Alpträumen gefragt werden. Hier ist es oftmals hilfreich, zunächst nach Alptraum-induzierenden Medikamenten (wie etwa Betablockern) zu forschen! Im zweiten Schritt kann die Behandlung mit einem selektiven $\alpha 1$-Antagonisten, der zur Behandlung von Bluthochdruck zugelassen ist, empfohlen werden. Für Prazosin konnte in mehreren kontrollierten Studien die Wirkung auf Alpträume nachgewiesen werden (Kung et al., 2012). Da Prazosin in Deutschland nicht mehr auf dem Markt ist, kann – unserer klinischen Erfahrung nach – auf Doxazosin mit ähnlicher Wirkweise und Wirksamkeit zurückgegriffen werden.

Akute Erregungszustände sollten eigentlich durch den gezielten Einsatz von Fertigkeiten zur Stressregulation im Selbstmanagement der Patienten liegen. Bisweilen aber erweist sich diese Strategie zu Beginn einer Behandlung als noch zu anspruchsvoll. In diesem Fall kann auf Clonidin, einem rasch wirksamen Sympathikolytikum zurückgegriffen werden. Auch hierzu liegt eine kontrollierte Studie vor (Ziegenhorn et al., 2009).

Schwere dissoziative Symptome könnten – unserer auf Einzelfällen basierenden Erfahrung nach – gut auf Naltrexon ansprechen (Bohus et al., 1999), wobei sich diese ersten vielversprechenden Befunde in einer kontrollierten Studie nicht verifizieren ließen (Schmahl et al., 2012).

Klinisch manifeste komorbide Störungen der Aufmerksamkeit und Hyperaktivität (ADHS), finden sich bei etwa 1/3 aller stationär behandelten Borderline-Patientinnen (Philipsen et al., 2008). Hier sollte dringend an eine adäquate Medikation mit Methylphenidat gedacht werden!

Wir wollen an dieser Stelle auch darauf hinweisen, dass gerade Patienten mit komorbider PTBS bisweilen ausgeprägte Störungen der Flüssigkeitszufuhr entwickeln. Die Trinkmenge wir dabei auf ein Minimum reduziert; Trinkmengen unter einem Liter pro Tag gelten als problematisch (Hoeschel et al., 2008). Hieraus resultieren erhebliche Störungen der Konzentration, aber auch Intrusionen, Alpträume und Schlafstörungen können daraus erwachsen. Im Verdachtsfall empfiehlt es sich, Trinkprotokolle zu führen, und gegebenenfalls auf intravenöse Substitution zurückzugreifen.

Bei all den Fortschritten der Psychotherapie in den letzten Jahren sollte nicht übersehen werden, dass Borderline-Patienten im fortgeschrittenen Alter deutlich mehr Klinikeinweisungen aufgrund von orthopädischen und internistischen Problemen aufweisen, als aufgrund von psychiatrischen Problemen. Viele dieser orthopädischen und internistischen Probleme sind die Folgen von jahrelangem Übergewicht und metabolischen Syndromen. Unsachgemäße Polypharmazie spielt hierbei eine nicht unwesentliche Rolle und sollte in der Psychotherapie nicht übersehen werden!

Literatur

American Psychiatric Association. (1980). *Diagnostic and statistical manual of mental disorders DSM-III* (3rd ed.). Washington, DC: American Psychiatric Association.

American Psychiatric Association. (2000). *Diagnostic and statistical manual of mental disorders* (4th ed.). Washington, DC: American Psychiatric Association.

American Psychiatric Association (2001). Practice Guideline for the treatment of patients with borderline personality disorder. *American Psychiatric Association, 158,* Oct suppl.

American Psychiatric Association/Falkai, P. et al. (2015). *Diagnostisches und Statistisches Manual Psychischer Störungen – DSM-5®*. Göttingen: Hogrefe.

Arnsten, A. F. T. (1998). Enhanced: The biology of being frazzled. *Science, 280,* 1711–1712. http://doi.org/10.1126/science.280.5370.1711

Arntz, A. & van Gendersen, H. (2010). *Schematherapie bei Borderline-Persönlichkeitsstörung*. Weinheim: Beltz.

Barnow, S., Arens, E. A., Sieswerda, S., Dinu-Biringer, R., Spitzer, C. & Lang, S. (2010). Borderline personality disorder and psychosis: a review. *Current Psychiatry Reports, 12,* 186–195. http://doi.org/10.1007/s11920-010-0107-9

Bateman, A. & Fonagy, P. (2003). Health service utilization costs for borderline personality disorder patients treated with psychoanaltytically oriented partial hospitalization versus general psychiatric care. *American Journal of Psychiatry, 160,* 169–171. http://doi.org/10.1176/appi.ajp.160.1.169

Bateman, A. & Fonagy, P. (2004). *Psychotherapy for borderline personality disorder. Mentalization-based treatment.* Oxford: Oxford University Press. http://doi.org/10.1093/med:psych/9780198527664.001.0001

Bateman, A. & Fonagy, P. (2006). *Mentalization-based treatment for borderline personality disorder. A practical guide.* Oxford: Oxford University Press. http://doi.org/10.1093/med/9780198570905.001.0001

Bateman, A. & Fonagy, P. (2009). Randomized controlled trial of outpatient mentalization-based treatment versus structured clinical management for boderline personlaity disorder. *American Journal of Psychiatry, 166,* 1355–1364. http://doi.org/10.1176/appi.ajp.2009.09040539

Beck, A. T. & Emery, G. (1985). *Anxiety disorders and phobias*. New York: Basic Books.

Black, D. W., Zanarini, M. C., Romine, A., Shaw, M., Allen, J. & Schulz, S. C. (2014). Comparison of low and moderate dosages of extended-release quetiapine in borderline personality disorder: a randomized, double-blind, placebo-controlled trial. *American Journal of Psychiatry, 171,* 1174–1182.

Bohus, M. (2002). *Borderline-Störung*. Göttingen: Hogrefe.

Bohus, M. (2007). Zur Versorgungssituation von Borderline-Patienten in Deutschland. *Persönlichkeitsstörungen – Theorie und Therapie, 11,* 149–153.

Bohus, M., Dyer, A., Priebe, K., Krüger, A., Kleindienst, N., Schmahl, C. et al. (2013). Dialectical behaviour therapy for post-traumatic stress disorder after childhood sexual abuse in patients with and without borderline personality disorder: a randomised controlled trial. *Psychotherapy and Psychosomatics, 82,* 221–233.

Bohus, M., Dyer, A. S., Priebe, K., Krüger, A. & Steil, S. (2011). Dialektisch-Behaviorale Therapie für Posttraumatische Belastungsstörung nach sexualisierter Gewalt in der Kindheit und Jugend (DBT-PTSD). *Psychotherapie, Psychosomatik und Medizinische Psychologie, 61,* 140–147.

Bohus, M., Haaf, B., Simms, T., Limberger, M. F., Schmahl, C., Unckel, C. & Linehan, M. (2004). Effectiveness of inpatient dialectical behavioral therapy for borderline personality disorder: a controlled trial. *Behaviour Research and Therapy, 42,* 487–499. http://doi.org/10.1016/S0005-7967(03)00174-8

Bohus, M., Haaf, B., Stiglmayr, C., Pohl, U., Böhme, R. & Linehan, M. (2000). Evaluation of inpatient dialectical-behavioral therapy for borderline personality disorder – a prospective study. *Behaviour Research and Therapy, 38,* 875–887. http://doi.org/10.1016/S0005-7967(99)00103-5

Bohus, M., Landwehrmeyer, B., Stiglmayr, C. E., Limberger, M., Böhme, R. & Schmahl, C. (1999). Naltrexone in the treatment of dissociative symptoms in patients with borderline personality disorder: An open-label trial. *Journal of Clinical Psychiatry, 60,* 598–603. http://doi.org/10.4088/JCP.v60n0906

Bohus, M., Limberger, M. F., Frank, U., Chapman, A. L., Kühler, T. & Stieglitz, R.-D. (2007). Psychometric properties of the Borderline Symptom List. *Psychopathology, 40,* 126–132. http://doi.org/10.1159/000098493

Bohus, M., Limberger, M. F., Frank, U., Sender, I., Grathwol, T. & Stieglitz, R.-D. (2001). Entwicklung der Borderline-Symptom-Liste. *Psychotherapie, Psychosomatik, Medizinische Psychologie, 51,* 201–211. http://doi.org/10.1055/s-2001-13281

Bohus, M., Priebe, K., Krüger, A., Steil, R. & Kleindienst, N. (2011). DBT bei PTBS nach sexuellem Missbrauch in der Kindheit. Expositionsbasiert zu Akzeptanz und Veränderung. *Neurotransmitter* (Sonderheft 2), 2–8.

Bohus, M. & Reicherzer, M. (2012). *Ratgeber Borderline-Störung: Information für Betroffene und Angehörige*. Göttingen: Hogrefe.

Bohus, M. & Wolf, M. (2013). *Interaktives Skills-Training für Borderline-Patienten* (2., überarb. Aufl.). Stuttgart: Schattauer.

Bradley, R., Greene, J., Russ, E., Dutra, L. & Westen, D. (2005). A multidimensional meta-analysis of psychotherapy for PTSD. *American Journal of Psychiatry, 162,* 214–227. http://doi.org/10.1176/appi.ajp.162.2.214

Brähler, C. (2015). *Selbstmitgefühl entwickeln. Liebevoller werden mit sich selbst.* München: Scorpio.

Brassington, J. & Krawitz, R. (2006). Australasian dialectical behaviour therapy pilot outcome study: effectiveness, utility and feasibility. *Australasian Psychiatry, 14,* 313–319. http://doi.org/10.1111/j.1440-1665.2006.02285.x

Bridler, R., Häberle, A., Müller, S.T., Cattapan, K., Grohmann, R., Toto, S. et al. (2015). Psychopharmacological treatment of 2195 in-patients with borderline personality disorder: A comparison with other psychiatric disorders. *European Neuropsychopharmacology, 25,* 763–772.

Burmeister, K., Chrsanthou, C., Pflügler, S. & Höschel, K. (2013). DBT-ACES: Die zweite Stufe der Behandlung mit Dialektisch-Behavioraler Therapie – erste Erfahrungen bei der Anwendung der zweiten Behandlungsstufe der Dialektisch-Behavioralen Therapie in Deutschland. *Psychotherapie in Psychiatrie, psychosomatischer Medizin und Klinischer Psychologie, 18,* 133–149.

Burmeister, K., Höschel, K., Auer, A.K. von, Reiske, S., Schweiger, U., Sipos, V. et al. (2014). Dialektisch Behaviorale Therapie – Weiterentwicklungen und empirische Evidenz. *Psychiatrische Praxis, 41,* 242–249. http://doi.org/10.1055/s-0034-1369905

Carter, G.L., Willcox, C.H., Lewin, T.J., Conrad, A.M. & Bendit, N. (2010). Hunter DBT project: randomized controlled trial of dialectical behaviour therapy in women with borderline persoanlity disorder. *Australian and New Zealand Journal of Psychiatry, 44,* 162–173.

Chabrol, H., Montovany, A., Chouicha, K., Callahan, S. & Mullet, E. (2001). Frequency of borderline personality disorder in a sample of French high school students. *Canadian Journal of Psychiatry, 46,* 847–849.

Clarkin, J.F., Levy, K.N., Lenzenweger, M.F. & Kernberg, O.F. (2007). Evaluating three treatments for borderline personality disorder: a multiwave study. *American Journal of Psychiatry, 164,* 922–928. http://doi.org/10.1176/ajp.2007.164.6.922

Clarkin, J.F., Yeomans, F.E. & Kernberg, O.F. (2001). *Psychotherapie der Borderline Persönlichkeit. Manual zur psychodynamischen Therapie.* Stuttgart: Schattauer.

Coid, J., Yang, M., Tyrer, P., Roberts, A. & Ullrich, S. (2006). Prevalence and correlates of personality disorder in Great Britain. *British Journal of Psychiatry, 188,* 423–431. http://doi.org/10.1192/bjp.188.5.423

Comtois, K.A., Elwood, L., Holdcraft, L.C., Smith, W.R. & Simpson, T.L. (2007). Effectiveness of dialectical behavior therapy in a community mental health center. *Cognitive and Behavioral Practice, 14,* 406–414. http://doi.org/10.1016/j.cbpra.2006.04.023

Comtois, K.A., Kerbrat, A.H., Atkins, D.C., Harned, M.S. & Elwood, L. (2010). Recovery from disability for individuals with borderline personality disorder: a feasibility trial of DBT-ACES. *Psychiatric Services, 61,* 1106–1111. http://doi.org/10.1176/ps.2010.61.11.1106

Creswell, J.D., Way, B.M., Eisenberger, N.I. & Liebermann, M.D. (2007). Neural correlates of dispositional mindfulness during affect labeling. *Psychosomatic Medicine, 69,* 560–565. http://dx.doi.org/10.1097/psy.0b013e3180f6171f

Daig, I., Bermpohl, F. & Kienast, T. (2011). Psychotherapie von Patienten mit Borderline Persönlichkeitsstörung und Abhängigkeitserkrankung. *Sucht, 57,* 363–371. http://doi.org/10.1024/0939-5911.a000139

Deutsche Gesellschaft für Psychiatrie Psychotherapie und Nervenheilkunde (DGPPN). (2009). *Leitlinien für Persönlichkeitsstörungen.* Heidelberg: Steinkopff Verlag.

Dimeff, L. & Koerner, K. (2007). *Dialectical behavior therapy in clinical practice.* New York: Guilford Press.

Ebner-Priemer, U.W., Mauchnik, J., Kleindienst, N., Schmahl, C., Peper, M., Rosenthal, Z. et al. (2009). Emotional learning during dissociative states in borderline personality disorder. *Journal of Psychiatry and Neuroscience, 34,* 214–222.

Ebner-Priemer, U.W., Welch, S., Grossman, P., Reisch, T., Linehan, M.M. & Bohus, M. (2007). Psychophysiological ambulatory assessment of affective dysregulation in borderline personality disorder. *Psychiatry Research, 15,* 265–275. http://doi.org/10.1016/j.psychres.2006.04.014

Ehlers, A. (1999). *Posttraumatische Belastungsstörung.* Göttingen: Hogrefe.

Eifert, G.H. (2011). *Akzeptanz- und Commitment-Therapie.* Göttingen: Hogrefe.

Ellis, A. (1993). Changing rational-emotive therapy (RET) to rational emotive behaviour therapy (REBT). *The Behavior Therapist, 16,* 257–258.

Ellis, A. & Hoellen, B. (1997). *Die Rational-Emotive Verhaltenstherapie. Reflexionen und Neubestimmungen.* München: J.P. Pfeiffer.

Elstner, S., Schade, C. & Diefenbacher, A. (2012). *DBToP-gB-Manual für die Gruppenarbeit – an der Dialektisch Behavioralen Therapie orientiertes Programm zur Behandlung Emotionaler Instabilität bei Menschen mit geistiger Behinderung.* Bielefeld: Bethel-Verlag.

Feigenbaum, J.D., Fonagy, P., Pilling, S., Jones, A., Wildgoose, A. & Bebbington, P.E. (2012). A real-world study of the effectiveness of DBT in the UK National Health Service. *British Journal of Clinical Psychology, 51,* 121–141. http://doi.org/10.1111/j.2044-8260.2011.02017.x

Feliu-Soler, A., Pascual, J. C., Elices, M., Martín-Blanco, A., Carmona, C., Cebolla, A., Simón, V. & Soler, J. (2016). Fostering Self-Compassion and Loving-Kindness in Patients With Borderline Personality Disorder: A Randomized Pilot Study. *Clinical psychology & psychotherapy.* http://doi.org/10.1002/cpp.2000.

Fiedler, P. & Mundt, C. (1995). Dissoziative Störungen, vorgetäuschte Störungen und Störungen der Impulskontrolle. In K. Hahlweg & A. Ehlers (Hrsg.), *Psychische Störungen und ihre Behandlung* (Enzyklopädie der Psychologie.

Themenbereich D: Praxisgebiete. Serie II: Klinische Psychologie, Bd. 2, S. 355–436). Göttingen: Hogrefe.

Fleischhaker, C., Sixt, B. & Schulz, E. (2010). *DBT-A. Dialektisch-Behaviorale Therapie für Jugendliche*. Berlin: Springer.

Foa, E.B., Hembree, E. & Rothbaum, B.O. (2007). *Prolonged exposure therapy for PTSD*. Oxford: Oxford University Press.

Friedrich, J., Gunia, H. & Huppertz, M. (2003). Evaluation eines ambulanten Netzwerks für Dialektisch Behaviorale Therapie. *Verhaltenstherapie & Verhaltensmedizin, 24*, 289–306.

Fruzzetti, A. (2006). *The high-conflict couple: A Dialectical Behavior Therapy guide to finding peace, intimacy, and validiation*. Oakland, CA: New Harbinger Publications.

Fydrich, T., Renneberg, B., Schmitz, B. & Wittchen, H.U. (1997). *Strukturiertes Klinisches Interview für DSM-IV. Achse II. Persönlichkeitsstörungen (SKID-II)*. Göttingen: Hogrefe.

Gast, U., Zündorf, F. & Hofmann, A. (2000). *Strukturiertes Klinisches Interview für DSM-IV für Dissoziative Störungen (SKID-D)*. Göttingen: Hogrefe.

Germer, C. (2012). *Der achtsame Weg zur Selbstliebe*. Freiburg: Arbor.

Giesen-Bloo, J., van Dyck, R., Spinhoven, P., van Tilburg, W., Dirksen, C., van Asselt, T. et al. (2006). Outpatient psychotherapy for borderline personality disorder: randomized trial of schema-focused therapy vs transference-focused psychotherapy. *Archives of General Psychiatry, 63*, 649–658.

Gilbert, P. (2013). *Compassion focused therapy*. Paderborn: Junfermann.

Gilbert, P. & Procter, S. (2006). Compassionate Mind Training for people with high shame and self-criticism: Overview and pilot study of a group therapy approach. *Clinical Psychology and Psychotherapy, 13*, 353–379. http://doi.org/10.1002/cpp.507

Gold, S.N. & Seibel, S.S. (2009). Treating dissociation: A contextual approach. In P.F. Dell & J.A. O'Neil (Eds.), *Dissociation and the dissociative disorders. DSM-IV and beyond* (pp. 625–636). New York: Routledge.

Grant, B.F., Chou, S.P., Goldstein, R.B., Huang, B., Stinson, F.S., Saha, T.D. et al. (2008). Prevalence, correlates, disability, and comorbidity of DSM-IV borderline personality disorder: results from the Wave 2 National Epidemiologic Survey on Alcohol and Related Conditions. *Journal of Clinical Psychiatry, 69*, 533–545.

Greenberg, L. (2002). *Emotion-Focused Therapy. Coaching clients to work through their feelings*. Washington, DC: American Psychological Association.

Gronau, W., Meyer-Lindenberg, A. & Dreßing, H. (2015). Begutachtung von Traumafolgestörungen. Eine Komplexe ärztliche Aufgabe. *Versicherungsmedizin, 67*, 19–24.

Gross, J. (2006). *Handbook of emotion regulation*. New York: Guilford.

Gunderson, J.G., Frank, A.F., Ronningstam, E.F., Wachter, S., Lynch, V.J. & Wold, P.J. (1989). Early discontinuance of borderline patients from psychotherapy. *Journal of Nervous and Mental Disease, 177*, 38–42. http://doi.org/10.1097/00005053-198901000-00006

Gunderson, J.G. & Zanarini, M.C. (1990). *Diagnostisches Interview für Borderline-Patienten – revidierte Fassung (DIB-R)*. Modifiziert 1995 (C. Rohde-Dachser, B. Baum-Dill, A. Richter, Übers.). Institut für Psychoanalyse der Universität Frankfurt, Frankfurt. (Orginal erschienen 1983, modifiziert 1992: Revised Diagnostic Interview for Borderlines).

Gunia, H. & Huppertz, M. (2007). Das Darmstädter Modell. Psychotherapie von Menschen mit einer Borderline-Persönlichkeitsstörung in einem ambulanten Netzwerk. *Psychotherapie im Dialog, 4*, 347–350. http://doi.org/10.1055/s-2007-986270

Harned, M.S., Chapman, A.L., Dexter-Mazza, E.T., Murray, A., Comtois, K.A. & Linehan, M.M. (2008). Treating co-occurring Axis I disorders in recurrently suicidal women with borderline personality disorder: a 2-year randomized trial of dialectical behavior therapy versus community treatment by experts. *Journal of Consulting and Clinical Psychology, 76*, 1068–1075.

Harned, M.S., Rizvi, S.L. & Linehan, M.M. (2010). Impact of co-occuring posttraumatic stress disorder on suicidal women with borderline personality disorder. *American Journal of Psychiatry, 167*, 1210–1217. http://doi.org/10.1176/appi.ajp.2010.09081213

Herpertz, S., Dietrich, T.M., Wenning, B., Erberich, S.G., Krings, T., Thron, A. & Sass, H. (2001). Evidence of abnormal amygdala functioning in borderline personality disorder: a functional MRI study. *Biological Psychiatry, 50*, 292–298. http://doi.org/10.1016/S0006-3223(01)01075-7

Herpertz, S.C., Zanarini, M., Schulz, C.S., Siever, L., Lieb, K. & Möller, H.J.; WFSBP Task Force on Personality Disorders; World Federation of Societies of Biological Psychiatry (WFSBP). (2007). World Federation of Societies of Biological Psychiatry (WFSBP) guidelines for biological treatment of personality disorders. *World Journal of Biological Psychiatry, 8*, 212–244.

Hesslinger, B., Philipsen, A. & Richter, H. (2004). *Psychotherapie der ADHS im Erwachsenenalter. Ein Arbeitsbuch*. Göttingen: Hogrefe.

Hjalmarsson, E., Kåver, A., Perseius, K.-I., Cederberg, K. & Ghaderi, A. (2008). Dialectical behaviour therapy for borderline personality disorder among adolescents and young adults: Pilot study, extending the research findings in new settings and cultures. *Clinical Psychologist, 12*, 18–29.

Hoch, P. & Polantin, P. (1949). Pseudoneurotic forms of schizophrenia. *Psychiatry Quarterly, 23*, 17–43. http://doi.org/10.1007/BF01563119

Hoeschel, K., Guba, K., Kleindienst, N., Limberger, M., Schmahl, C. & Bohus, M. (2008). Oligodipsia and dissociative experiences in borderline personality disorder. *Acta*

Psychiatrica Scandinavia, 117, 390–393. http://doi.org/10.1111/j.1600-0447.2008.01167.x

Hofmann, S.G., Grossman, P. & Hinton, D.E. (2011). Loving-kindness and compassion meditation: Potential for psychological interventions. *Clinical Psychology Review, 31,* 1126–1132. http://doi.org/10.1016/j.cpr.2011.07.003

Holt-Lunstad, J., Smith, T.B. & Layton, J.B. (2010). Social relationsships and mortality risk: a meta-analytic review. *PLoS Medicine, 7* (7):e1000316. http://doi.org/10.1371/journal.pmed.1000316.

Johnson, J.G., Cohen, P., Brown, J., Smailes, E.M. & Bernstein, D.P. (1999). Childhood maltreatment increases risk for personality disorders during early adulthood. *Archives of General Psychiatry, 56,* 600–606. http://doi.org/10.1001/archpsyc.56.7.600

Jung, K. & Steil, R. (2012). The feeling of being contaminated in adult survivors of childhood sexual abuse and its treatment via a two-session program of cognitive restructuring and imagery modification: a case study. *Behavior Modification, 36,* 67–86. http://doi.org/10.1177/0145445511421436

Kanfer, F.H., Reinecker, H. & Schmelzer, D. (1990). *Selbstmanagement-Therapie. Ein Lehrbuch für die klinische Praxis.* Berlin: Springer.

Kernberg, O.F. (1975). *Borderline conditions and pathological narcissism.* New York: Aronson. [dt. (1980). Borderline-Störungen und pathologischer Narzißmus (4. Aufl.). Frankfurt a.M.: Suhrkamp].

Kleindienst, N. & Bohus, M. (2009). Borderline-Persönlichkeitsstörung. In C. Schmahl & C. Stiglmayr (Hrsg.), *Selbstverletzendes Verhalten bei stressassoziierten Erkrankungen* (S. 95–105). Stuttgart: Kohlhammer.

Kleindienst, N., Bohus, M., Ludäscher, P., Limberger, M.F., Künkele, K., Ebner-Priemer, U.W. et al. (2008). Motives for non-suicidal self-injury among women with Borderline-Personality Disorder. *Journal of Nervous and Mental Disease, 196,* 230–236. http://doi.org/10.1097/NMD.0b013e3181663026

Kleindienst, N., Limberger, M.F., Ebner-Priemer, U.W., Keibel-Mauchnik, J., Dyer, A., Berger, M. et al. (2011). Dissociation predicts poor response to Dialectical Behavioral Therapy in female patients with Borderline Personality Disorder. *Journal of Personality Disorders, 25,* 432–447.

Kliem, S., Kröger, C. & Kosfelder, J. (2010). Dialectical behavior therapy for borderline personality disorder: a meta-analysis using mixed-effects modeling. *Journal of Consulting and Clinical Psychology, 78,* 936–951. http://doi.org/10.1037/a0021015

Knight, R.P. (1953). Borderline states. *Bulletin of the Menninger Clinics, 1,* 1–12. http://doi.org/10.1037/10633-012

Knuf, A. & Tilly, C. (2009). *Borderline: Das Selbsthilfebuch.* Köln: BALANCE Buch + Medien Verlag.

Kobelt, G., Berg, J., Lindgren, P., Berger, K., Elias, W.G., Flachendecker, P. et al. (2006). Costs and quality of life of multiple sclerosis in Germany. *European Journal of Health Economics, 7,* 34–44. http://doi.org/10.1007/s10198-006-0384-8

Koerner, K. (2013). *Praxisbuch DBT. Strategien der Dialektisch-Behavioralen Therapie.* Weinheim: Beltz.

Konnopka, A., Klingberg, S., Wittdorf, A. & König, H.-H. (2007). Die Kosten der Schizophrenie in Deutschland: Ein systematischer Literaturüberblick. *Psychiatrische Praxis, 36,* 211–218. http://doi.org/10.1055/s-0028-1090234

Koons, C.R., Robins, C.J., Tweed, J.L., Lynch, T.R., Gonzalez, A.M., Morse, J.Q. et al. (2001). Efficacy of dialectical behavior therapy in women veterans with borderline personality disorder. *Behavior Therapy, 32,* 371–390. http://doi.org/10.1016/S0005-7894(01)80009-5

Krause-Utz, A., Oei, N.Y.L., Niedtfeld, I., Bohus, M., Spinhoven, P., Schmahl, C. & Elzinga, B.M. (2012). Influence of emotional distraction on working memory performance in Borderline Personality Disorder. *Psychological Medicine, 42,* 2181–2192. http://doi.org/10.1017/S0033291712000153

Krause-Utz, A., Winter, D., Niedtfeld, I. & Schmahl, C. (2014). The latest neuroimaging findings in Borderline Personality Disorder. *Current Psychiatry Reports, 16,* 438. http://doi.org/10.1007/s11920-014-0438-z

Kung, S., Espinel, Z. & Lapid, M. (2012). Treatment of nightmares with Prazosin: A systematic review. Mayo Clinic. *Proceedings, 87,* 890–900. http://doi.org/10.1016/j.mayocp.2012.05.015

Lammers, C.-H. (2007). *Emotionsbezogene Psychotherapie. Grundlagen, Strategien und Techniken.* Stuttgart: Schattauer.

Lanius, R.A., Vermetten, E., Loewenstein, R.J., Brand, B., Schmahl, C., Bremner, J.D. & Spiegel, D. (2010). Emotion modulation in PTSD: Clinical and neurobiological evidence for a dissociative subtype. *American Journal of Psychiatry, 167,* 640–647. http://doi.org/10.1176/appi.ajp.2009.09081168

Lenzenweger, M.F., Lane, M.C., Loranger, A.W. & Kessler, R.C. (2007). DSM-IV personality disorders in the National Comorbidity Survey Replication. *Biological Psychiatry, 62,* 553–564. http://doi.org/10.1016/j.biopsych.2006.09.019

Lieb, K., Linehan, M.M., Schmahl, C., Zanarini, M. & Bohus, M. (2004). Borderline personality disorder. *Lancet, 364,* 453–461. http://doi.org/10.1016/S0140-6736(04)16770-6

Lieb, K., Völlm, B., Rücker, G., Timmer, A. & Stoffers, J.M. (2010). Pharmacotherapy for Borderline Personality Disorder. Cochrane systematic review of randomised trials. *British Journal of Psychiatry, 196,* 4–12. http://doi.org/10.1192/bjp.bp.108.062984

Linehan, M.M. (1996a). *Dialektisch-Behaviorale Therapie der BPS.* München: CIP.

Linehan, M.M. (1996b). *Trainingsmanual der Dialektisch-Behavioralen Therapie der BPS.* München: CIP.

Linehan, M.M. (2015a). *DBT Skills Training Manual* (2nd ed.). New York: Guilford.

Linehan, M.M. (2015b). *DBT Skills Training Handouts and Worksheets* (2nd ed.). New York: Guilford.

Linehan, M. M., Armstrong, H. E., Suarez, A., Allmon, D. & Heard, H. L. (1991). Cognitive-behavioral treatment of chronically parasuicidal borderline patients. *Archives of General Psychiatry, 48,* 1060–1064. http://doi.org/10.1001/archpsyc.1991.01810360024003

Linehan, M. M., Comtois, K. A., Murray, A. M., Brown, M. Z., Gallop, R. J., Heard, H. L. et al. (2006). Two-year randomized controlled trial and follow-up of dialectical behavior therapy vs. therapy by experts for suicidal behaviors and borderline personality disorder. *Archives of General Psychiatry, 63,* 757–766.

Linehan, M. M., Dimeff, L. A., Reynolds, S. K., Comtois, K. A., Welch, S. S., Heagerty, P. & Kivlahan, D. R. (2002). Dialectical behavior therapy versus comprehensive validation therapy plus 12-step for the treatment of opioid dependent women meeting criteria for borderline personality disorder. *Drug and Alcohol Dependence, 67,* 13–26.

Linehan, M. M. & Heard, H. L. (1999) Borderline personality disorder: Costs, course, and treatment outcomes. In N. Miller & K. M. Magruder (Eds.), *The cost-effectiveness of psychotherapy: A guide for practitioners, researchers and policy-makers* (pp. 291–305). New York: Oxford University Press.

Linehan, M. M., Heard, H. L. & Armstrong, H. E. (1993). Naturalistic follow-up of a behavioral treatment for chronically parasuicidal borderline patients. *Archives of General Psychiatry, 50,* 971–974. http://doi.org/10.1001/archpsyc.1993.01820240055007

Linehan, M. M. & Korslund, K. E. (2003). *Dialectical Behavior Therapy Adherence Manual.* Unpublished manuscript, University of Washington, Seattle.

Linehan, M. M., Schmidt, H., Dimeff, L. A., Craft, J. C., Kanter, J. & Comtois, K. A. (1999). Dialectical behaviour therapy for patients with borderline personality disorder and drug-dependence. *American Journal of Addictions, 8,* 279–292. http://doi.org/10.1080/105504999305686

Loranger, A. W. (1999). *International Personality Disorder Examination (IPDE): DSM-IV and ICD-10 modules.* Odessa, FL: Psychological Assessment Ressources.

Lynch, T. R., Cheavens, J. S., Cukrowicz, K. C., Thorp, S. R., Bronner, L. & Beyer, J. (2007). Treatment of older adults with co-morbid personality disorder and depression: a dialectical behavior therapy approach. *International Journal of Geriatric Psychiatry, 22,* 131–143.

Lynch, T. R., Morse, J. Q., Mendelson, T. & Robins, C. J. (2003). Dialectical behavior therapy for depressed older adults: a randomized pilot study. *American Journal of Geriatric Psychiatry, 11,* 33–45. http://doi.org/10.1097/00019442-200301000-00006

MacPherson, H. A., Cheavens, J. S. & Fristad, M. A. (2013). Dialectical behavior therapy for adolescents: Theory, treatment adaptions, and empirical outcomes. *Clinical Child and Family Psychology Review, 16,* 59–80. http://doi.org/10.1007/s10567-012-0126-7

Maier, W. D., Lichtermann, D., Klinger, T., Heun, R. & Hallmayer, J. (1992). Prevalences of personality disorders (DSM-III-R) in the community. *Journal of Personality Disorders, 6,* 187–196. http://doi.org/10.1521/pedi.1992.6.3.187

McCann, R. A., Ball, E. M. & Ivanoff, A. (2000). DBT with an inpatient forensic population: The CMHIP forensic model. *Cognitive and Behavioural Practice, 7,* 447–456. http://doi.org/10.1016/S1077-7229(00)80056-5

McDonagh, A., Friedman, M., McHugo, G., Ford, J., Sengupta, A., Mueser, K. et al. (2005). Randomized trial of cognitive-behavioral therapy for chronic posttraumatic stress disorder in adult female survivors of childhood sexual abuse. *Journal of Consulting and Clinical Psychology, 73,* 515–524.

McMain, S. F., Guimond, T., Streiner, D. L., Cardish, R. J. & Links, P. S. (2012). Dialectical behavior therapy compared with general psychiatric management for borderline personality disorder: clinical outcomes and functioning over a 2-year follow-up. *American Journal of Psychiatry, 169,* 650–661.

McMain, S. F., Links, P. S., Gnam, W. H., Guimond, T., Cardish, R. J., Korman, L. & Streiner, D. L. (2009). A randomized trial of dialectical behavior therapy versus general psychiatric management for borderline personality disorder. *American Journal of Psychiatry, 166,* 1365–1374.

Miller, A., Rathus, J. & Linehan, M. (2007). *Dialectical behavior therapy adapted for suicidal adolescents.* New York: Guilford Press.

Minzenberg, M. J., Fan, J., New, A. S., Tang, C. Y. & Siever, L. J. (2007). Fronto-limbic dysfunction in response to facial emotion in borderline personality disorder: an event-related fMRI study. *Psychiatry Research, 155,* 231–243. http://doi.org/10.1016/j.pscychresns.2007.03.006

Mombour, W., Zaudig, M., Berger, T., Gutierrez, K., Berner, W., Berger, K. et al. (1996). *International Personality Disorder Examination (IPDE).* Bern: Huber.

Neff, K. D. & Germer, C. K. (2012). A pilot study and randomized controlled trial of the Mindful Self-Compassion Program. *Journal of Clinical Psychology, 69* (1), 28–44. http://doi.org/10.1002/jclp.21923

Nickel, M. K., Muehlbacher, M., Nickel, C., Kettler, C., Pedrosa Gil, F., Bachler, E. et al. (2006). Aripiprazole in the treatment of patients with borderline personality disorder: a double-blind, placebo-controlled study. *American Journal of Psychiatry, 163,* 833–838.

Oermann, A., Claßen, A. & Gey, C. (2013). *Dialektisch-Behaviorale Therapie – Forensik.* Unveröffentlichtes Manual.

Pagura, J., Stein, M. B., Bolton, J. M., Cox, B. J., Grant, B. & Sareen, J. (2010). Comorbidity of borderline personality disorder and posttraumatic stress disorder in the U. S. population. *Journal of Psychiatric Research, 44,* 1190–1198. http://doi.org/10.1016/j.jpsychires.2010.04.016

Pasieczny, N. & Connor, J. (2011). The effectiveness of dialectical behaviour therapy in routine public mental health settings: An Australian controlled trial. *Behaviour Research and Therapy, 49,* 4–10. http://doi.org/10.1016/j.brat.2010.09.006

Philipsen, A., Feige, B., Al-Shajlawi, A., Schmahl, C., Bohus, M., Richter, H. et al. (2005). Increased delta-power and discrepancies in objective and subjective sleep measurements in borderline personality disorder. *Journal of Psychiatric Research, 39,* 489–498. http://doi.org/10.1016/j.jpsychires.2005.01.002

Philipsen, A., Graf, E., Tebartz van Elst, L., Jans, T., Warnke, A., Hesslinger, B. et al. (2010). Evaluation of the efficacy and effectiveness of a structured disorder tailored psychotherapy in ADHD in adults: study protocol of a randomized controlled multicentre trial. *Attention Deficit and Hyperactivity Disorder, 2,* 203–212.

Philipsen, A., Limberger, M., Lieb, K., Feige, B., Kleindienst, N., Ebner-Priemer, U. et al. (2008). Attention deficit/hyperactivity disorder as a potentially aggravating factor in borderline personality disorder. *British Journal of Psychiatry, 192,* 118–123. http://doi.org/10.1192/bjp.bp.107.035782

Potreck-Rose, F. & Jacob, G. (2014). *Von der Freude, den Selbstwert zu stärken.* Stuttgart: Pfeiffer bei Klett-Cotta.

Potreck-Rose, F. & Jacob, G. (2015). *Selbstzuwendung, Selbstakzeptanz und Selbstvertrauen. Psychotherapeutische Interventionen zum Aufbau von Selbstwertgefühl* (9. Aufl.). Stuttgart: Pfeiffer bei Klett-Cotta.

Priebe, K., Schmahl, C. & Stiglmayr, C. E. (2014). *Dissoziation.* Berlin: Springer.

Rounsaville, B. J., Carroll, K. M. & Onken, L. S. (2001). A stage model of behavioral therapies research: Getting started and moving on from stage I. *Clinical Psychology-Science and Practice, 8,* 133–142. http://doi.org/10.1093/clipsy.8.2.133

Safer, D. L., Robinson, A. H. & Jo, B. (2010). Outcome from a randomized controlled trial of group therapy for binge eating disorder: comparing dialectical behavior therapy adapted for binge eating to an active comparison group therapy. *Behavior Therapy, 41,* 106–120.

Safer, D. L., Telch, C. F. & Agras, W. S. (2001). Dialectical behavior therapy for bulimia nervosa. *American Journal of Psychiatry, 158,* 632–634. http://doi.org/10.1176/appi.ajp.158.4.632

Santangelo, P., Reinhard, I., Mussgay, L., Steil, R., Sawatzki, G., Klein, C. et al. (2014). Specificity of affective instability in patients with borderline personality disorder compared to posttraumatic stress disorder, bulimia nervosa, and healthy controls. *Journal of Abnormal Psychology, 123,* 258–272.

Saß, H., Wittchen, H.-U., Zaudig, M. & Houben, I. (2003). *Diagnostisches und Statistisches Manual Psychischer Störungen – Textrevision – DSM-IV-TR.* Göttingen: Hogrefe.

Schauer, M. & Ruf-Leuschner, M. (2014). Lifeline in der Narrativen Expositionstherapie. *Psychotherapeut, 59,* 226–238. http://doi.org/10.1007/s00278-014-1041-9

Schmahl, C., Bohus, M., Esposito, F., Treede, R. D., Di Salle, F., Greffrath, W. et al. (2006). Neural correlates of antinociception in borderline personality disorder. *Archives of General Psychiatry, 63,* 659–667. http://doi.org/10.1001/archpsyc.63.6.659

Schmahl, C., Kleindienst, N., Limberger, M., Ludäscher, P., Mauchnik, J., Deibler, P. et al. (2012). Evaluation of Naltrexone for dissociative symptoms in borderline personality disorder. *International Clinical Psychopharmacology, 27,* 61–68. http://doi.org/10.1097/YIC.0b013e32834d0e50

Schredl, M., Paul, F., Reinhard, I., Ebner-Priemer, U., Schmahl, C. & Bohus, M. (2012). Sleep and dreaming in patients with borderline personality disorder: a polysomnographic study. *Psychiatry Research, 200,* 430–436. http://doi.org/10.1016/j.psychres.2012.04.036

Schulze, L., Schmahl, C. & Niedtfeld, I. (2015). Neural correlates of disturbed emotion processing in borderline personality disorder: A multimodal meta-analysis. *Biological Psychiatry, 8* [Epub ahead of print]. http://doi.org/10.1016/j.biopsych.2015.03.027

Simpson, E. B., Yen, S., Costello, E., Rosen, K., Begin, A., Pistorello, J. & Pearlstein, T. (2004). Combined dialectical behavior therapy and fluoxetine in the treatment of borderline personality disorder. *Journal of Clinical Psychiatry, 65,* 379–385. http://doi.org/10.4088/JCP.v65n0314

Sipos, V., Bohus, M. & Schweiger, U. (2011). Dialektisch-Behaviorale Therapie für Essstörungen (DBT-E). *Psychotherapie, Psychosomatik, medizinische Psychologie, 61,* 87–91. http://doi.org/10.1055/s-0030-1265972

Sipos, V. & Schweiger, U. (2003). Stationäre Behandlung von Frauen und Männern mit Borderline-Persönlichkeitsstörung und weiterer Komorbidität. In B. Renneberg (Hrsg.), *Borderline Persönlichkeitsstörung* (S. 269–287). Lengerich: Pabst Science Publishers.

Skodol, A. E., Buckley, P. & Charles, E. (1983). Is there a characteristic pattern to the treatment history of clinic outpatients with borderline personality. *Journal of Nervous and Mental Disease, 171,* 405–410. http://doi.org/10.1097/00005053-198307000-00003

Skodol, A. E., Gunderson, J. G., Pfohl, B., Widiger, T. A., Livesley, W. J. & Siever, L. J. (2002). The borderline diagnosis I: psychopathology, comorbidity, and personality structure. *Biological Psychiatry, 51,* 936–950. http://doi.org/10.1016/S0006-3223(02)01324-0

Staebler, K., Helbing, E., Rosenbach, C. & Renneberg, B. (2011). Rejection sensitivity and borderline personality disorder. *Clinical Psychology and Psychotherapy, 18,* 275–283. http://doi.org/10.1002/cpp.705

Steil, R., Dyer, A., Priebe, K., Kleindienst, N. & Bohus, M. (2011). Dialectical behavior therapy for posttraumatic stress disorder related to childhood sexual abuse: a pilot study of an intensive residential treatment program. *Journal of Traumatic Stress, 24,* 102–106.

Stieglitz, R.-D. (2000). *Diagnostik und Klassifikation psychischer Störungen.* Göttingen: Hogrefe.

Stiglmayr, C. E. (2003). *Spannung und Dissoziation bei der BPS.* Frankfurt a. M.: Peter Lang.

Stiglmayr, C. E., Bischkopf, J., Albrecht, V., Porzig, N., Scheuer, S., Lammers, C.-H., & Auckenthaler, A. (2008). The experience of tension in patients with borderline personality disorder compared to other patient groups and healthy controls. *Journal of Social and Clinical Psychology, 27,* 425–446.

Stiglmayr, C. E., Braakmann, D., Haaf, B., Stieglitz, R.-D. & Bohus, M. (2003). Entwicklung und psychometrische Charakteristika der Dissoziations-Spannungs-Skala akut (DSS-akut). *Psychotherapie, Psychosomatik, Medizinische Psychologie, 53,* 287–294.

Stiglmayr, C. E., Ebner-Priemer, U. W., Bretz, J., Behm, R., Mohse, M., Lammers, C.-H. et al. (2008). Dissociative symptoms are positively related to stress in Borderline Personality Disorder. *Acta Psychiatrica Scandinavica, 117,* 139–147.

Stiglmayr, C. E., Grathwol, T., Linehan, M. M., Ihorst, G., Fahrenberg, J. & Bohus, M. (2005). Aversive tension in patients with borderline personality disorder: A computer-based controlled field study. *Acta Psychiatrica Scandinavica, 111,* 372–379. http://doi.org/10.1111/j.1600-0447.2004.00466.x

Stiglmayr, C. E. & Leihener, F. (Hrsg.). (2015). *Fallbuch DBT.* Weinheim: Beltz.

Stiglmayr, C. E., Schehr, K. & Bohus, M. (2002). Fertigkeiten-Training im Rahmen der Dialektisch-Behavioralen Therapie für Borderline Persönlichkeitsstörungen. *Persönlichkeitsstörungen, Theorie und Therapie (PTT), 6,* 126–134.

Stiglmayr, C. E., Schimke, P., Wagner, T., Braakmann, D., Schweiger, U., Sipos, V. et al. (2010). Development and psychometric characteristics of the Dissociation Tension Scale. *Journal of Personality Assessment, 92,* 269–277. http://doi.org/10.1080/00223891003670232

Stiglmayr, C. E., Stecher-Mohr, J., Wagner, T., Meißner, J., Spretz, D., Steffens, C. et al. (2015). Effectiveness of dialectical behavioral therapy in routine outpatient care: The Berlin Borderline Study. *Borderline Personality Disorder and Emotion Dysregulation, 1,* 20. http://doi.org/10.1186/2051-6673-1-20

Stoffers, J. M. & Lieb, K. (2015). Pharmacotherapy for borderline personality disorder – current evidence and recent trends. *Current Psychiatry Reports, 17,* 534. http://doi.org/10.1007/s11920-014-0534-0

Stoffers, J. M., Völlm, B. A., Rücker, G., Timmer, A., Huband, N. & Lieb, K. (2012). Psychological therapies for people with borderline personality disorder. *Cochrane Database of Systematic Reviews,* 8. CD005652. http://doi.org/10.1002/14651858.CD005652.pub2

Stoffers, J. M., Völlm, B. A., Rücker, G., Timmer, A., Jacob, G. A. & Lieb, K. (2010). Pharmacological interventions for borderline personality disorder. *Cochrane Database for Systematic Reviews,* 6. CD005653. http://doi.org/10.1002/14651858.CD005653.pub2

Telch, C. F., Agras, W. S. & Linehan, M. M. (2001). Dialectical behaviour therapy for binge eating disorder. *Journal of Consulting and Clinical Psychology, 69,* 1061–1065. http://doi.org/10.1037/0022-006X.69.6.1061

Torgersen, S., Kringlen, E. & Cramer, V. (2001). The prevalence of personality disorders in a community sample. *Archives of General Psychiatry, 58,* 590–596. http://doi.org/10.1001/archpsyc.58.6.590

Trull, T., Jahng, S., Tomko, R., Wood, P. & Sher, K. (2010). Revised NEARC personality disorder diagnoses: Gender, prevalence, and comorbidity with substance dependence disorders. *Journal of Personality Disorders, 24,* 412–426. http://doi.org/10.1521/pedi.2010.24.4.412

Trupin, E. W., Stewart, D. G., Beach, B. & Boesky, L. (2002). Effectiveness of dialectical behaviour therapy program for incarcerated female juvenile offender. *Child and Adolescent Psychiatry and Mental Health, 7,* 121–127. http://doi.org/10.1111/1475-3588.00022

Turner, R. M. (2000). Naturalistic evaluation of dialectical behavior therapy-oriented treatment for borderline personality disorder. *Cognitive and Behavioral Practice, 7,* 413–419. http://doi.org/10.1016/S1077-7229(00)80052-8

van Asselt, A. D. I., Dirksen, C. D., Arntz, A. & Severens, J. L. (2007). The costs of borderline personality disorder: Societal cost of illness in BPD-patients. *European Psychiatry, 22,* 354–361. http://doi.org/10.1016/j.eurpsy.2007.04.001

van den Bosch, L. M. C., Koeter, M. W., Stijnen, T., Verheul, R. & van den Brink, W. (2005). Sustained efficacy of dialectical behaviour therapy for borderline personality disorder. *Behaviour Research and Therapy, 43,* 1231–1241. http://doi.org/10.1016/j.brat.2004.09.008

van Reekum, R., Links, P. S. & Federov, C. (1994). Impulsivity in borderline personality disorder. In K. R. Silk (Ed.), *Biological and neurohavioral studies of borderline personality disorder* (pp. 1–22). Washington, DC: American Psychiatric Press.

Verheul, R., van den Bosch, L. M. C., Koeter, M. W. J., De Ridder, M. A. J., Stijnen, T. & van den Brink, W. (2003). Dialectical behaviour therapy for women with borderline personality disorder. *British Journal of Psychiatry, 182,* 135–140. http://doi.org/10.1192/bjp.182.2.135

Wagner, T., Fydrich, T., Stiglmayr, C. E., Marschall, P., Salize, H.-J., Renneberg, B. et al. (2014). Societal cost-of-illness in patients with borderline personality disorder one year before, during and after dialectical behavior therapy in routine outpatient care. *Behaviour Research and Therapy, 61,* 12–22.

Wagner, T., Roepke, S., Marschall, P., Stiglmayr, C. E., Renneberg, B., Gieb, D. et al. (2013). Krankheitskosten der Borderline Persönlichkeitsstörung aus gesellschaftlicher Perspektive. *Zeitschrift für Klinische Psychologie und Psychotherapie, 42,* 242–255. http://doi.org/10.1026/1616-3443/a000227

Wengenroth, M. (2012). *Therapie-Tools Akzeptanz- und Commitmenttherapie.* Weinheim: Beltz.

Wilker, J. (2014). *Das Einmaleins der Achtsamkeit.* Freiburg: Herder.

Wilkinson-Ryan, T. & Westen, D. (2000). Identity disturbance in borderline personality disorder: An empirical investigation. *American Journal of Psychiatry, 157,* 528–541. http://doi.org/10.1176/appi.ajp.157.4.528

Winograd, G., Cohen, P. & Henian, C. (2008). Adolescent borderline symptoms in the community: Prognosis for functioning over 20 years. *Journal of Child Psychology and Psychiatry, 49,* 933–941. http://doi.org/10.1111/j.1469-7610.2008.01930.x

Wittchen, H.-U., Wunderlich, S., Gruschwitz, S. & Zaudig, M. (1997). *SKID. Strukturiertes Klinisches Interview für DSM-IV. Achse I.* Göttingen: Hogrefe.

Wolff, S., Stiglmayr, C.E., Bretz, J., Lammers, C.-H. & Auckenthaler, A. (2007). Emotion identification and tension in female patients with borderline personality disorder. *British Journal of Clinical Psychology, 46,* 347–360. http://doi.org/10.1348/014466507X173736

World Health Organisation (WHO)/Dilling, H., Mombour, W. & Schmidt, M.H. (1991). *Internationale Klassifikation psychischer Störungen: ICD-10, Kapitel V (F). Klinisch-diagnostische Leitlinien.* Bern: Huber.

World Health Organisation (WHO). (2003). *Adherence to long-term therapies: evidence for action.* Geneva: WHO.

Zanarini, M.C., Frankenburg, F.R., Dubo, E.D., Sickel, A.E., Trikha, A., Levin, A. & Reynolds, V. (1998). Axis I comorbidity of borderline personality disorder. *American Journal of Psychiatry, 155,* 1733–1739. http://doi.org/10.1176/ajp.155.12.1733

Zanarini, M.C., Frankenburg, F.R., Hennen, J., Reich, D.B. & Silk, K.R. (2004). Axis I comorbidity in patients with borderline personality disorder: 6-year follow-up and prediction of time to remission. *American Journal of Psychiatry, 161,* 2108–2114. http://doi.org/10.1176/appi.ajp.161.11.2108

Zanarini, M.C., Frankenburg, F.R., Hennen, J. & Silk, K.R. (2003). The longitudinal course of borderline psychopathology: 6-year follow-up of the phenomenology of borderline personality disorder. *American Journal of Psychiatry, 160,* 274–283. http://doi.org/10.1176/appi.ajp.160.2.274

Zanarini, M.C., Frankenburg, F.R., Reich, D.B., Hennen, J. & Silk, K.R. (2005). Adult experiences of abuse reported by borderline patients and Axis II comparison subjects over six years of prospective follow-up. *Journal of Nervous and Mental Disease, 193,* 412–426.

Zanarini, M.C., Williams, A.A., Lewis, R.E., Reich, R.B., Vera, S.C., Marino, M.F. et al. (1997). Reported pathological childhood experiences associated with the development of borderline personality disorder. *American Journal of Psychiatry, 154,* 1101–1106.

Zanarini, M.C., Yong, L., Frankenburg, F.R., Hennen, J., Reich, B., Marino, M.F. & Vujanovic, A.A. (2002). Severity of reported childhood sexual abuse and its relationship to severity of borderline psychopathology and psychosocial impairment among borderline inpatients. *Journal of Nervous and Mental Disease, 190,* 381–387.

Ziegenhorn, A., Röpke, S., Schommer, N., Merkl, A., Danker-Hopfe, H., Perschel, F. et al. (2009). Clonidine improves hyperarousal in borderline personality disorder with or without comorbid posttraumatic stress disorder: a randomized, double-blind, placebo-controlled trial. *Journal of Clinical Psychopharmacology, 29,* 170–173.

Zlotnick, C., Johnson, D.M., Yen, S., Battle, C.L., Saniskow, C.A., Skodol, A.E. et al. (2003). Clinical features and impairment in women with borderline personality disorder (BPD) with posttraumatic stress disorder (PTSD), BPD without PTSD, and other personality disorders with PTSD. *Journal of Nervous and Mental Disease, 191,* 706–713.

Anhang

Übersicht über die Materialien auf der CD-ROM
Behandlungsvertrag für das Fertigkeitentraining
Borderline-Symptom-Liste: Kurzversion (BSL-23)
Borderline-Symptom-Liste: Kurzversion (BSL-23) – Auswertungshinweise
Dissoziations-Spannungs-Skala (DSS)
Dissoziations-Spannungs-Skala (DSS) – Auswertungshinweise
Fertigkeiten-Wochenprotokoll
Konsultationsteam – Aufgaben des Hüters der Dialektik
Konsultationsteam – Checkliste
Konsultationsteam – Regeln
Therapievertrag für die ambulante Einzeltherapie
Übersicht über die DBT-Strategien
Wertefragebogen
Wochenprotokoll
Wochenprotokoll – Alternative

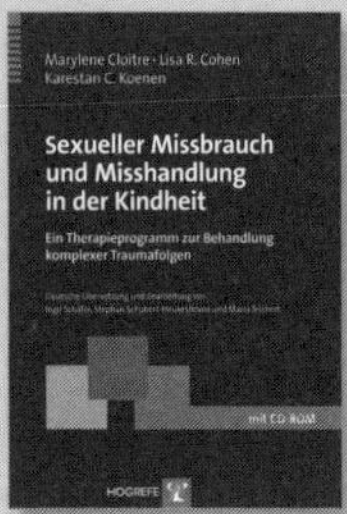

Marylene Cloitre / Lisa-R. Cohen / Karestan C. Koenen

Sexueller Missbrauch und Misshandlung in der Kindheit

Ein Therapieprogramm zur Behandlung komplexer Traumafolgen

(Reihe: „Therapeutische Praxis"). 2014, 318 Seiten, Großformat, inkl. CD-ROM, € 59,95 / CHF 79.00
ISBN 978-3-8017-2478-8

Das Manual beschreibt ein zweiphasiges Therapieprogramm zur Behandlung von Erwachsenen, die an den Folgen von sexuellem Missbrauch und Misshandlung in der Kindheit leiden.

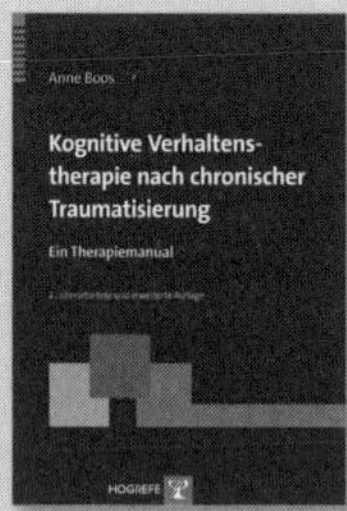

Anne Boos

Kognitive Verhaltenstherapie nach chronischer Traumatisierung

Ein Therapiemanual

(Reihe: „Therapeutische Praxis")
2., überarb. u. erw. Auflage 2014, 243 Seiten, Großformat, € 44,95 / CHF 59.90
ISBN 978-3-8017-2316-3
Auch als eBook erhältlich

Der Band beschreibt praxisnah das kognitiv-verhaltenstherapeutische Vorgehen bei der Posttraumatischen Belastungsstörung nach chronischer Traumatisierung.

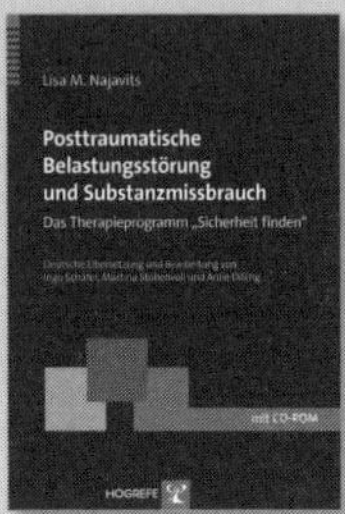

Lisa M. Najavits

Posttraumatische Belastungsstörung und Substanzmissbrauch

Das Therapieprogramm „Sicherheit finden"

(Reihe: „Therapeutische Praxis"). 2009, 371 Seiten, Großformat, inkl. CD-ROM, € 59,95 / CHF 79.00
ISBN 978-3-8017-2127-5
Auch als eBook erhältlich

Bei „Sicherheit finden" handelt es sich um ein integratives Behandlungsprogramm für Personen mit Suchterkrankungen, die an den Folgen traumatischer Erfahrungen leiden.

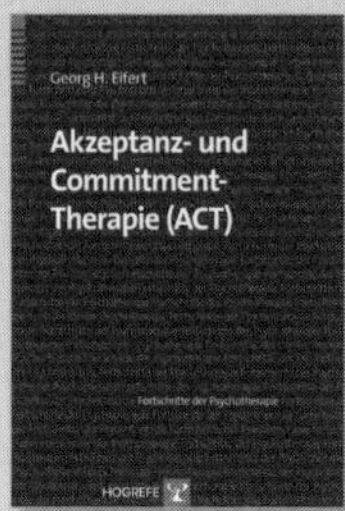

Georg H. Eifert

Akzeptanz- und Commitment-Therapie (ACT)

(Reihe: „Fortschritte der Psychotherapie", Band 45). 2011, VII/102 Seiten, € 19,95 / CHF 28.50 (Im Reihenabonnement € 15,95 / CHF 22.90)
ISBN 978-3-8017-2215-9
Auch als eBook erhältlich

Das Buch liefert eine Einführung in die Grundlagen und Strategien der Akzeptanz- und Commitment-Therapie.

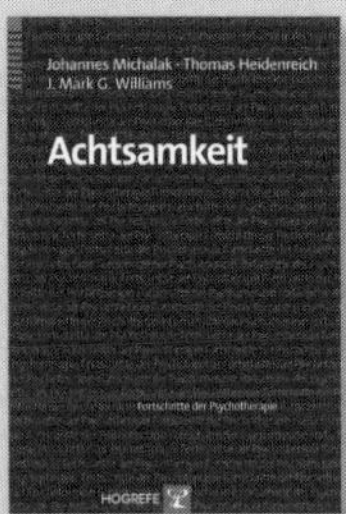

Johannes Michalak / Thomas Heidenreich / J. Mark G. Williams

Achtsamkeit

(Reihe: „Fortschritte der Psychotherapie", Band 48). 2012, VI/83 Seiten, € 19,95 / CHF 28.50 (Im Reihenabonnement € 15,95 / CHF 22.90)
ISBN 978-3-8017-2236-4
Auch als eBook erhältlich

Der Band gibt einen praxisorientierten Überblick über die theoretischen Hintergründe und die Methoden achtsamkeitsbasierter therapeutischer Arbeit.

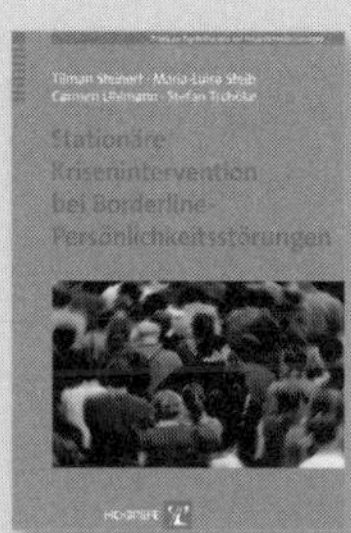

Tilman Steinert / Maria-Luisa Steib / Carmen Uhlmann / Stefan Tschöke

Stationäre Krisenintervention bei Borderline-Persönlichkeitsstörungen

(Reihe: „Praxis der Psychotherapie von Persönlichkeitsstörungen", Band 5)
2014, 116 Seiten, € 22,95 / CHF 32.90
ISBN 978-3-8017-2545-7
Auch als eBook erhältlich

Das Buch enthält viele schulenübergreifende und pragmatische Empfehlungen für die stationäre Krisenintervention bei Patienten mit einer Borderline-Persönlichkeitsstörung.

www.hogrefe.com

hogrefe